30代からの

# 頑張らずにキレイをつくる美姿勢習慣

日本の美を取り戻すために
やめるべき5つの習慣

宮野浩太朗 著
姿勢改善専門スタジオBe-Style® 監修

セルバ出版

# はじめに

本書を手に取ってくださり、誠にありがとうございます。パーソナルトレーナーの宮野浩太朗と申します。「月に2回たったの60分で『自分のキレイ』を引き出すスタジオ」をコンセプトにした姿勢改善専門スタジオ Be-Style®にて活動しております。

現代には○○ダイエットや△△メソッドのような様々な美容健康方法があふれています。しかし、それに逆行するかのように自身のボディラインや身体の不調に悩む人は多くなっている印象を受けます。

憧れのあの人がやっているから私もやってみようという判断基準では、モチベーションは上がるとは思いますが、ご自身の理想とする変化に確実につながるかと言われるとそうではありません。

スタジオにも、ジムに通ったり動画や雑誌のエクササイズをやってみたけれど、効果を実感できなかったというお悩みでお越しになる方が少なくありません。これは、たくさんある情報の中から自分に合った方法を見い出すことが難しいという現状を表していると感じます。

身体を変えるためにはある程度の身体の基準やルールがあります。それを無視して頑張ってしまうのは非常にもったいないのです。それはかけっこのスタートから転んでしまうのと同じこと。私自身も中学生から憧れの身体を目指して筋力トレーニングを始め、本を読みあさったりして見よう見まねでトレーニングしていました。しかし、学生時代に腰を痛め、思うように動けない日々が続きました。それを、筋力がまだまだ足りないからだと勘違いして、さらにトレーニングで強化を重ねようとしました。

その結果、学生卒業後に進んだインストラクター時代に、再度腰の痛みを感じ、自分の頑張っている方向の間違いに気づきました。もちろん、トレーニングで身体の変化の実感はありました。しかし、運動を続けたいのに痛みが伴って続けられない、そのことで精神的にも辛い気持ちを味わいました。これをきっかけに、自分の身体の状態に合わせた運動をするということの重要性を感じたのです。

そして、それを伝えるために、パーソナルトレーナーとして活動することを決めました。せっかく頑張るなら報われる可能性が少しでも高い努力の方法を選んでいただきたい。そこで私が伝えたい核となる考え方が、コンディショニング、言い換えれば「身体を整える」という考え方です。運動を頑張る前に、身体を整えて効果が実感できる環境をつくっていただきたいのです。

トレーニングを受けていただいているお客様の例ですが、身体を整えるエクササイズを実施してから、「鍛えるだけでは取れなかった脚の張りが取れた」「整えるだけで猫背が改善した、お腹が引き締まった」など、喜びの声を多く頂戴しております。

むしろ、頑張る前の部分を見直すだけでも身体は変化するのです。その可能性を上げるために、本書では最低限知っておきたい身体のルールについて姿勢を中心にご案内させていただいております。

なぜ姿勢かと言いますと、日本人の姿勢の勘違いが身体の変化を出す上で大きく影響しているからです。それが反り腰です。

日本人は猫背というイメージが強いですが、実は反り腰なのです。この意識を変えることがまず、スタートから転ばないための重要なポイントになります。頑張って鍛えることが少し辛く億劫になってきていてもご安心ください。それ以前の環境を整えるだけでも十分身体は変わります。

反り腰をはじめとした様々な勘違いを改めて、スムーズなスタートを切るお手伝いができれば幸いです。

2021年4月

宮野　浩太朗

# 30代からの頑張らずにキレイをつくる美姿勢習慣
## 日本の美を取り戻すためにやめるべき5つの習慣　目次

## 第4章 太もものトレーニングをやめたら美脚になる

## 第5章 お尻を締めるのをやめたらヒップアップする

# 第1章

# よい姿勢を意識するのを**やめたら美姿勢になる**

# 日本は猫背ではなく反り腰の国

## 背中が丸いから胸を張りなさいは時代遅れ

「背中が丸くなっているから姿勢を正しなさい！」「まっすぐ立ちなさい！」「胸を張って歩きなさい！」こんなことを人生で1度は言われたことはありませんか？

胸を張ったピシッとまっすぐな姿勢がよいというイメージが強い日本。反対に、背中が丸いと自信がないように見える、だらしない、疲れているように見える、生き生きしていない、など様々なマイナスイメージに捉えられがちです（図表1）。果たしてこの捉え方は正しいのでしょうか。

よいはずの姿勢を意識しているにも関わらず日本で猫背という悩みが一向になくならない、むしろ増えているという印象があるのは私だけでしょうか？

これは「猫背だから胸を張って身体をおこす」という方程式が成り立たないことを示しています。

また、この意識が皆さんの外見や内面を崩してしまう大きな原因になっていることをぜひ知っていただきたいのです。

〔図表１　猫背とよばれる姿勢〕

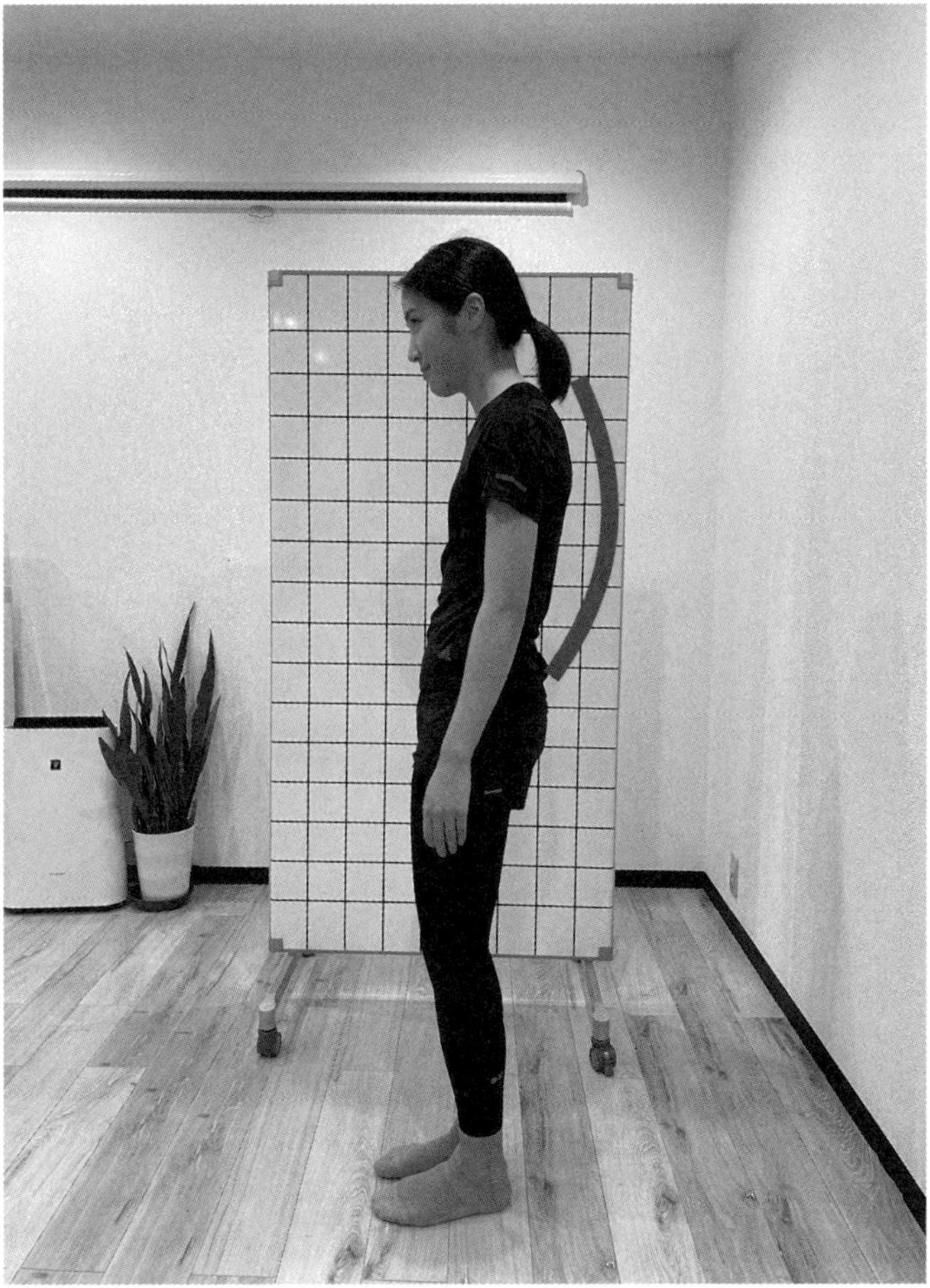

ぽっこりお腹、背中や二の腕のたるみ、下半身太りの美容的な面だけでなく、肩こり腰痛、自律神経に関わる不眠症やイライラなどのストレスまで、多方面に渡って影響を及ぼしています。まずは従来の姿勢をよくしよう、ピシッとしようという意識を改めましょう。この意識が引き起こすのは、猫背以前に反り腰なのです。そこを改善しなければ猫背も改善しません。

## 一見猫背に見える隠れ反り腰が日本人には多い

反り腰と聞くとこのような姿勢のイメージ（図表2）を持たれる方が多いのではないでしょうか？　これは明らかにわかりやすいですね。日本ではそんなに頻繁に見ることはないよという声が聞こえてきそうです。

この姿勢は、バレエのような姿勢を特に意識する機会が多い表現スポーツ系の方に多い印象です。

ではこちらはどうですか？

これは反り腰というより猫背と捉える方が多い（図表3）のではないでしょうか？

しかし、これも明らかな反り腰なのです。

骨盤を前に突き出すことによって背骨を後ろに反らせ、上にある頭を前に出して重心バ

〔図２　反り腰姿勢〕

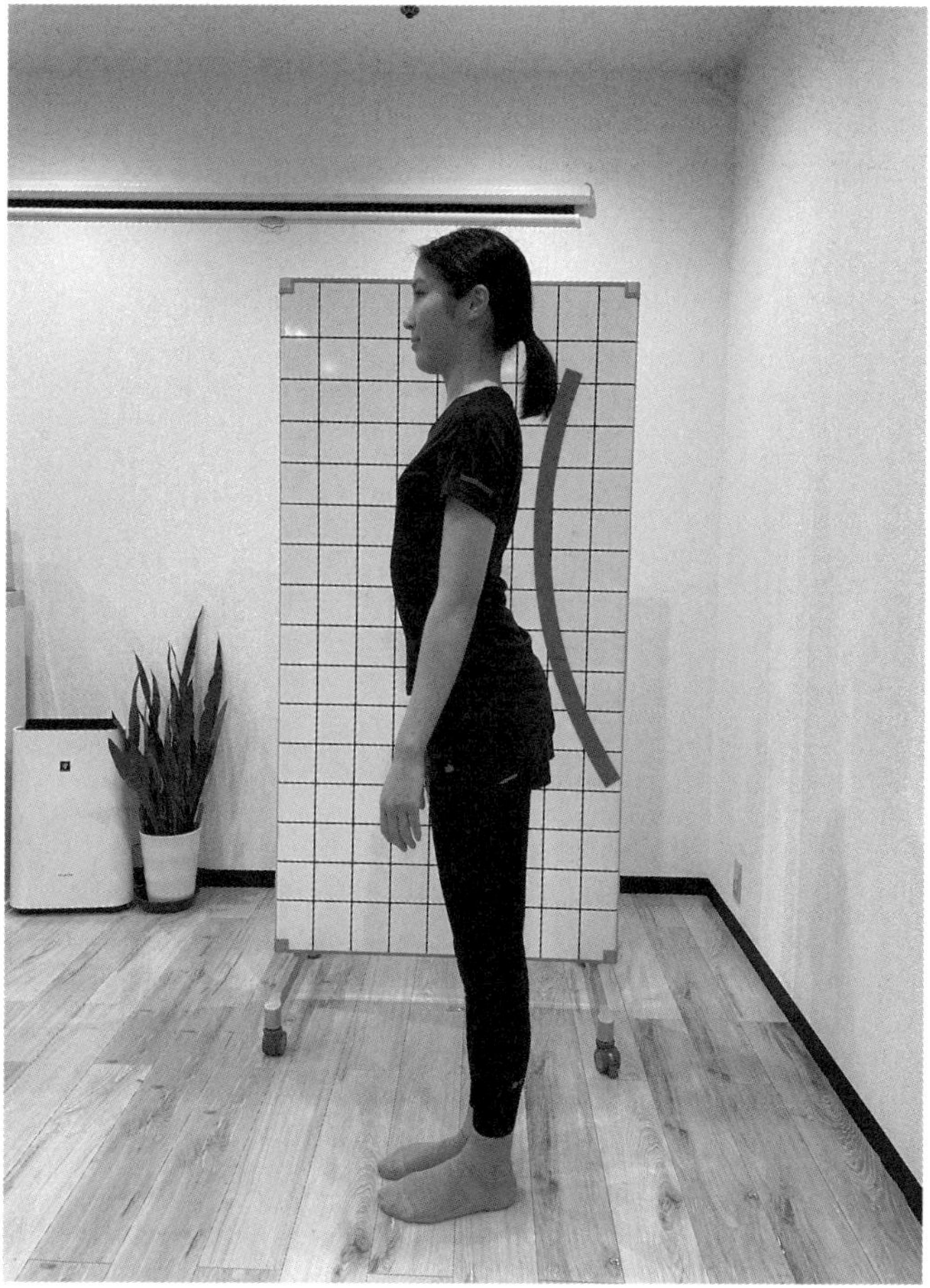

〔図表３　一見猫背に見える反り腰姿勢〕

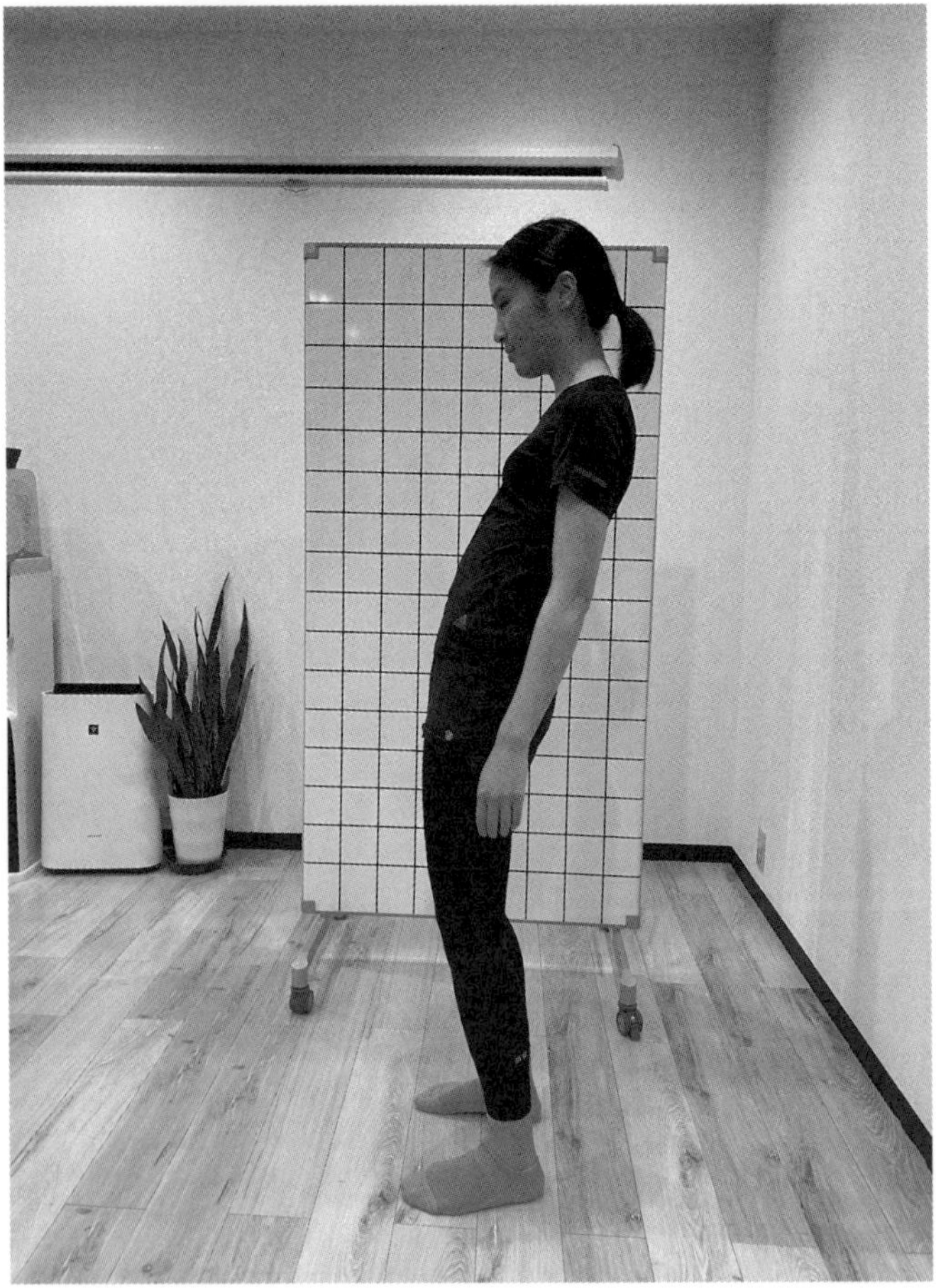

〔図表4　重心バランスのとり方〕

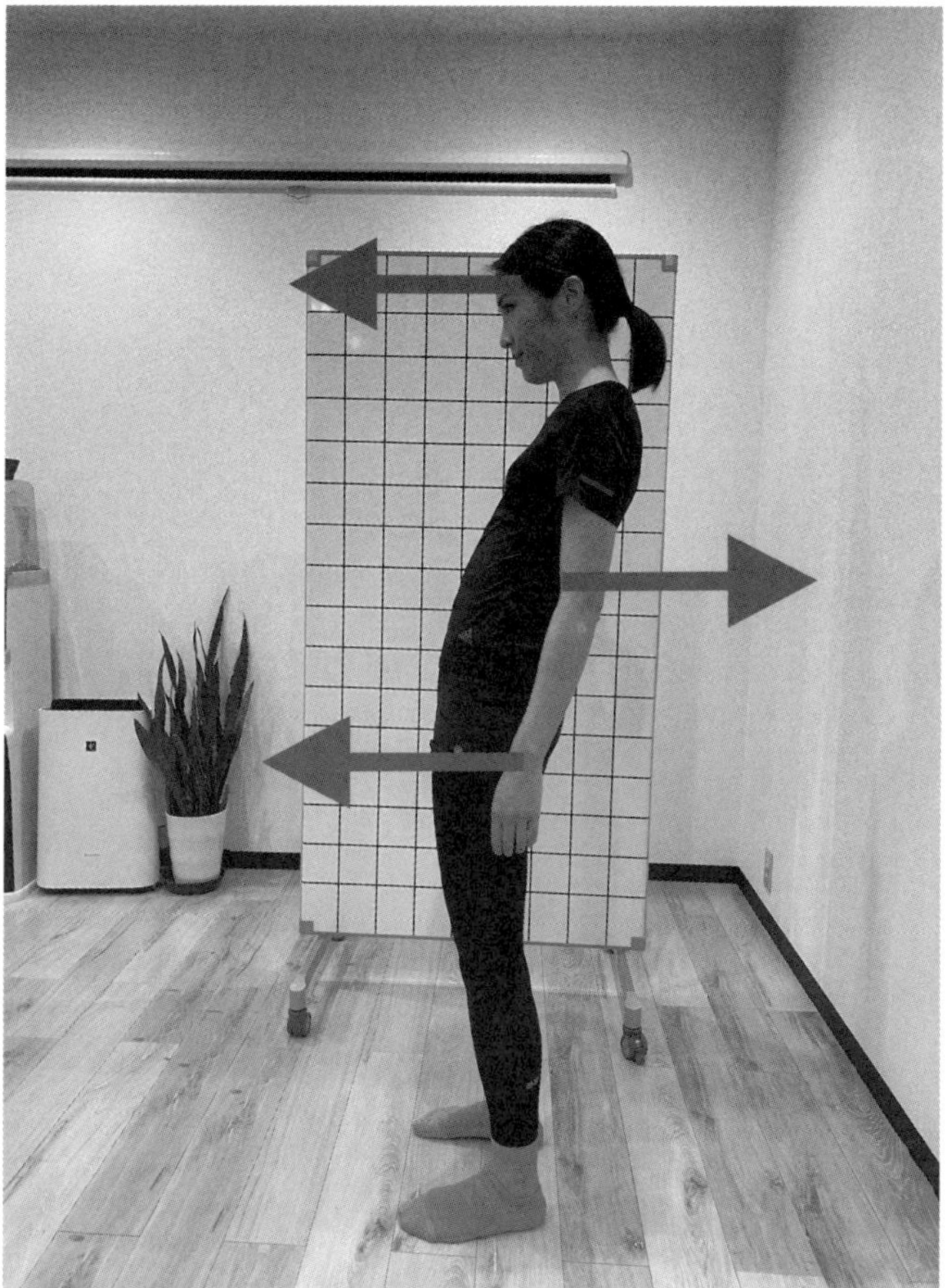

ランスを保っている姿勢なのです（図表4）。

一見猫背で丸まっているように見えますが、丸まっているのは首の下部から背中の上部にかけてです。

背中の中部下部は骨盤が前に移動した結果反らされていることになります。

この姿勢、まさに駅のホームで携帯を触っている日本人ではありませんか。

先ほどの反り腰とは異なり、姿勢をあまり意識していないときにこの姿勢になっていることが多いのではと感じます。

まさにスマートフォンをはじめとするデジタルデバイスの喜ばしくはない恩恵なのかもしれませんね。

この2つは違っているように見えて実は同じ共通点があります。

## 反り腰は骨盤と肋骨が向き合っていないことで起こる

本書での反り腰という定義づけに関しては、骨盤が前に傾き（骨盤前傾）、肋骨が前に突き出た（肋骨外旋）「オープンシザースシンドローム」と呼ぶ姿勢になります（図表5）。

名前の通りハサミのように身体の前面が伸びて開き、後面が縮んで閉じたような姿勢となります。

〔図表5　オープンシザースシンドローム〕

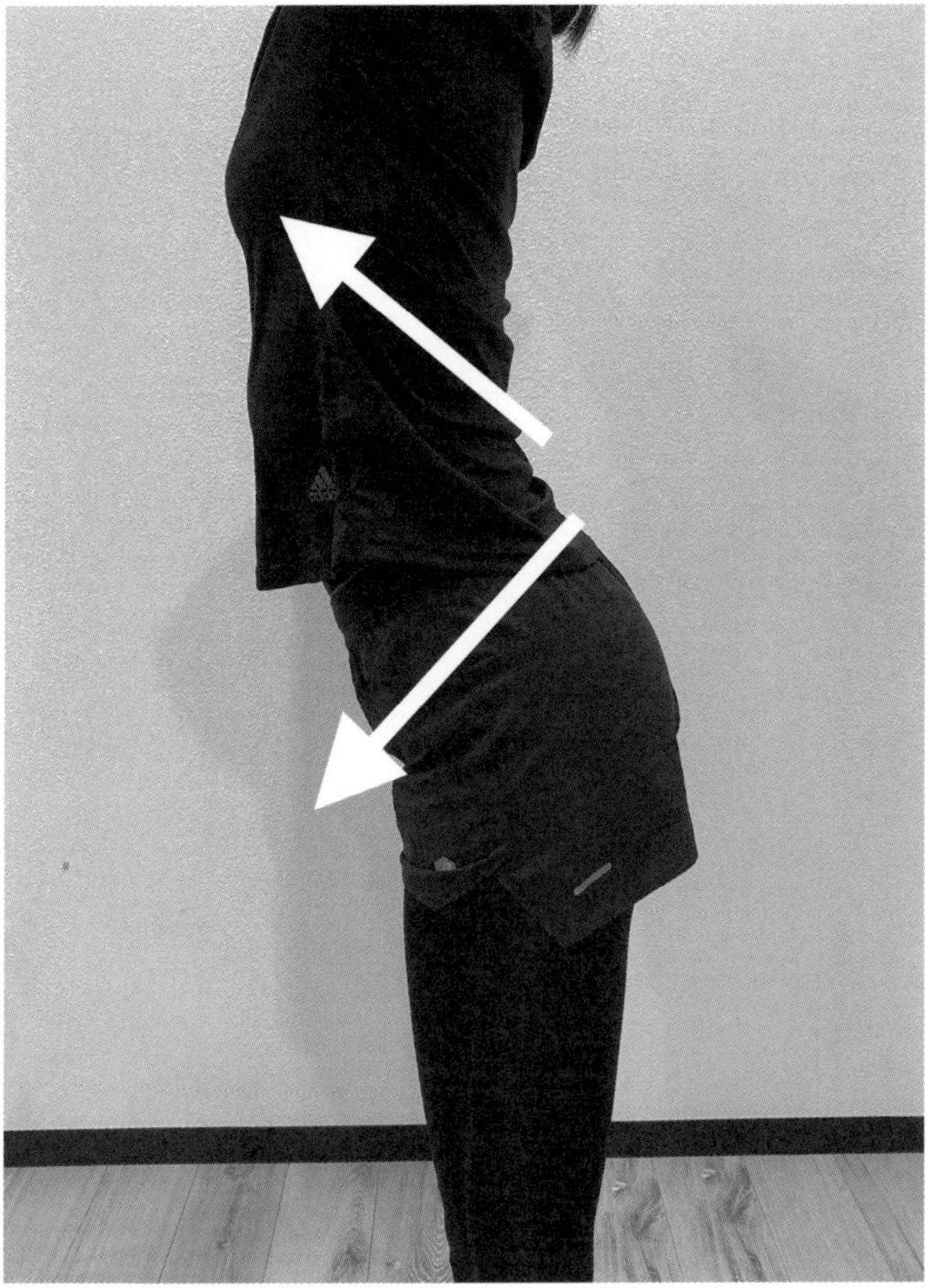

メタボリックシンドローム、ロコモティブシンドロームと並んで新たな症候群が日本人の健康に大きな影響を与えています。反り腰症候群とでも名づけられるでしょうか（以下反り腰）。

見た目で明らかな反り腰も、一見猫背に見えてしまう反り腰も共通していえるのは骨盤が前に倒れ、肋骨が前に出っ張っています。

本来は肋骨と骨盤は平行で向き合っているのですが、オープンシザースシンドロームは図表5のようにお互いに斜めを向いています。

## 反り腰のチェック方法

実際にあなたは反り腰の傾向があるのか？　簡単にチェックをしてみましょう。

仰向けに寝て、腰の下に手の平を入れます。その浮きが手の平何枚分か確認してみてください（図表6、7）。

手の平がちょうど1枚分であれば、理想的な腰（腰椎）の反りがつくれています。それよりも浮きが強ければ、反り腰の可能性が高いです。

また、ご自身の肋骨と骨盤の骨で前に最も出っ張る骨、上前腸骨棘（じょうぜんちょうこつきょく）の高さを比べてみましょう。

〔図表6　仰向け反り腰チェック〕

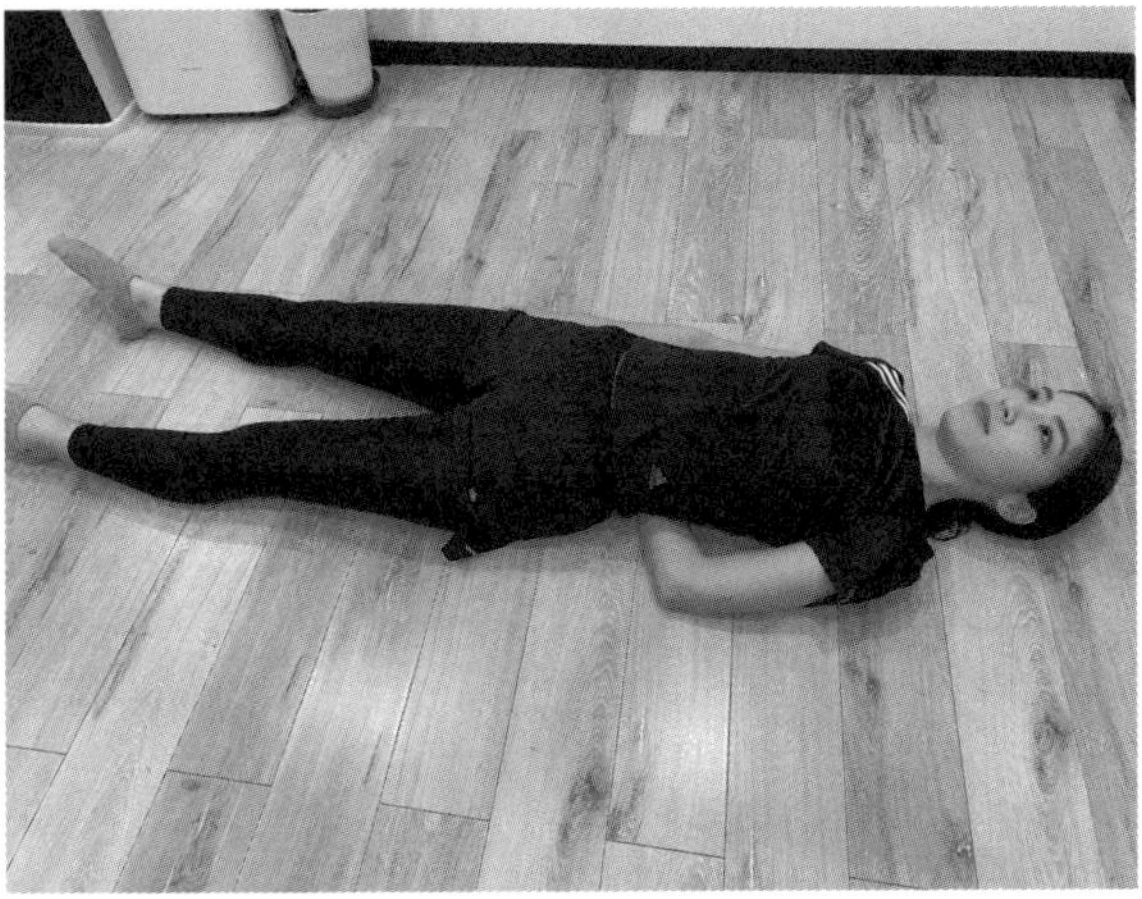

〔図表7　腰の下に手の平が何枚入るか〕

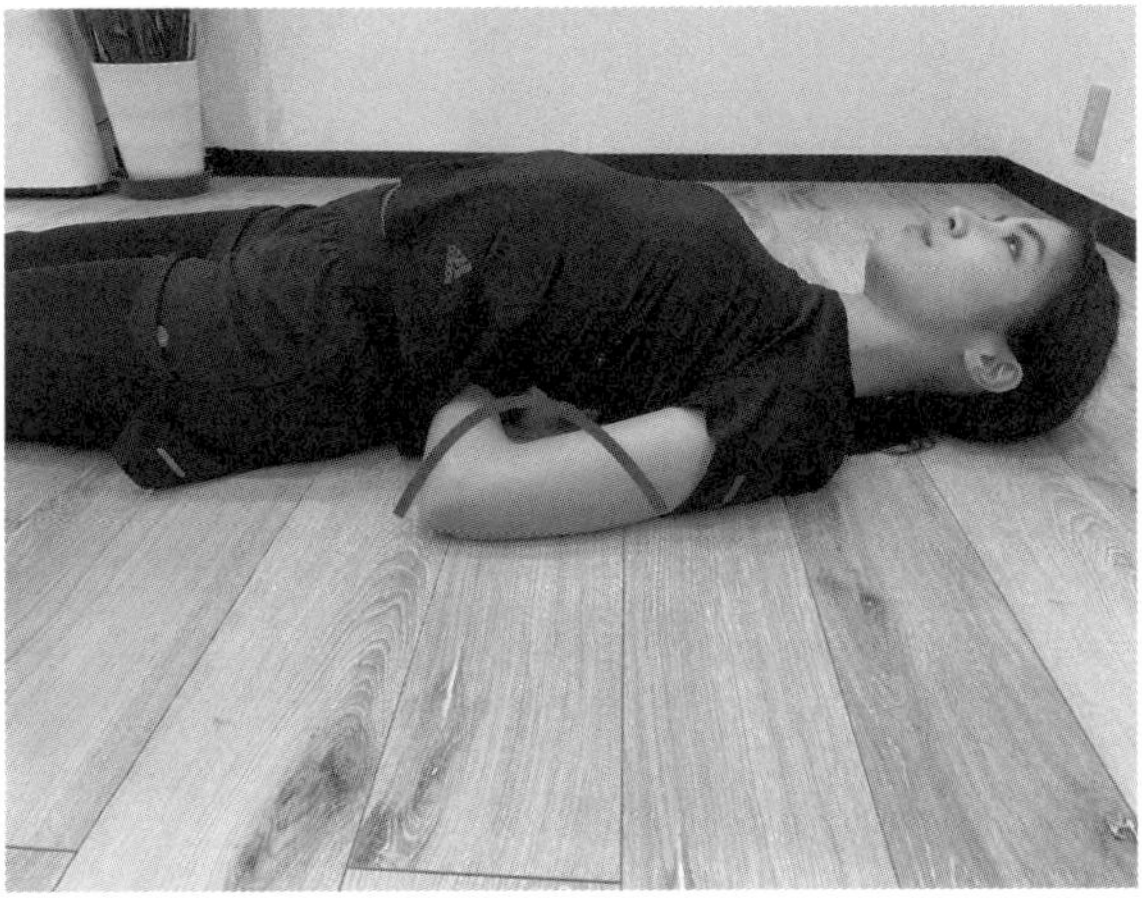

〔図表８　上前腸骨棘〕

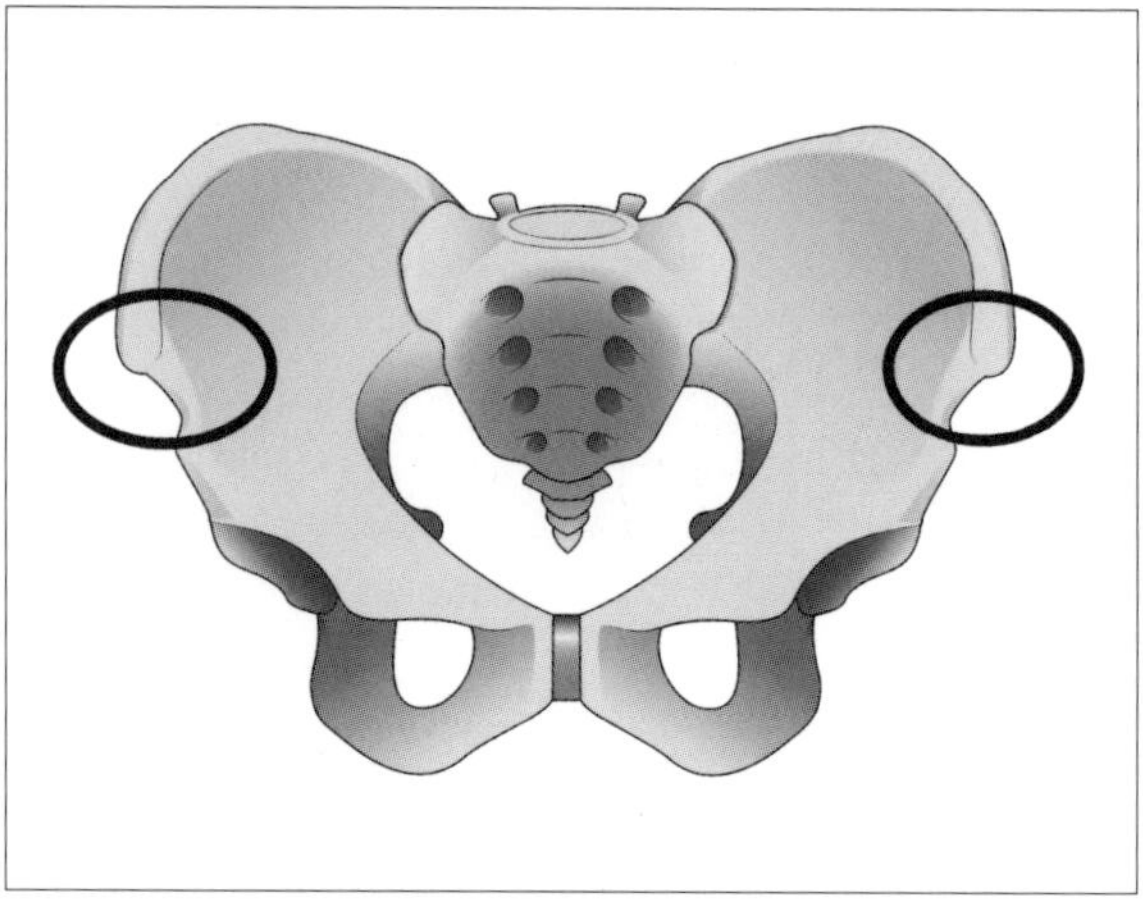

〔図表９　肋骨と骨盤の高さ比較〕

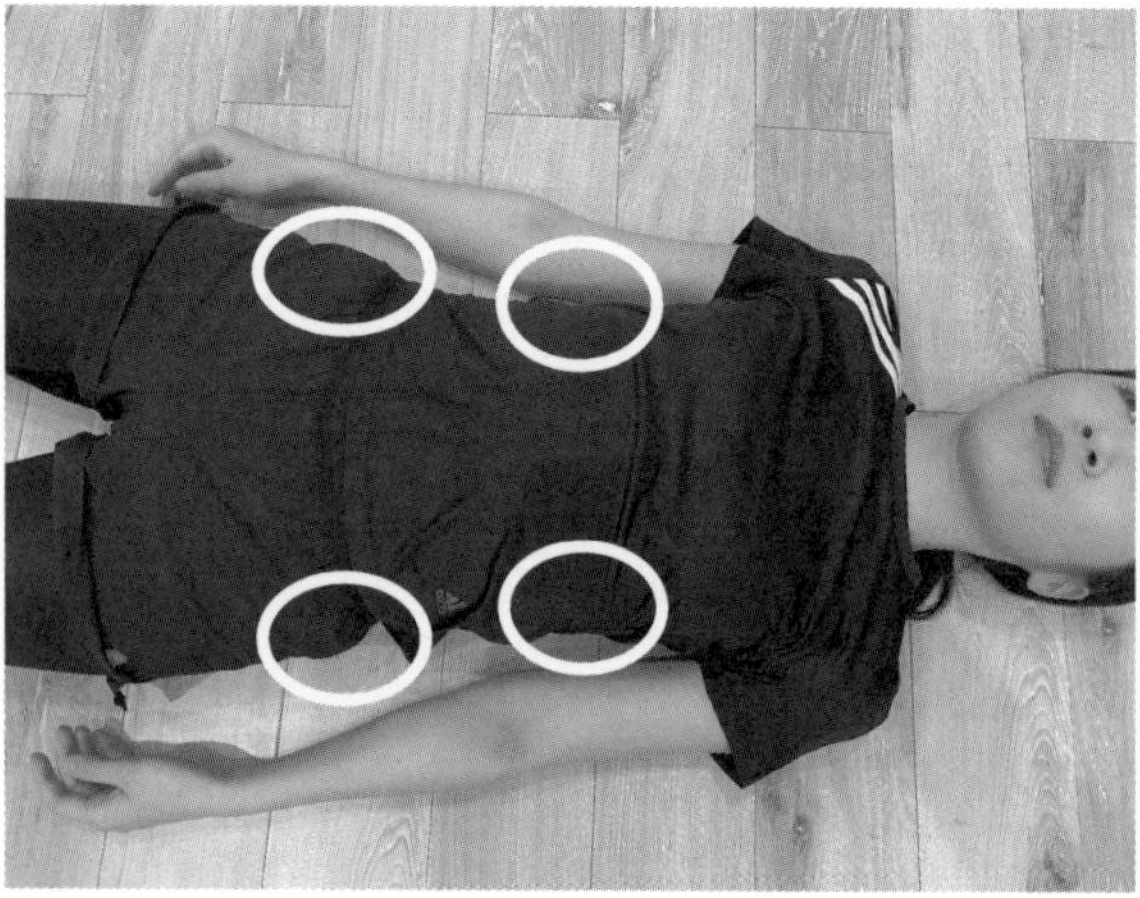

図表８の丸部分が上前腸骨棘です。

本来は骨盤の骨と肋骨の骨が同じ高さにあるのですが、肋骨のほうが前に出てしまっていれば、反り腰の可能性はさらに高くなります（図表９）。

「猫背になっている」と言われるのに今までの内容が当てはまると気づかれた方はおられませんか？

そんな方は猫背を気にしすぎるほどに反り腰が強くなってしまうので、ぜひこれをきっかけに意識改革していきましょう。

## 反り腰による外見面のデメリット

反り腰になってしまうと外見だけではなく身体の中、メンタルにまで影響が出てしまいます。

代表的な例を挙げてみましょう。まず、外見面でいえば、ぽっこりお腹、背中や二の腕のたるみ、下半身太り、といった現代人が悩みやすい身体のシルエット崩れです。これは、反り腰になることで使いすぎてしまう筋肉と使わなくなってしまう筋肉の差が大きくなってしまうことにより起こります。

試しに腰を反ってみてください。身体のどこに力が入りますか？　おそらく、まず腰の筋肉、胸の筋肉、太ももの筋肉ではないかと思います。

筋肉はオモテウラの関係があるため、どちらか一方が縮めばもう一方は伸ばされてしまいます。その関係から、今力が入った場所は縮んでいるということは、反対側は伸ばされてしまっています。

腰の反対はお腹、胸の反対は背中、太ももの反対はお尻と太ももの裏ということになります。

ゆえに、現代人の身体のシルエットでお悩みが多い箇所が反り腰の影響を受けていることがわかりますね。

イメージで言えば、キューピーちゃんのようなボディラインです。

## 反り腰による内面でのデメリット

身体の中の問題でいえば、冷え、むくみ、便通不良、不眠症、の原因にもなりえます。

身体を反らせると背骨の骨1つひとつがギュッと縮んで距離が狭くなります。背骨には多くの神経や血管が並走しているため、圧迫されることによってそれらに負担をかけることになります。

特に、自律神経が大きく関わってきます。自律神経は交感神経と副交感神経に分けられます。

交感神経は心身を活動に導く緊張、興奮の神経で、副交感神経は心身を休息に導くリラックスの神経です。交感神経が優位に働くと、瞳孔が開き、血管は収縮し、血圧が上がり、心拍が早まり、腸の蠕動（ぜんどう）運動はおさまります。

反対に、副交感神経が優位に働くと、瞳孔は閉じ、血管は拡張し、血圧は下がり、心拍はゆっくり、腸の蠕動運動は促進されます。どちらがよい悪いではなく、どちらにもスイッチを切り替えられることが大切です。

しかし、反り腰の方は交感神経優位で偏りやすいのです。なぜか？　思い切り息を吸ってみてください。身体はのけぞりますよね？　吐いていくと身体は丸める方向に持っていかれます。

実は、自律神経は呼吸との関わりもあります。息を吸ったときには交感神経が、吐いたときには副交感神経が働きます。

ということは、反り腰のほうはずっと息を吸ってばかりで偏っていることになり、交感神経が優位になります。

結果として、ほしいタイミングで副交感神経にスイッチが入らないため、むくみや便通不良、不眠症といった不調に繋がりやすいのです。

以上２つの観点から、反り腰を改善することは見た目に加えて身体の中の機能にも嬉しい効果が得られるのです。

## 姿勢は静と動２種類の見方が必要

### 場面によってよい姿勢は変化する

そもそもよい姿勢ってどんな姿勢でしょうか？　人それぞれのイメージがあると思われます。

多くの方は自分の憧れている人の姿勢をよい姿勢と捉えている印象です。

もちろん胸を張ってピシッとした姿勢を完全に否定するつもりはありません。何故ならば、よい姿勢、理想的な姿勢というのはその状況によって変わるからです。

逃げるような言葉になるかもしれませんが、例えば、ポージングがあるような競技や演技、スタイルを強調して目立たせるような場面ではピシッと張った姿勢をつくることがよしとされますし、格闘技のような相手からの攻撃を防ぐためや脱力してスムーズに動くために背中を丸めることもその場面ではよしとされる姿勢になってきます。

したがって、よい姿勢というものをこれですと定義することは難しいのです。

〔図表10　横から見たよい姿勢の骨配列〕

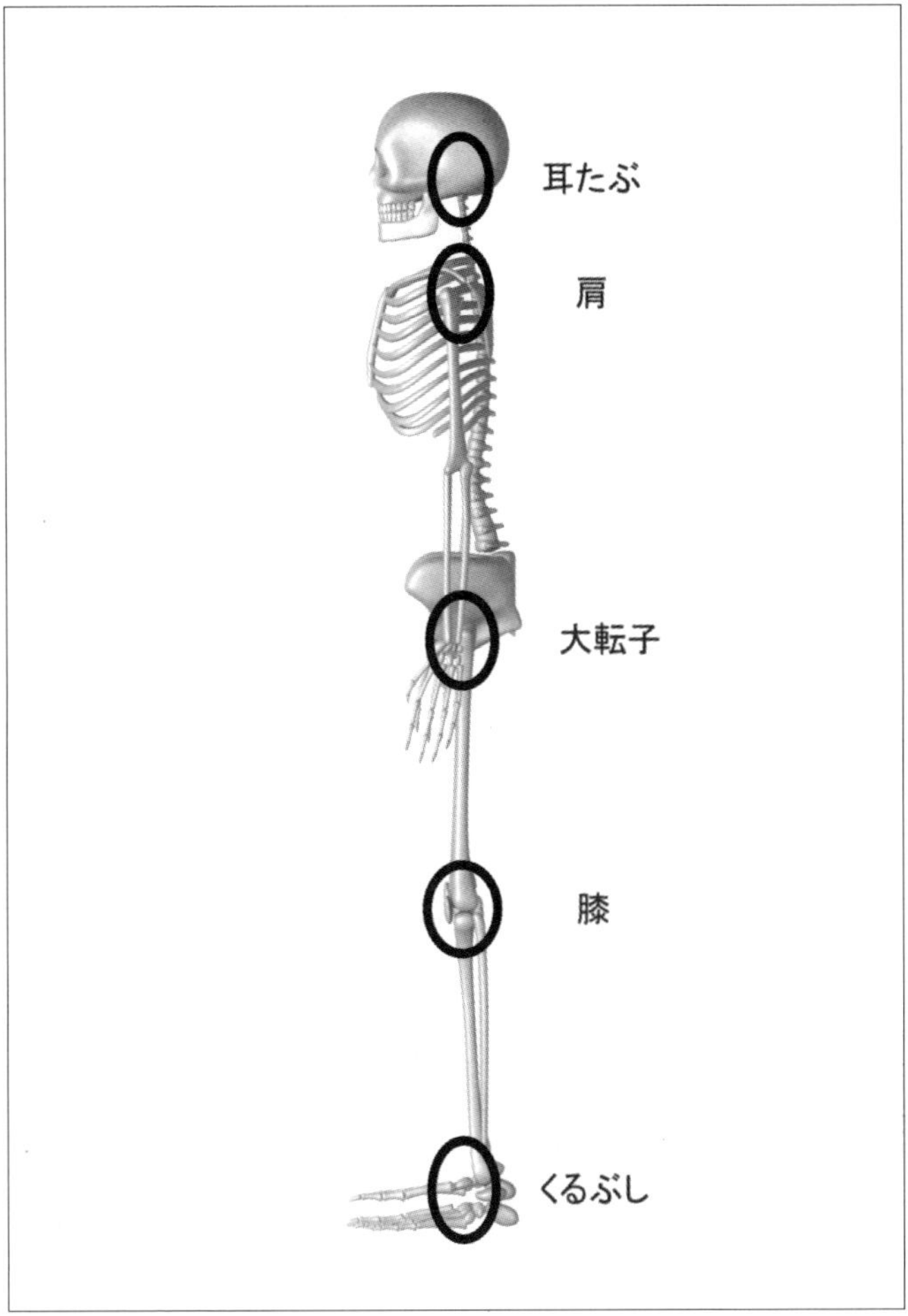

〔図表11　横から見たよい姿勢〕

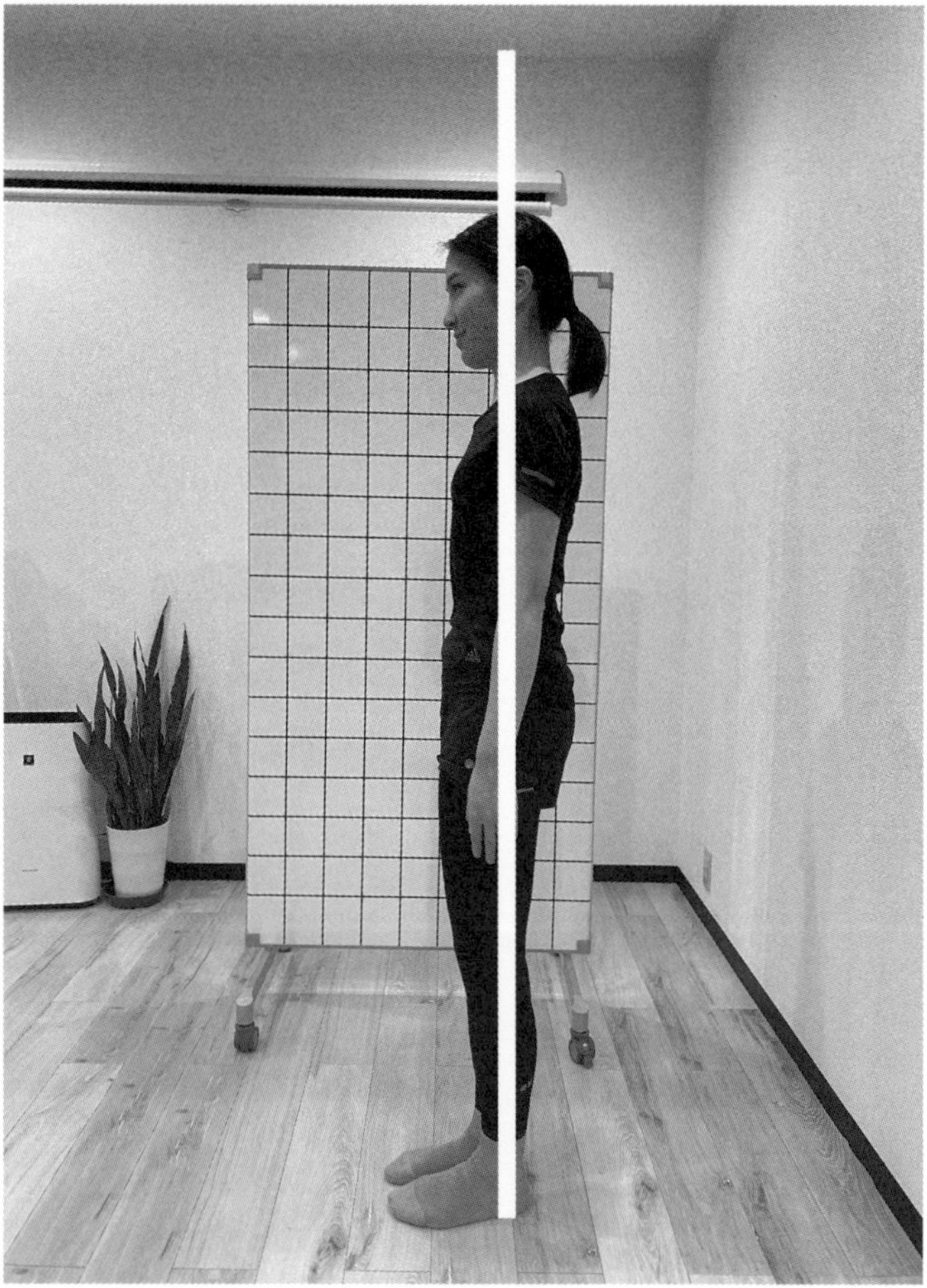

一言でまとめるならば、場面場面に適応した姿勢が理想と言えるのではないでしょうか。したがって、よい姿勢に関してはこれという定義はなく、複数あるといえます。

## 静的な姿勢だけで姿勢は判断できない

一般的に、よい立ち姿勢として耳たぶから肩、骨盤の大転子という骨、くるぶし、が一直線になっている姿勢が理想的だと言われています（図表10、11）。

もちろん大切なことですが、それがすべてではないということを強調させていただきます。

よく「じゃあ、そこが揃えるように立ったらいいのね」と言われますが、常にそれを意識したまま動くことはできるのでしょうか？

おそらく意識しすぎてロボットのようにぎこちなくなるはずです。

## 見た目と動き（所作）がマッチしているか？

人間は動く生き物であり、日本には昔から所作という言葉があります。姿勢がキレイな人は所作も美しいことに繋がります。

見かけだけの姿勢には動き、所作という観点が入っていません。

〔図表12　しゃがみこみテスト〕

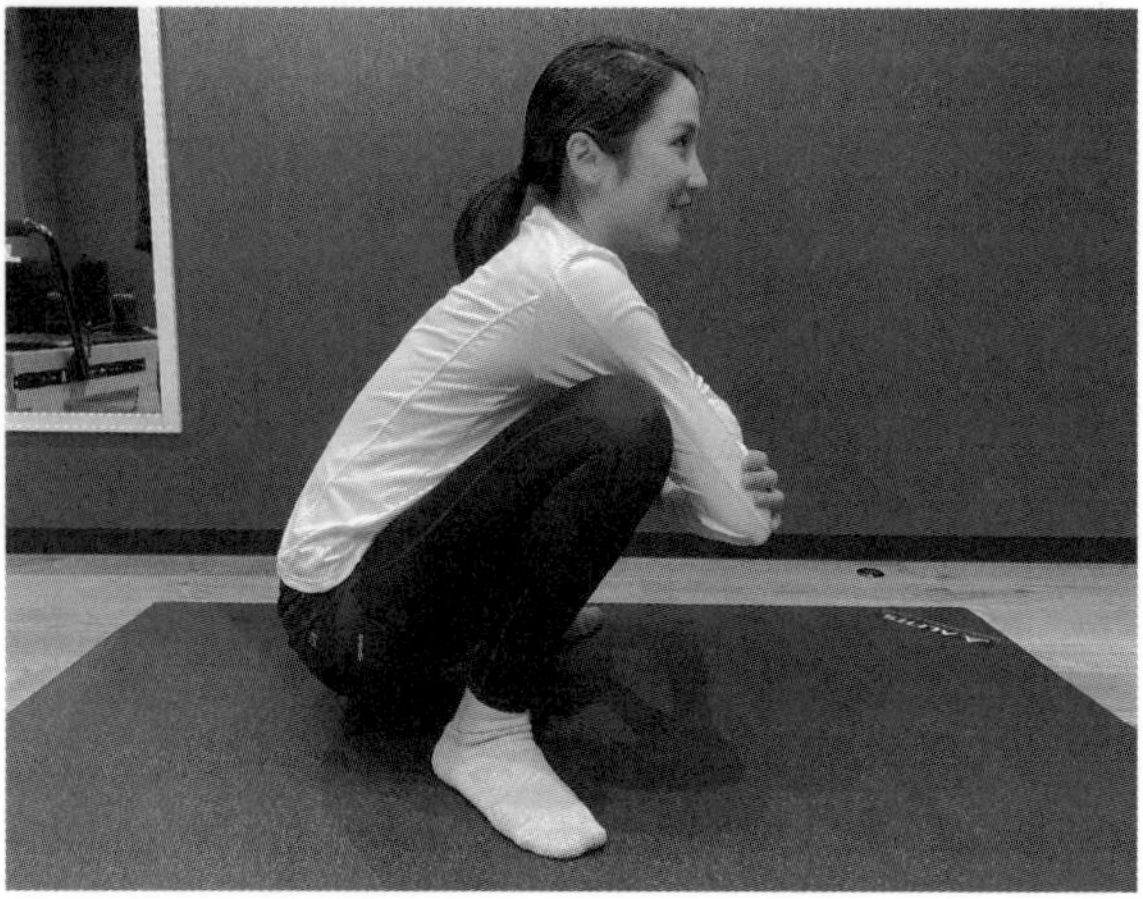

つまり、一直線という考え方もよいと言われている姿勢の１つの要素にしか過ぎないということです。

見た目が理想的に取れているとしても、動きがともなっていなければ、見せかけのよい姿勢ということになります。

では、動いた姿勢の理想的な形はどうでしょう?

イメージしていただきたいのは行ったり来たり動けるということになります。真ん中を取れるから左右や上下がわかるのです。

最大丸めることができて最大反らせることができる、同じように最大曲げ伸ばしができる、だからこそ中間を取ることができます。

そして、状況に合わせて動きをコントロールできることが、理想的な姿勢の要素となります。

反り腰の方は背骨を反ったままで偏っていますので、丸めるという動きに振れないのです。

最大丸めて反らせるという動きの行ったり来たりができていない姿勢と言えます。見た目はピシッとしていても、動きがともなっていません。これは理想的な姿勢とは言い難いのです。

あなたも丸める動きが出ているかを1度チェックしてみましょう。

足裏を地面につけたまましゃがむことができますか？（図表12）

かかとが浮く、後ろに転がってしまう、スネの前側が張る場合は丸めにくい傾向があります。

腕で輪をつくってそこに脚を通すことができるかのチェックです（図表13、14）。

靴下を履くような動作になります。

これらはすべて背中を丸めることができなければできない動きです。

現代の日本において、和式トイレより洋式トイレが、床よりイスやソファが主流となってきました。生活スタイルの変化も、背骨を動かす機会が減る要因の1つと考えられます。

〔図表13　腕の輪通しテスト①〕

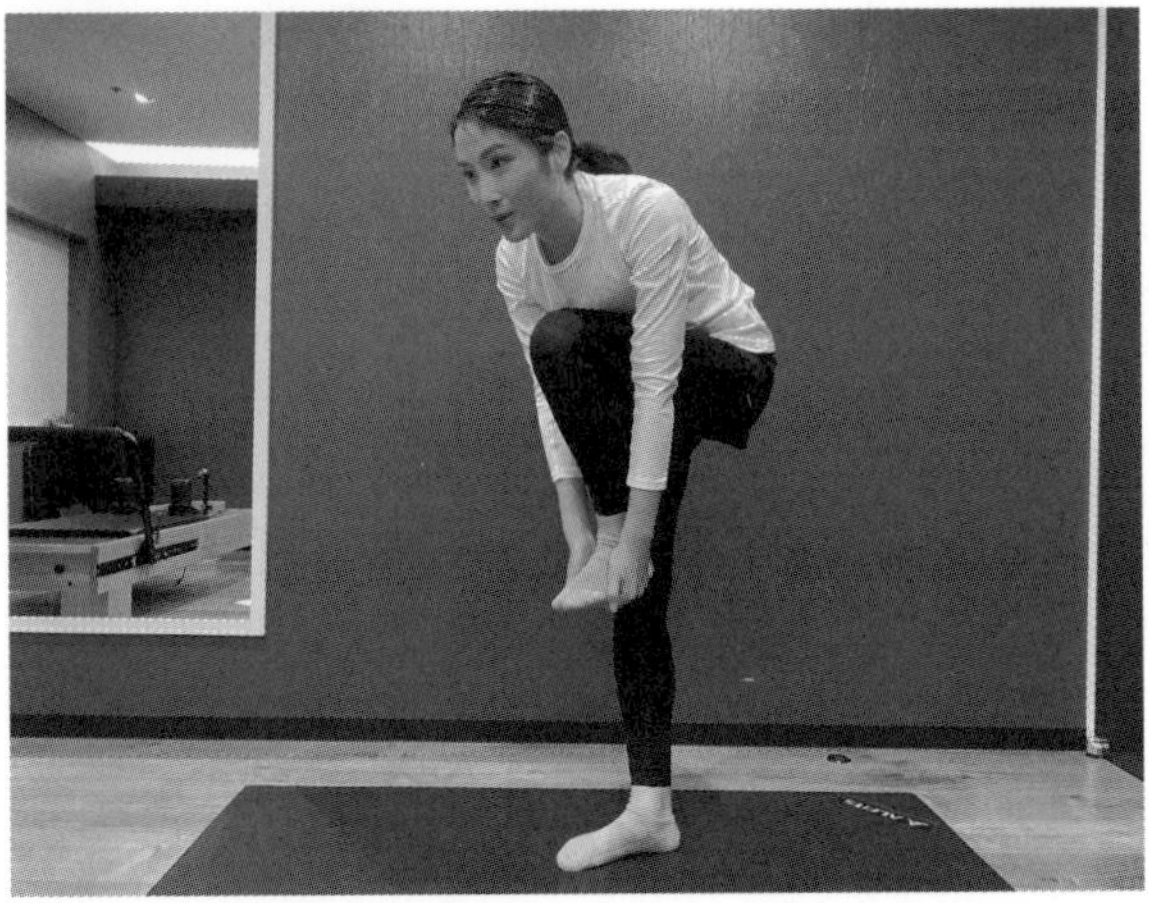

〔図表14　腕の輪通しテスト②〕

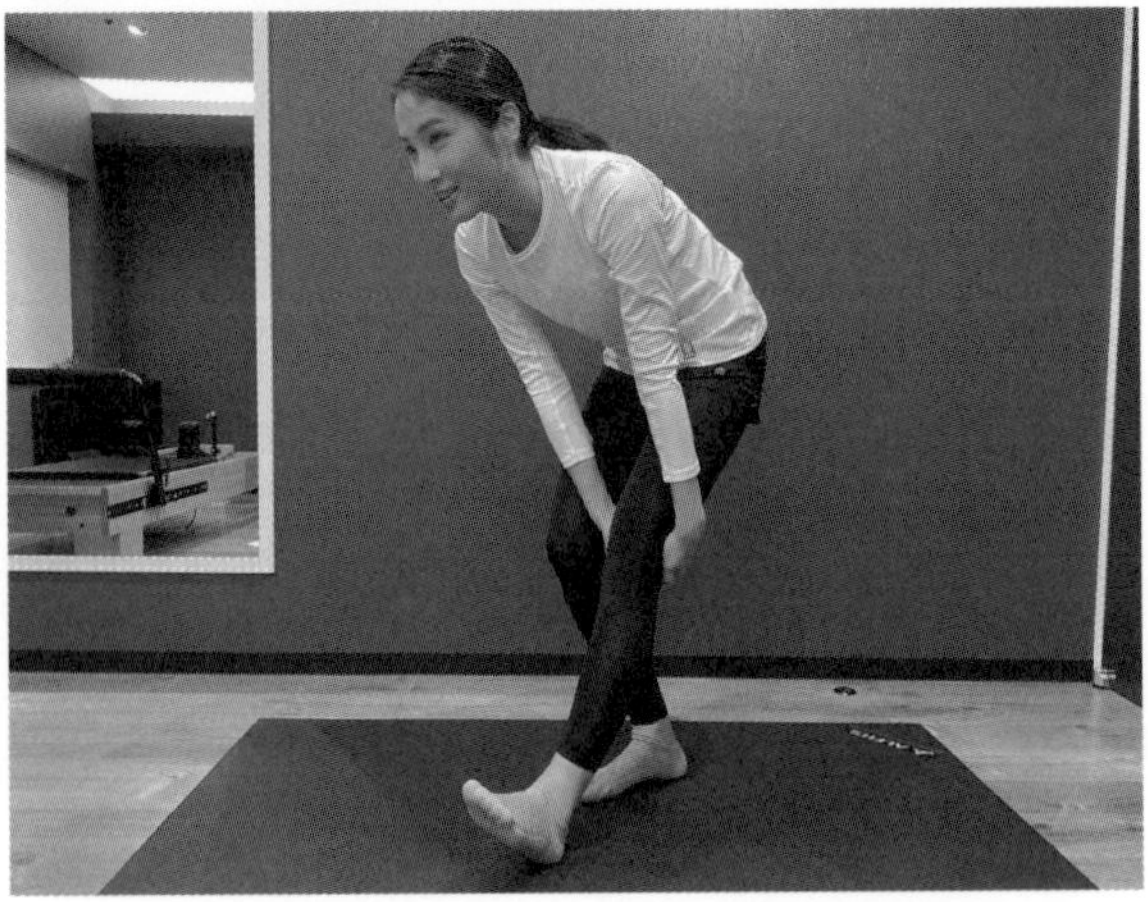

〔図表15　各関節の役割〕

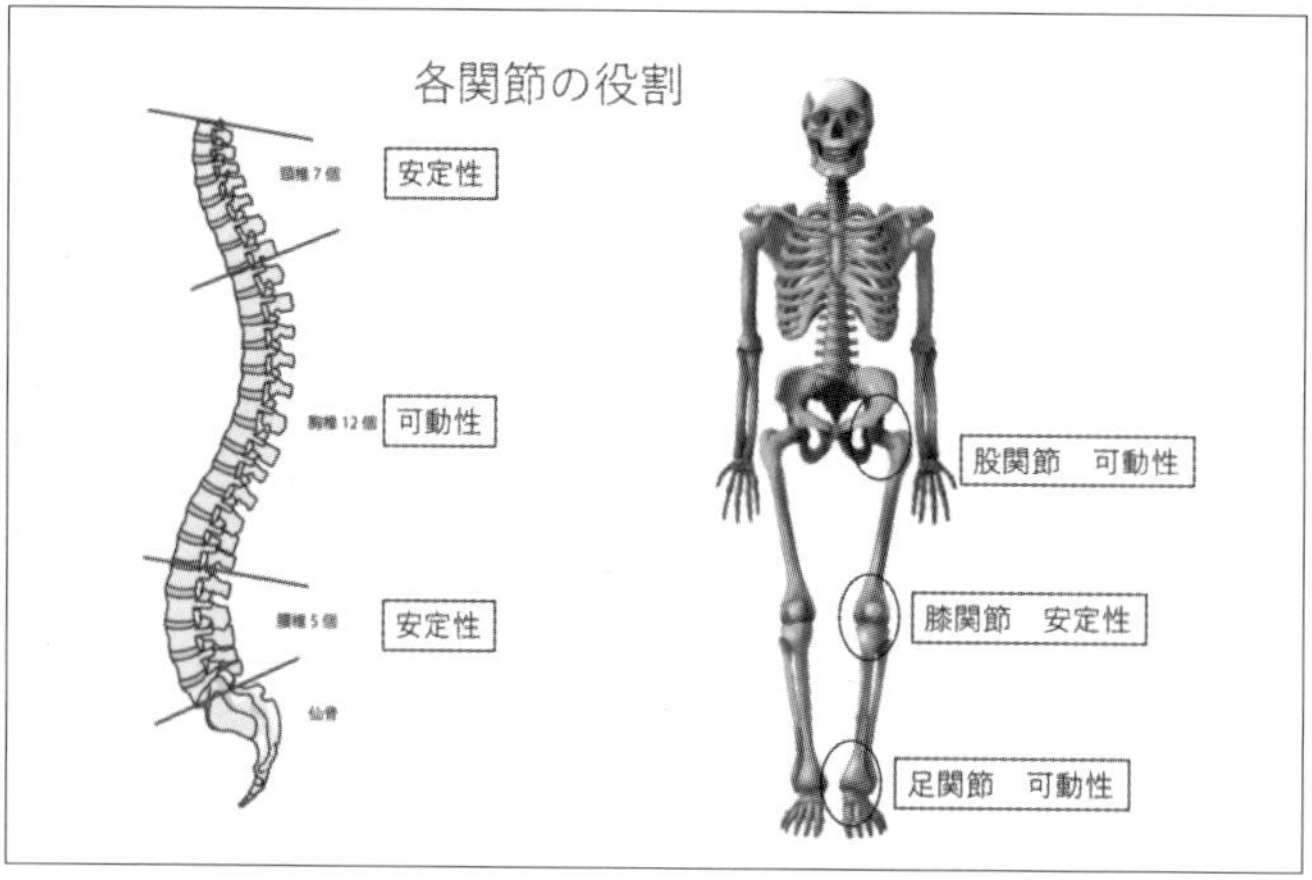


## 関節がそれぞれ正しい役割を果たしているか

行ったり来たり動けるという観点で姿勢を考えると、人の身体でどこが動いているでしょうか。

それは関節が動いているということになります。そこには筋肉の伸び縮みが関わります。身体の関節にはそれぞれの部位別の役割があります。

各関節には可動性と安定性という動く役割、安定している役割が割り振られているのです。これが面白いことに、首から足元にかけて、交互に配分されています（図表15）。

それぞれの関節が役割を果たしていることが理想なのですが、どこかの関節がうまく働かないことで隣の関節に負担を強いることになります。

〔図表16　正しいお辞儀〕

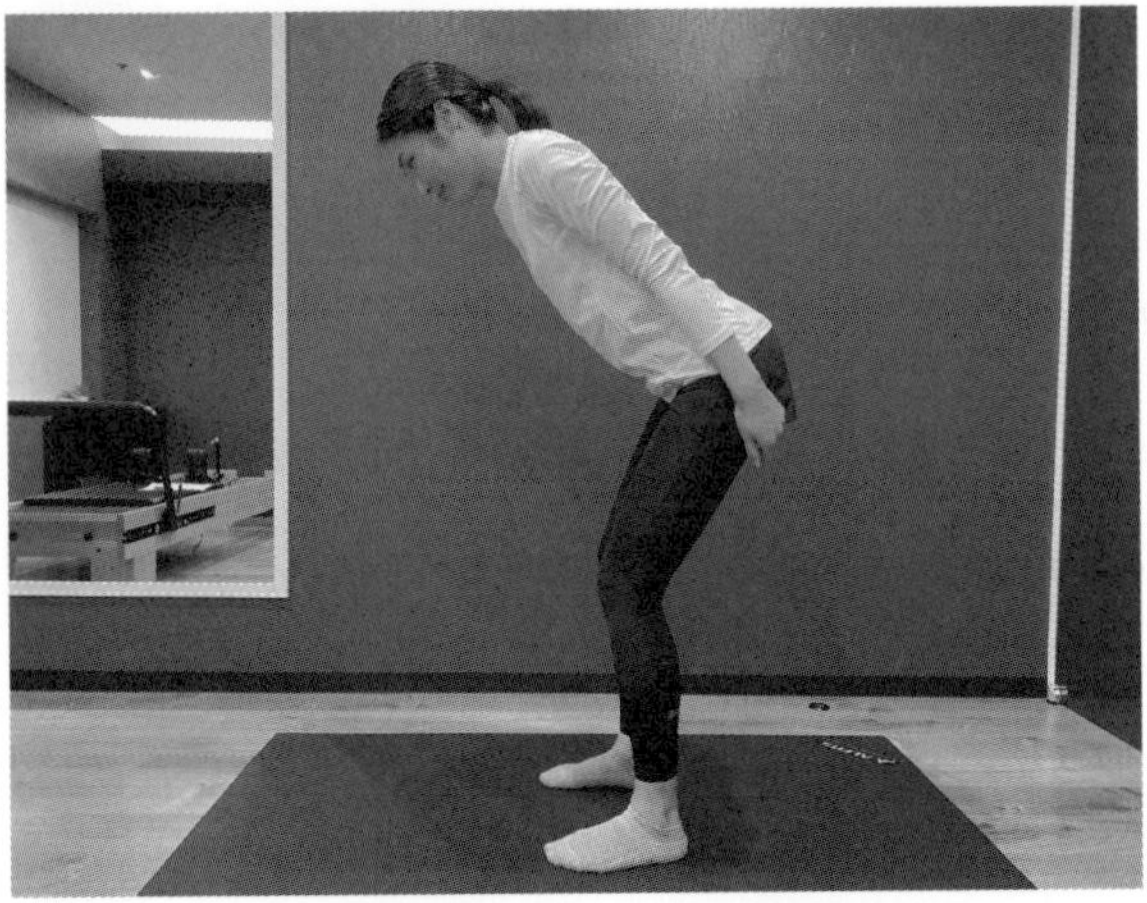

〔図表17　股関節が固まった人のお辞儀〕

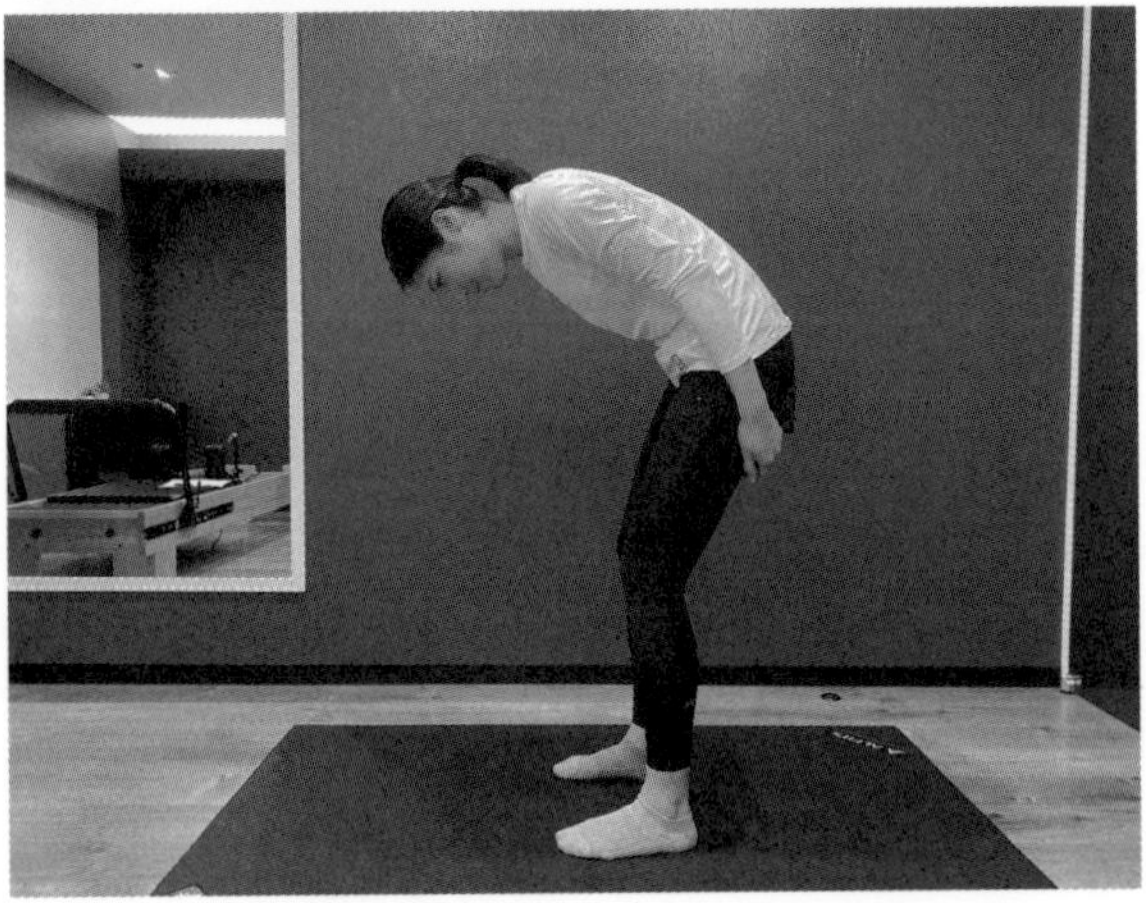

例えば、お辞儀という動作を考えてみましょう。お辞儀という動作は股関節から上半身を折りたたむことで背中が一直線に保たれ、キレイなラインに見えます（図表16）。

しかし、普段の生活で股関節が固まり、動きが出ない状態になっていれば、どんなお辞儀になるでしょう？

この場合、股関節の上にある腰を折り曲げてお辞儀という動作をすることになります（図表17）。腰を折り曲げることにより、腰が丸まったお辞儀になるため、所作としてキレイかと問われると疑問です。

このように、本来関節で動くべき部分が動かない場合に他の部分で動きをごまかすようなことがあります。これを代償動作と呼びます。

ご自身の動きの中で代償動作が多いほど、カラダへの負担も大きく、痛みにつながる可能性もありますし、動きもぎこちなく、キレイな所作とはいえません。

したがって、動きという観点での姿勢は各関節が役割をなしている＝「代償動作が少ない」という要素も不可欠です。静と動両方で姿勢というものを考える必要があります。

ただし、ここで1つ気をつけたいことは、身体が柔らかければよいということではありません。関節がゆるく、一見柔軟性が高い方もいらっしゃいます。自分で関節をコントロールしきれないことで必要以上に動きが出すぎてしまうことも、理想的と言えません。

## 姿勢のヒントは赤ちゃんの成長過程にあった

### 姿勢のお手本は赤ちゃん

姿勢改善専門スタジオ　Be-Styleでの姿勢のお手本は赤ちゃんとお伝えしております。

赤ちゃんはオギャーと泣いたところから自分の身体を1年かけて立てるところまでトレーニングしていきます。

泣く、寝返りをうつ、ハイハイする、つかまり立ちするなど、遺伝子レベルで組み込まれた動きの中で自分の身体を保つためのトレーニングをしているのです（図表18）。

これは筋肉を強くするトレーニングではありません。自分の骨や関節を最適な位置に運び、様々な筋肉を協調させて自分の姿勢を支えるトレーニングをしています。

### 姿勢の調整はインナーマッスル、動作を起こすのはアウターマッスル

大きな筋肉という選択肢がないため、赤ちゃんは必然的に身体の深層にある筋肉＝インナーマッスルを主に用いて姿勢を維持することができています。

インナーマッスルは大きな力を出せる筋肉ではないのですが、持久力に優れていて関節

〔図表18　赤ちゃんの成長過程でのトレーニング〕

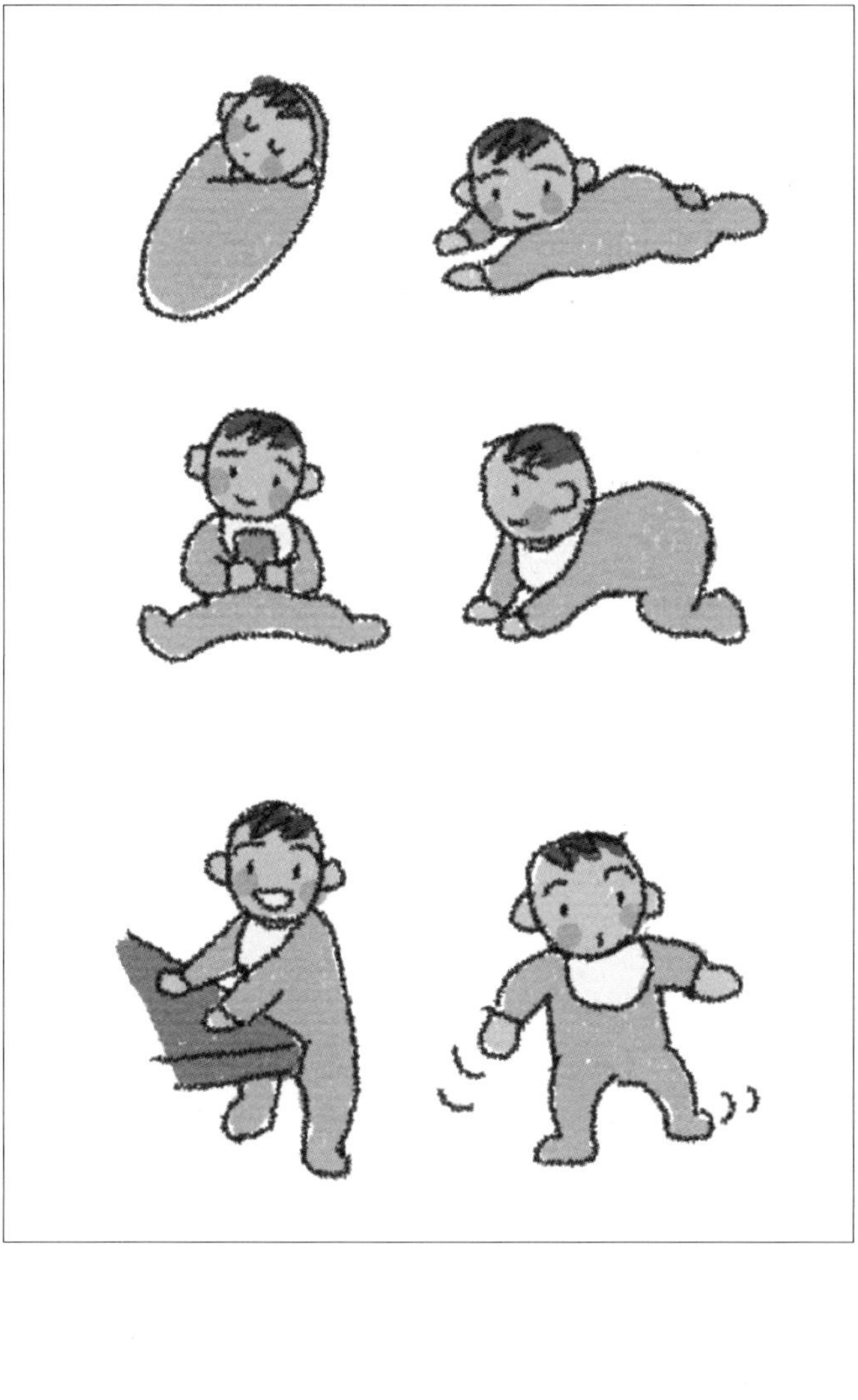

を安定させることに長けている筋肉です。

だからこそ、赤ちゃんは柔軟性に富んでいて、大人ではできないような姿勢でずっとキープしていたり、腰痛肩こりはもちろんなく、身体はポカポカです。まさに、現代人が抱えるお悩みとは真逆ですね。

大人になれば筋肉がついてくるため赤ちゃんのような身体の使い方をせずとも姿勢を維持することができます。それが身体の表面にあるアウターマッスルです。

しかし、これは大きな動作を起こすときに用いられる筋肉で、力はあるが持久力はないという特徴があります。つまり、姿勢を維持するという役割がメインではありません。大人になるほどにアウターマッスルで動きも姿勢維持もしなくてはいけないケースが多いのです。

二重で負担がかかったアウターマッスルは硬くなり、血流が悪くなるため、疲労していきます。

これに関わる大きな原因が姿勢です。姿勢が崩れることで重心の位置がかわりそうになるのを防ぐために、アウターマッスルで引き止めておく癖がついてしまいます。

赤ちゃんのように骨をよい位置に配置することができれば、筋肉の力を無駄遣いすることはないのです。

高齢の方が杖をつくのも、自分の重心が取れないことを補うためです。

〔図表19　四つ這い姿勢〕

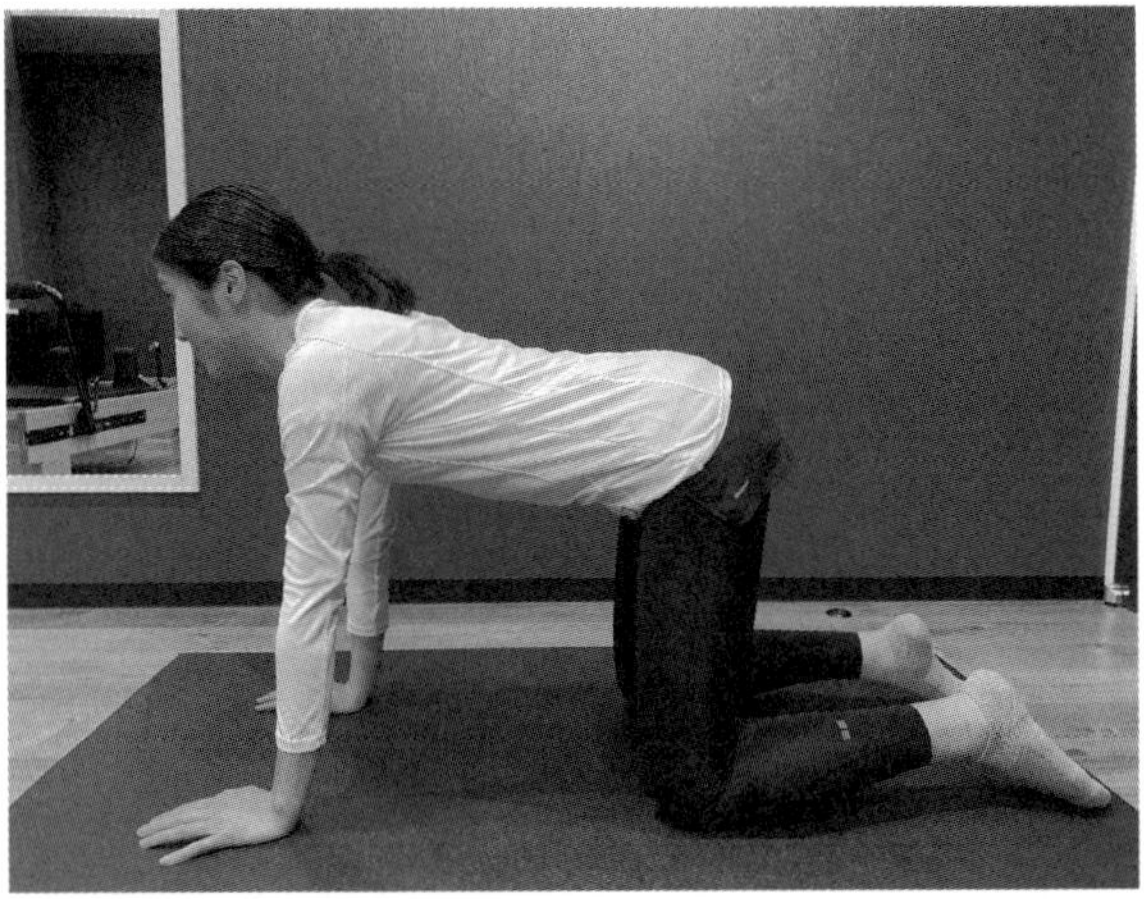

筋肉で重心の変化を止め切ることができなくなった結果、重心を変化させないための手段として杖ということになります。

したがって、正しい位置に骨や関節を置くことで、インナーマッスルも働くような身体づくりにつながります。赤ちゃんと同じ本来あるべき姿勢を取り戻すことにも繋がるのです。

本書で紹介させていただくエクササイズも、赤ちゃんの仰向け、横向け、うつ伏せ、四つ這い、膝立ちにおける姿勢の取り方を手本にしたものになっています。

このエクササイズでは、筋肉の量は全く関係なく、筋力も必要としません。

仰向けに始まりどんどん不安定なポジションでも骨や関節を正しい位置に配置で

きるかが求められます。

つまり、動きの中で骨や関節をよい位置に置けるかということです。

例えば、四つ這い姿勢をとってみましょう（図表19）。

意外にも正しい四つ這いが取れていない方が多いのです。

本来四つ這いは肩の真下に手首、股関節の真下に膝が来るのが関節や骨の位置が負担なくよい位置と言われています。

仮に上から人が乗っても安定するのはこの位置です。

もしくは、この時点で反りすぎている方もいらっしゃいます。これは自身の骨、関節を正しい位置に取れていないということになります。

赤ちゃんは筋肉がないので、この位置がずれると崩れますし、そこからハイハイという動作はできません。

## 姿勢は意識するほど悪くなる？

何より赤ちゃんは姿勢というものを意識していません。自然とその局面にあった姿勢をとっています。

滑って転びそうになったとき、筋肉のことを意識しますか？　おそらくそれどころではないはずです。

このときも無意識に姿勢の制御が働いて身体の取るべき位置を取ることができれば転びません。無意識に姿勢調整が働いているといえます。

これは、先ほどの行ったり来たり動ける状態でないと振り幅を調整できません。

反面、私たち大人は反対にピシッと姿勢を意識することが多いですよね。

偏ってアウターマッスルを固めていることになりますし、インナーマッスルは働きにくい状況です。

実際にそれで姿勢のコントロールが効いていて絶対転ばないのかと言えばそうではありません。

意識するのではなく、振り幅を確保して自然に姿勢を調整できるようになっておくことが重要です。

## 姿勢と動きを制するのは呼吸しかない

### 人の静↓動の変わり目に呼吸がある

姿勢において人が止まっているところから動き出す所作の原点は何でしょうか？

それは歩くことでも手を動かすことでもありません。呼吸が何よりはじめの1歩目となります。

赤ちゃんもオギャーと声を出して息を吐くことつまり呼吸が動きのスタートになります。呼吸も筋肉による運動であり、赤ちゃんにとっての筋トレのスタートは呼吸です。

そして、吐いて吸っての行ったり来たりの動きがあります。

ヨガを経験した方はよくあるかもしれませんが、難しいポーズ、強度の高いポーズでは呼吸が止まりがちではありませんか？

先生に呼吸していますか？　と声をかけられ、息が止まっていたことに気づくなんてことはよくある話です。

形は取っていても呼吸が止まっていれば行ったり来たりの連動になっていませんので、先述の通り姿勢と動きが伴っていないのです。

動きの原点である呼吸でエラーが出ていれば、そこから先の動きはずっとエラーなのです。

ちなみに、呼吸は1日約2万回行われています。2万回も筋トレを無意識に繰り返しているのです。呼吸以外でそんな回数をこなせる筋肉運動はありません。

その2万回のエクササイズにエラーが出ていれば、つまり先ほどご案内した代償で呼吸という動作をしているとすれば、動くべきところは動かず、安定すべきところに安定を作ることはできません。

なんでもよいのでトレーニングをイメージしてみましょう。そのトレーニングフォームを間違ったやり方で2万回していると思うと、ぞっとしますよね。しかも毎日です。関節それぞれの役割分担が崩れてしまうわけなので、動きの土台、呼吸の見直しは必須です。

## 呼吸に重要な筋肉は横隔膜

この呼吸で使う筋肉は横隔膜という筋肉が主になります（図表20、21）。

横隔膜が筋肉だということを御存じでしたか？

しゃっくりで痙攣している筋肉ですね。焼肉でいえばハラミです。

膜という名前ですがれっきとした筋肉です。この筋肉が伸び縮みすることで正しい呼吸運動がなされます。動きとしてはドームの屋根が上下するようなイメージで肺のスペースを広げたり狭めます。

私自身アメリカの解剖学実習において横隔膜を生で見ましたが、しっかり筋肉でした。赤ちゃんは泣くことでまずはこの筋肉のトレーニングをしているわけです。

〔図表20　横隔膜の位置〕

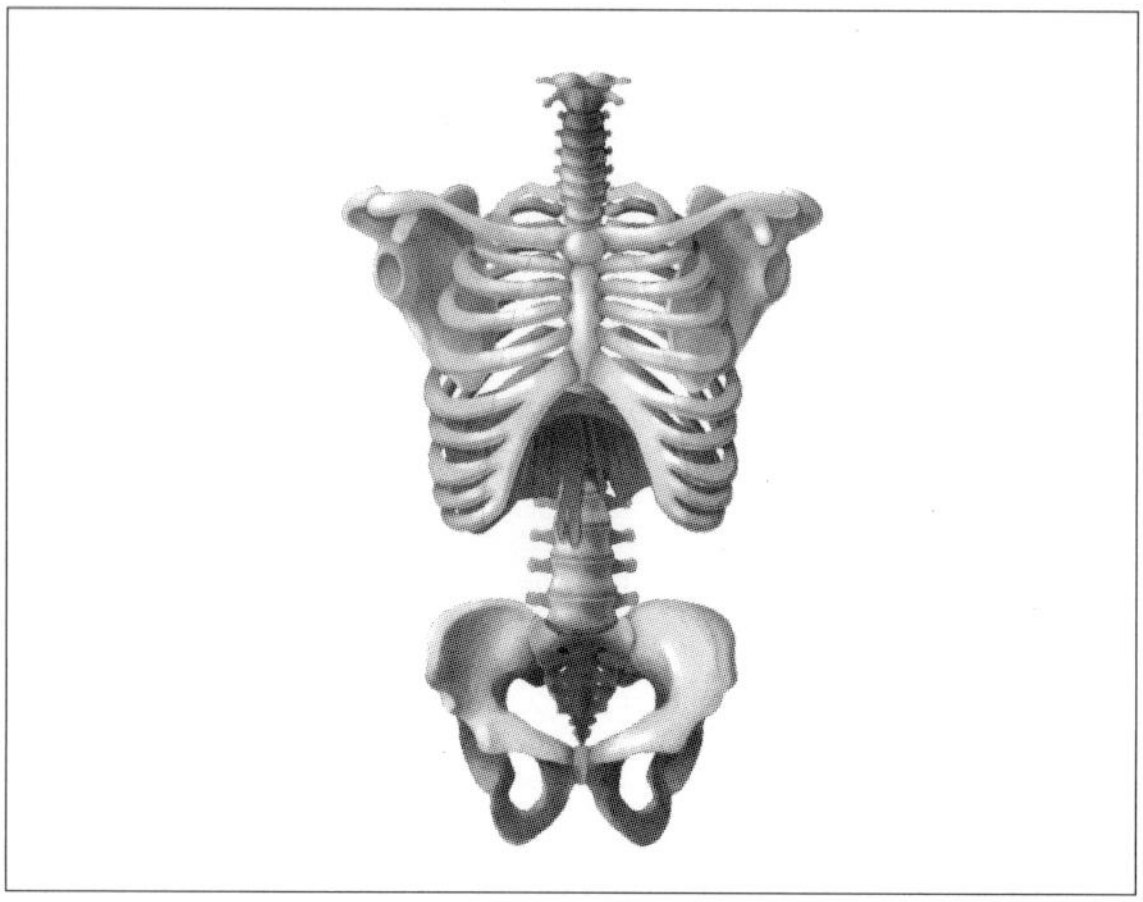

〔図表21　横隔膜〕

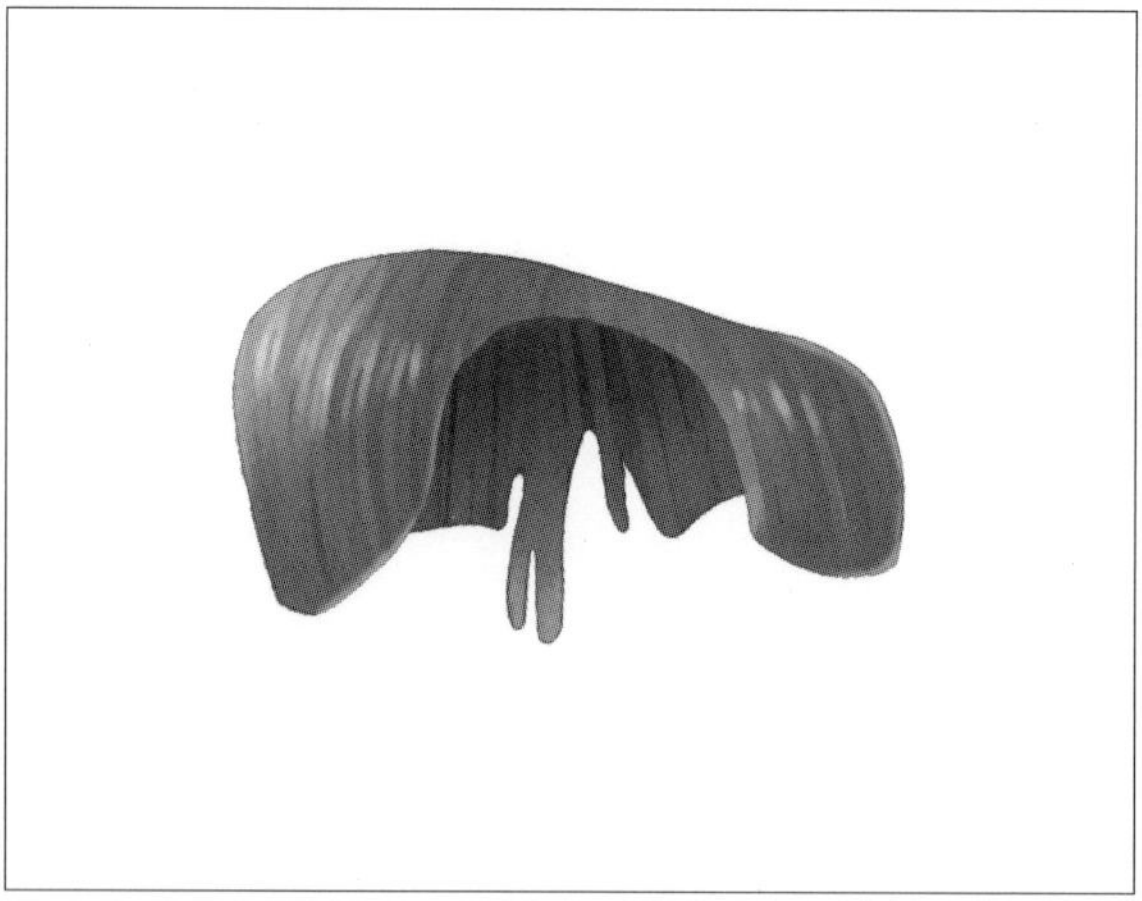

トレーニングのスタートはスクワットでも腕立てでも懸垂でもありません。呼吸です。しかし、横隔膜をトレーニングしているってイメージはできますか？　触れることはできない身体の深層にある筋肉なので、難しいはずです。私ももちろん横隔膜を使っているという感覚は持っていません。

横隔膜は息を吸った時に縮み、下に向かって下がるような動きで肺のスペースを広げます。それにより空気が肺に入ってきます。そして、息を吐いた時に伸ばされて上に上がり、肺のスペースを狭くします。

横隔膜の伸び縮みが出ていれば、理想的な呼吸ができます。呼吸という筋トレが正しいフォームでできているとも言えます。

しかし、反り腰になってしまうと吸ったまま止まっていますので横隔膜の正しい動きが出ていません。

したがって、横隔膜の伸び縮みが出ていないということで呼吸というトレーニングフォームが崩れている＝すべての動作の土台が崩れている＝別の筋肉を頑張らせて呼吸をする＝本来とは異なる関節の動きになる＝代償動作ということが言えます。

しかし、身体の深層にある横隔膜は見ることができない、触れることができない、そしてそもそも感覚受容器というセンサーが少ないため、使っている意識自体が難しいのです。

〔図表22　胸郭〕

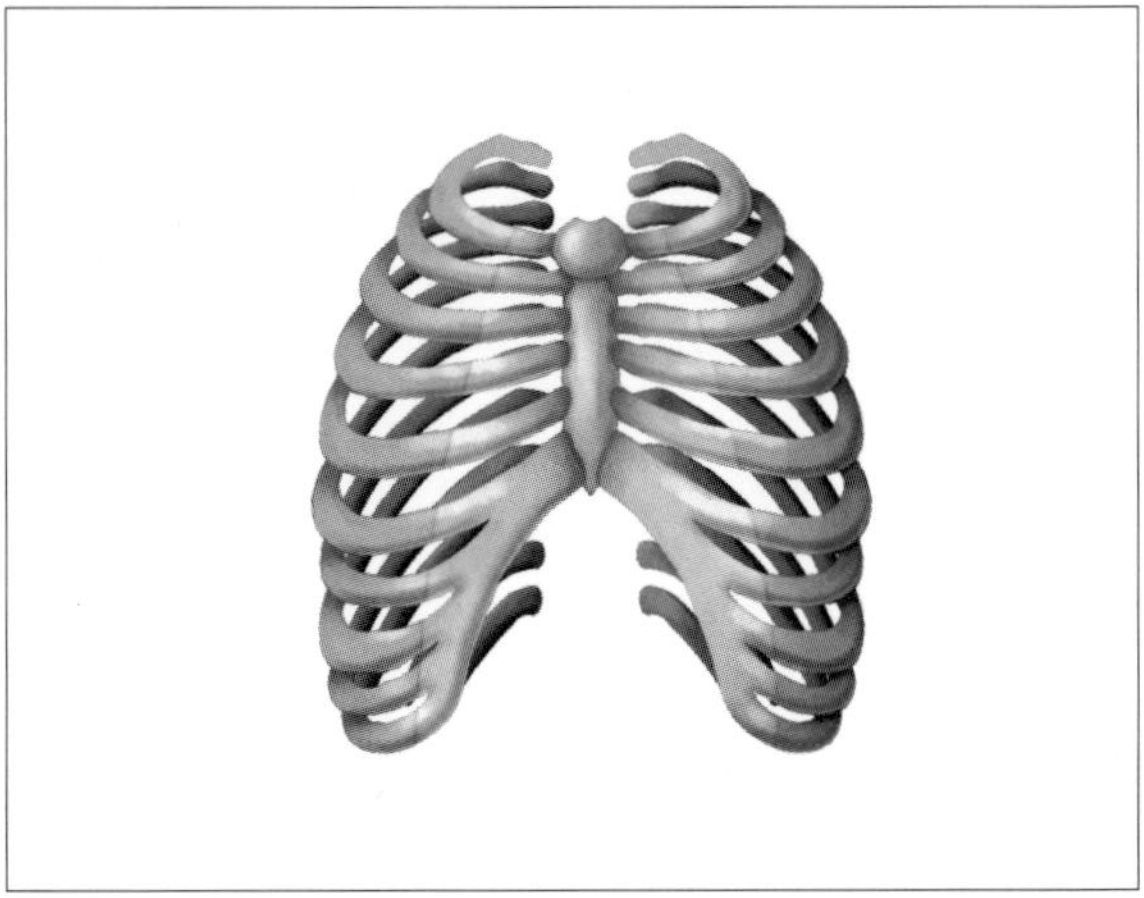

どこで伸び縮みを判断するのか？　それは、胸郭という骨の動きで判断します（図表22）。胸郭は胸骨、肋骨、胸椎を合わせた総称であり、呼吸したときの肋骨の動きがチェックポイントになります。

肋骨は上部と下部に分かれ、息を吸ったときに上部は前方に、下部は横に広がるのが正しい動きです。

ご自身の肋骨に手を当てて確認してみましょう（図表23、24）。

また、息を吸ったときにはお腹と胸が同時に膨らんで吐いたときには同時に沈むことも必須条件となります。

この動きが正しく出ていれば、あなたの横隔膜は伸び縮みがしっかりできていると判断できます。

〔図表23　肋骨のうごきチェック①〕

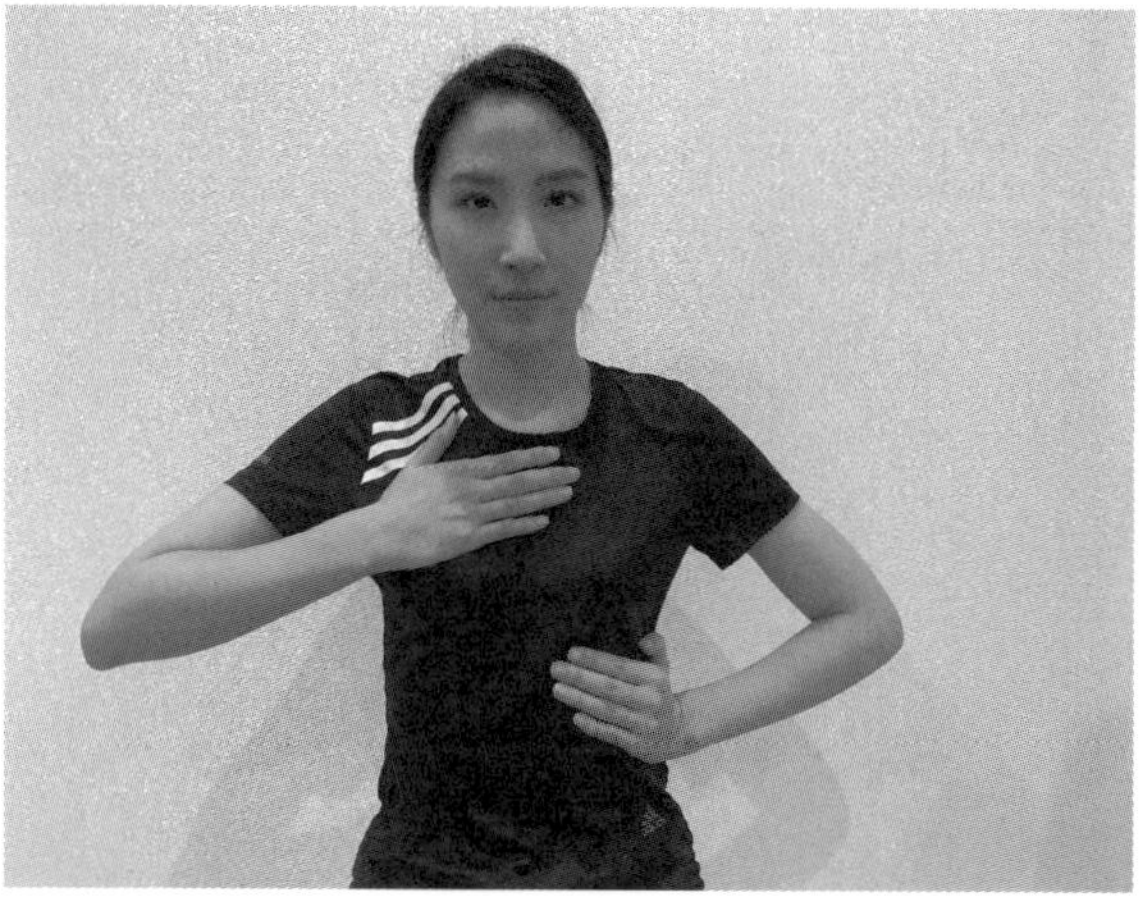

〔図表24　肋骨のうごきチェック②〕

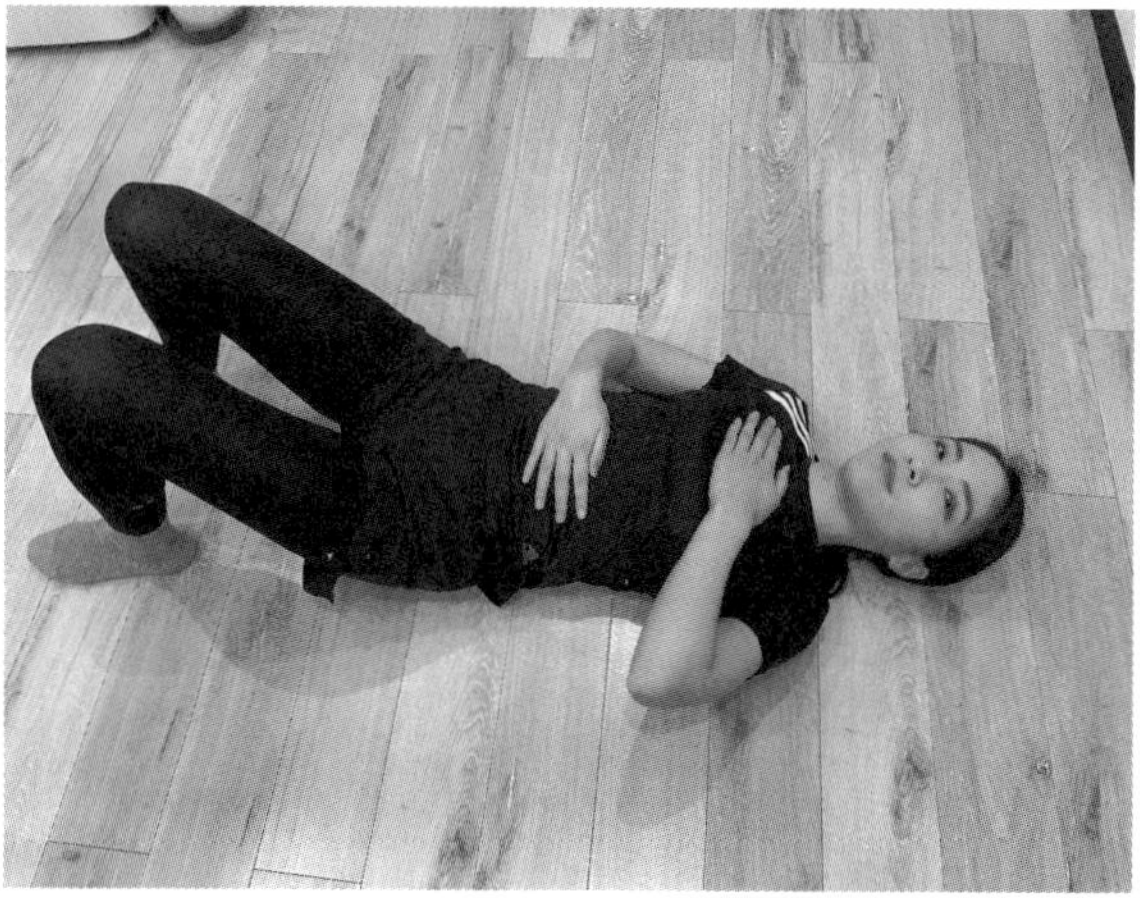

息を吸ったときに胸かお腹かのどちらかしか膨らんでいない、両方の膨らみが乏しい、どちらかの膨らみのほうが大きい、反対に動いているという場合は、正しい動きが出ていません。

## 痩せないのは横隔膜が動いていないから？

横隔膜の動きがなぜ重要かというと、もちろん生きるための呼吸であり、姿勢にとって欠かせない存在であるからです。

そのほかにも、内臓系に関わってくる筋肉である点が重要です。

横隔膜は胃や肝臓と繋がりを持っています。横隔膜の動きが出なければ、胃や肝臓という消化器官の動きも悪くなると言えます。

消化器官の動きが悪ければ、食事という運動、睡眠と並んで重要なトレーニングの効率が悪化します。結果、痩せにくい身体や免疫力の低い身体をつくることになってしまうのです。

人間の代謝で大きな割合を占めるのは筋肉ではなく内蔵です。まず内臓が動きやすい環境を取り戻すことのほうが、筋トレを頑張るよりもシェイプアップへの早道なのです。

そのためにも、横隔膜の正しい動きを取り戻しましょう。それは呼吸しかありません。

## ○○式呼吸の前に横隔膜の動きを取り戻すことが重要

呼吸でよくある勘違いがあります。

呼吸が浅いと言われたから深くするために「○○呼吸法や胸式呼吸、腹式呼吸を意識したらいいのね」とずっとその呼吸をしてしまう方がいらっしゃいます。

しかし、その時点でもう呼吸を意識していますよね？　つまり、アウターマッスルを意識している可能性が高いのです。

ここで見直すべき呼吸はそれ以前の本来あるべき赤ちゃんからやってきた呼吸になります。つまり横隔膜の伸び縮みによる呼吸です。繰り返しますが赤ちゃんは呼吸を意識することはしませんし、横隔膜を意識することもしません。

それと同じで、無意識にしている呼吸が吐けて吸えての行ったり来たりができる状況にすることが大切です。

○○式はそれを取り戻してからこそ効果的なものとなります。

つまり、横隔膜の正しい伸び縮みが出ているからこそ、その上で胸式呼吸も腹式呼吸も成り立つわけです。

反り腰になっていると横隔膜は正しく伸び縮みできませんので、腹式、胸式をする以前でエラーが出てしまっているということになります。意識してできることは無意識できていることの上に成り立っています。

## 本来背中は丸いものという認識を

根本的な話になりますが、本来背中は丸いものなのです。丸めることが悪ではないことをまずは知っていただきたいのです。

私たちの姿勢を支える背骨には生理的なS字弯曲という理想的な形があります（図表25）。首の骨（頸椎）は前弯、背中の骨（胸椎）は後弯、腰の骨（腰椎）は前弯が緩やかに作られています。

まさに背中の部分となる胸椎は丸みがあります。

背骨の弯曲は、普段私たちの身体にかかる力の吸収素材としての役割を果たしています。

その力は、上からくる重力と、床から跳ね返ってくる床反力という力です（図表26）。

生理的なS字弯曲があることでこれらの力を吸収しできますが、日本人は姿勢を正しなさいという意識から反り腰になるとどうでしょう。

胸椎のカーブが消失し、力を吸収することがうまくできません。

その分負担がかかるところはお隣の頸椎、腰椎です。

まさに肩こり首こり、腰痛といった不調が日本で多いのはここに大きな原因があるとも

〔図表25　肋骨の生理的S字弯曲〕

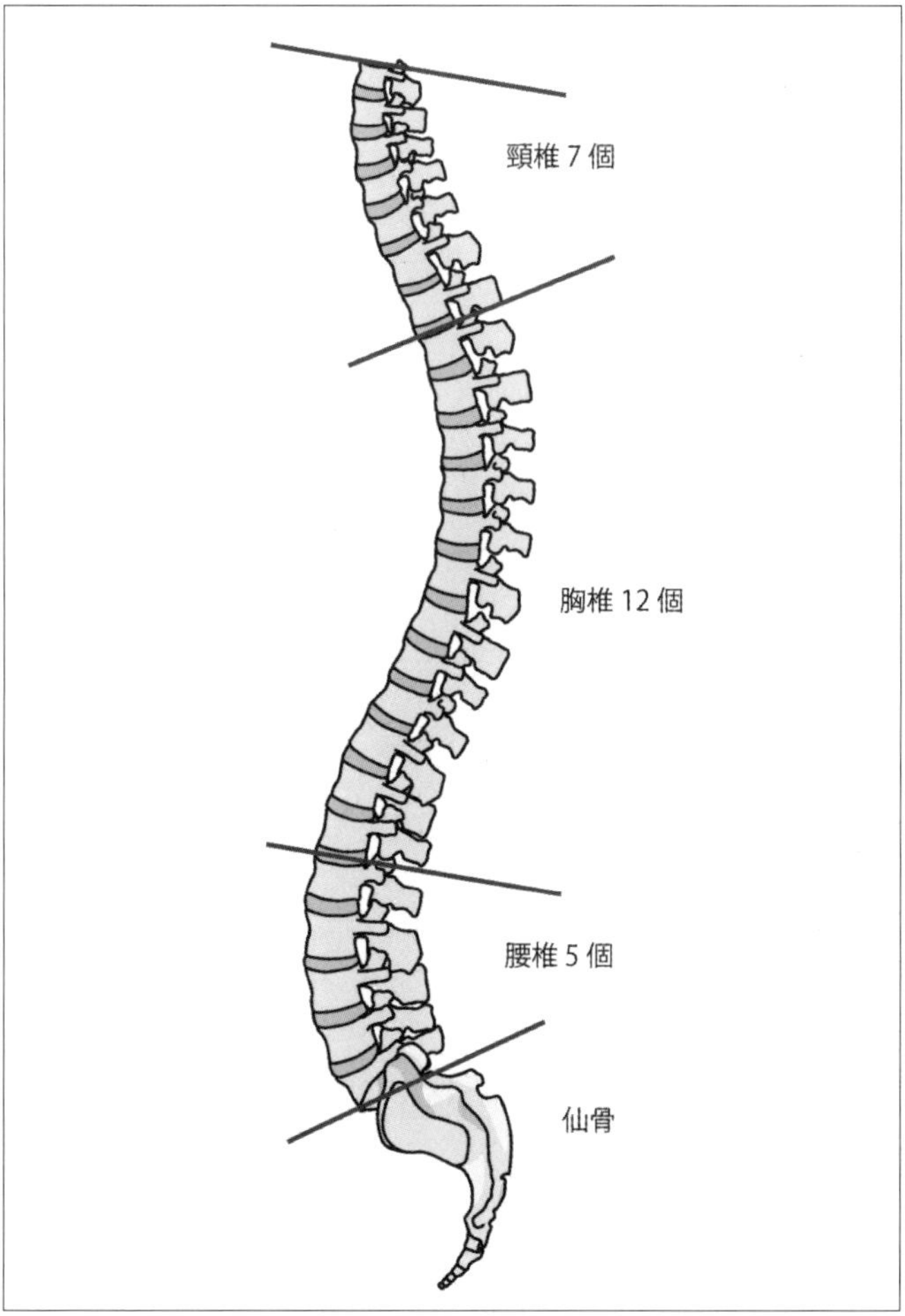

〔図表26　重力と床反力〕

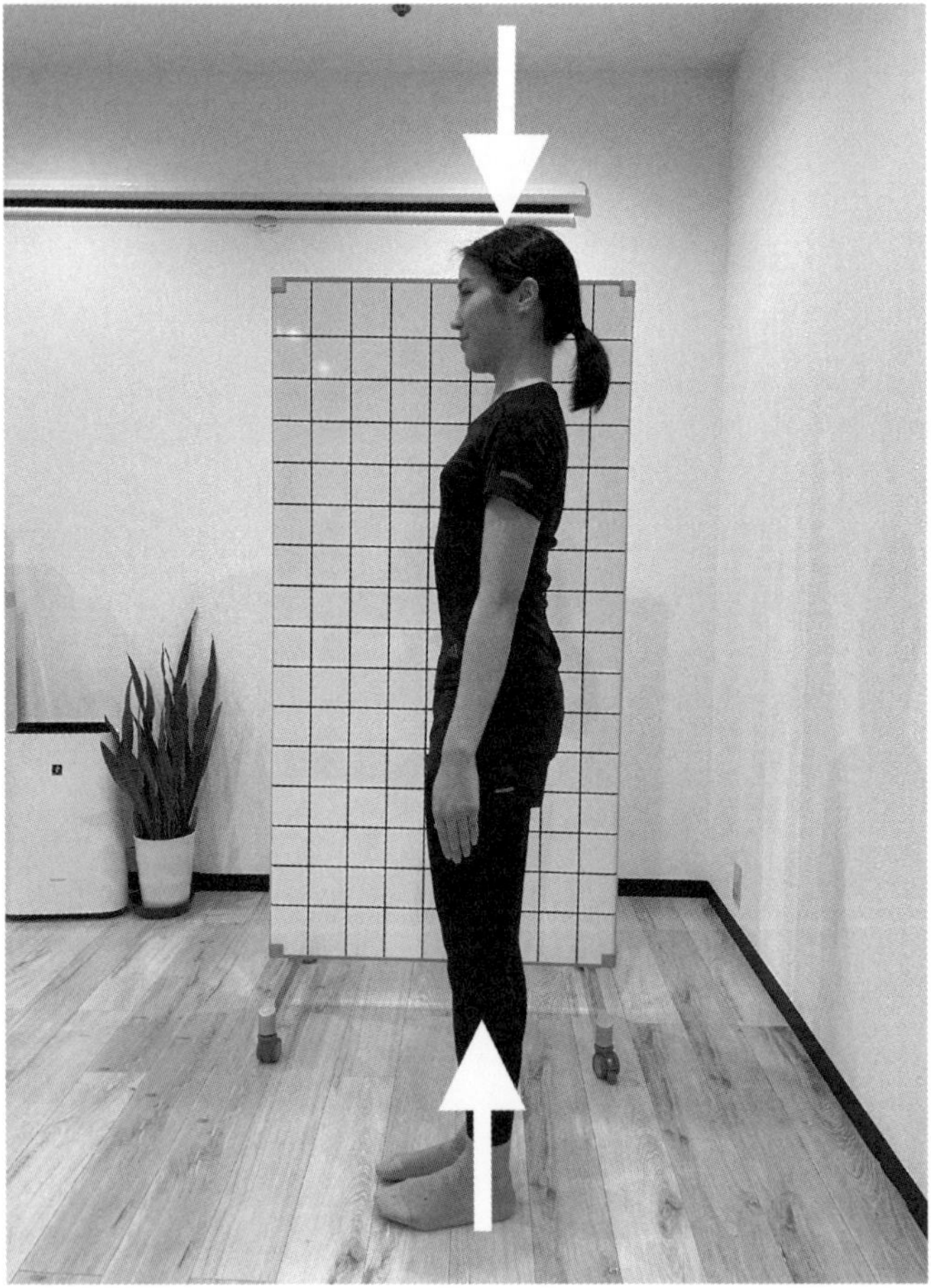

いえるのです。

さらに、弯曲が足りない背骨で吸収できない力は筋肉で吸収せざるを得なくなります。そうなると常に筋肉に力がかかるため筋肉は硬くなり、柔軟性が低下します。

結果的に運動効果も落ちやすくなってしまいます。また、横隔膜も背骨についている筋肉のため、背骨の柔軟性が低い＝横隔膜の働きも悪い＝正しい呼吸ができない＝動きとしての姿勢は理想的ではないということにつながります。背骨のS字弯曲も姿勢の重要な要素です。

別の視点で見ると、背骨も部位別に役割があります。頚椎は安定、胸椎は可動、腰椎は安定という役割です。

この部位別役割分担ができていれば背骨は理想的なS時湾曲を持っているとも言えます。

同様に反り腰になれば胸椎は硬くなり、役割を果たすことができません。

その代わりに頚椎か胸椎が過剰に動きを出すことになるため、S字カーブは崩れてしまいます。

運動の前に背骨の柔軟性を高めておくことはこれからの時代に間違いなく必須と言えるでしょう。

〔図表27　ロールオーバーチェック①〕

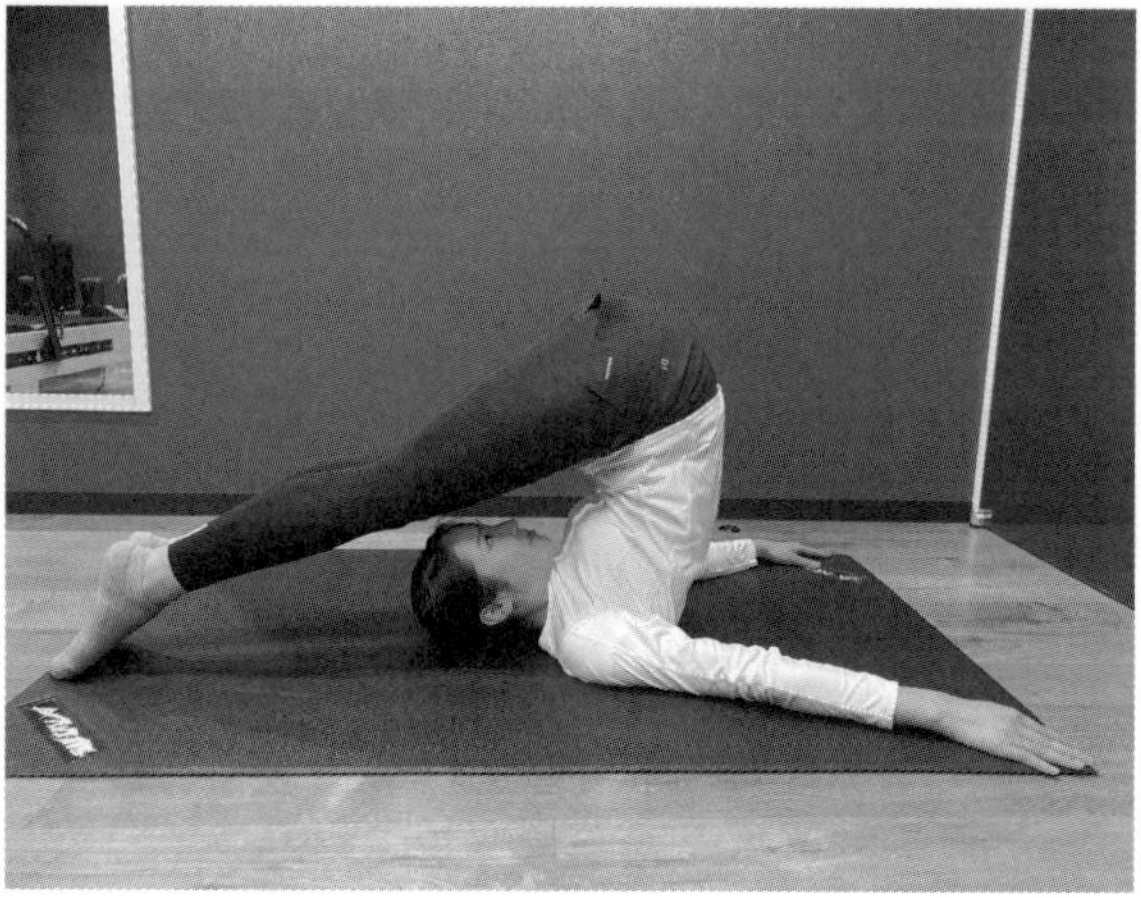

とは言っても、自分の背骨がS字なのか、柔軟性があるのかってわかりにくいですよね。ここは実際に動いて確認してみましょう。

背骨1つ1つをコントロールして動かせているかのチェックになります。背骨が力の吸収素材として働いているかどうかの判断材料にもなります。

バタンと倒れてしまうということは背骨が板のようになってしまい固まっていると言えます。

もちろん、反り腰の方は背骨を固めているので苦手な傾向があります。

**ロールオーバーチェック**（図表27、28、29）

①　仰向けになり両脚を頭の上に持ち上げ

〔図表28　ロールオーバーチェック②〕

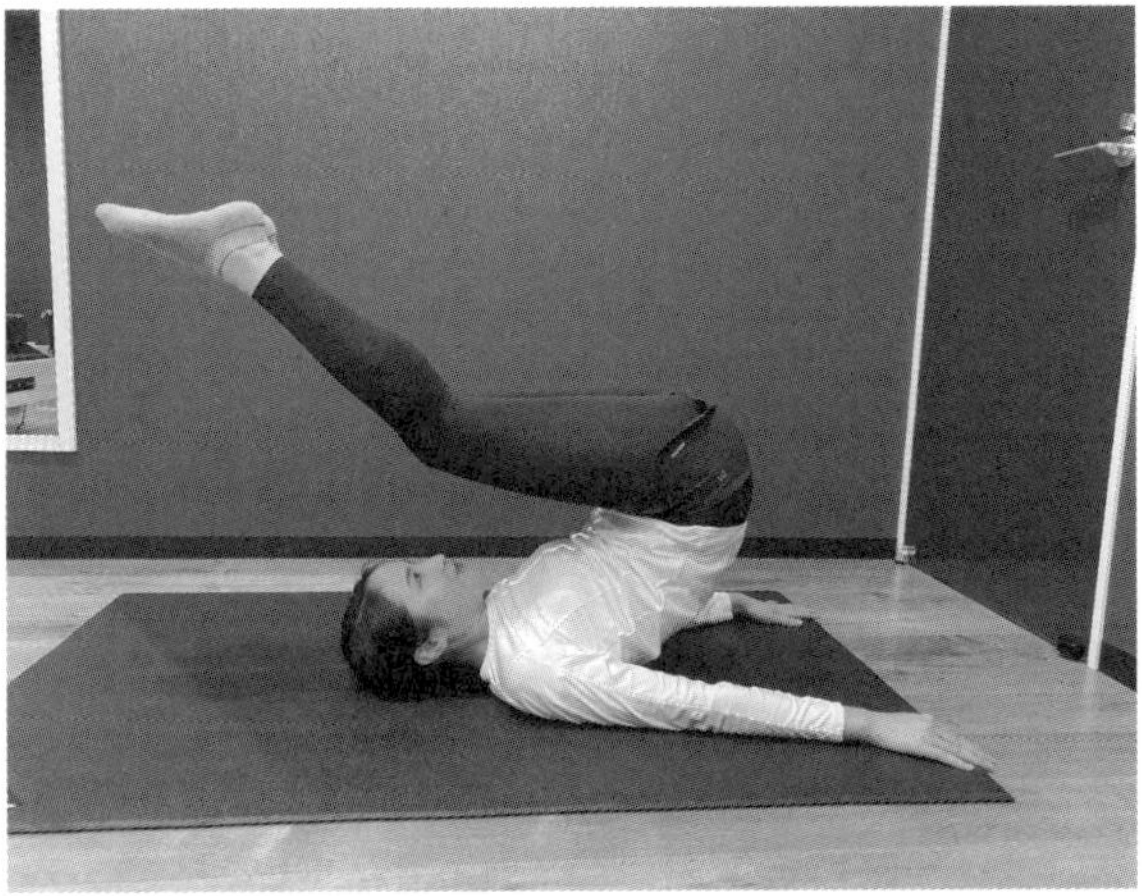

〔図表29　ロールオーバーチェック③〕

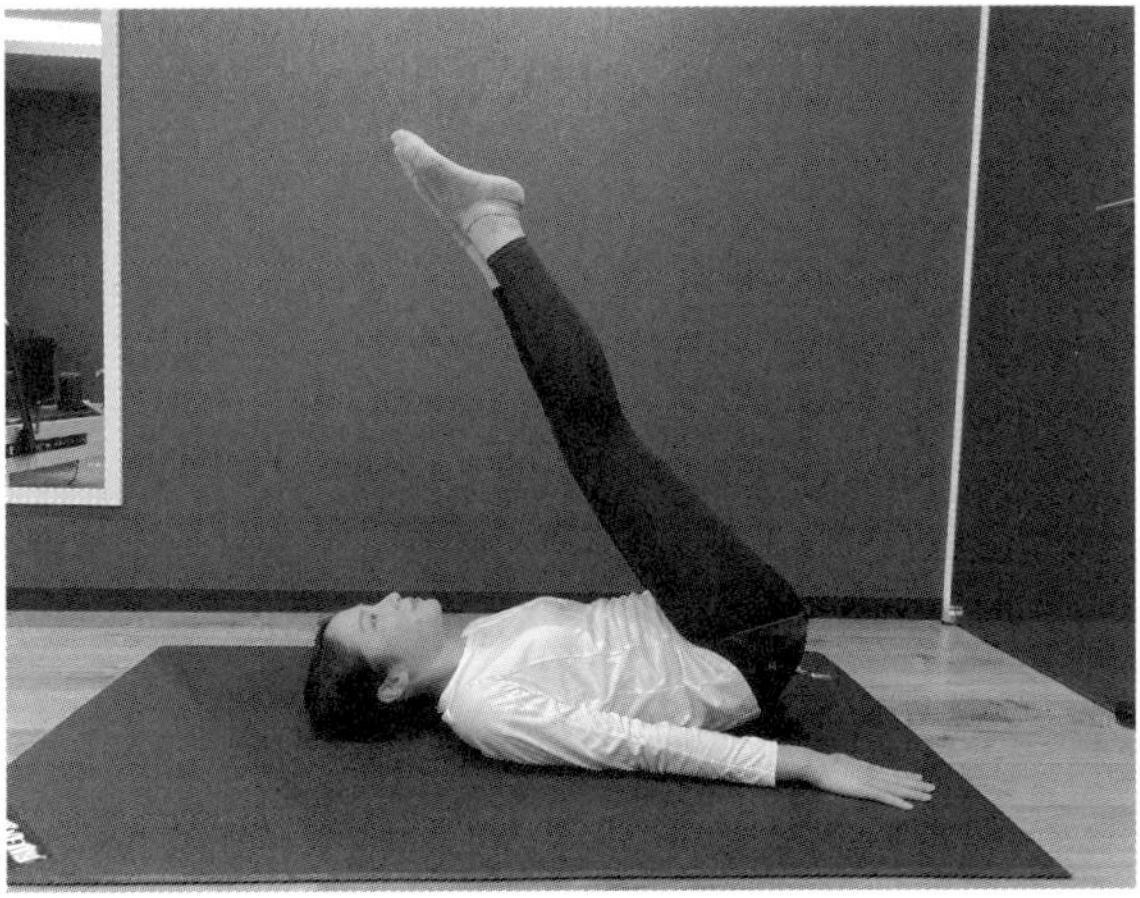

ます（この際すでに足指が床につかなければ背骨が固い可能性があります。

② 呼吸を繰り返しながら背骨1つずつゆっくりと床につけていきます

注意点：呼吸が止まっていないか、肩や頭が持ち上がっていないか、コントロールが効かずにバタンと降りてしまう。

これまでお話してきたように、日本人は姿勢をはじめとする身体に対しての誤解が多々ある印象です。

この誤解を解いて身体に対して正しい理解ができれば、日本人が本来持っている美しさを取り戻せるのではないかと考えています。間違った方向へ頑張ることをまずやめることが日本人らしい美への第一歩です。

もちろん、鍛えることは素晴らしいことですし、私も否定するつもりはありません。しかし、身体の土台が整っていないままに鍛えることを頑張ってしまう方が多いのです。その結果、思うようなボディラインにならなかった、身体のどこかを痛めてしまったというケースが多くあります。いろんなスポーツにルールがあるように、身体を変えるためにも身体のルールがありますので、それに則って意味ある運動にしていきましょう。

ここからは多くの日本人が抱える身体の悩みに対して反り腰改善と結びつけて具体的に述べていきます。

# 第2章

# 腹筋を
# やめたら
# くびれ美人になる

くびれづくりに大事なことは反り腰からくる内臓下垂の改善です。

これを改善しなければどれだけ腹筋を頑張ってもお腹は締まりません。お腹を鍛える前に使える姿勢を取り戻しましょう。

本書では先にくびれづくりに必要なエクササイズをご紹介しています。

まずエクササイズから実践されるならばそのまま読み進めてください。

エクササイズの背景や目的、お腹周りの知識を得てからエクササイズしたい方は71頁から読み進めていただいた後、エクササイズを実施していただければと思います。

## お腹の表面をストレッチ

日本人の定番とも言える上体起こしのような腹筋運動で鍛えられるのは腹直筋というお腹の表面にある筋肉。固くなると内臓が上に上がるのを邪魔してきます。

まずは腹直筋の柔軟性をあげて内臓が上がれるスペースを確保しましょう。

## 胸椎エクステンション（図表30）

① ストレッチポールのような高さのあるものを用意し、肩甲骨の下に当たるようにセットしましょう。

〔図表30　胸椎エクステンション〕

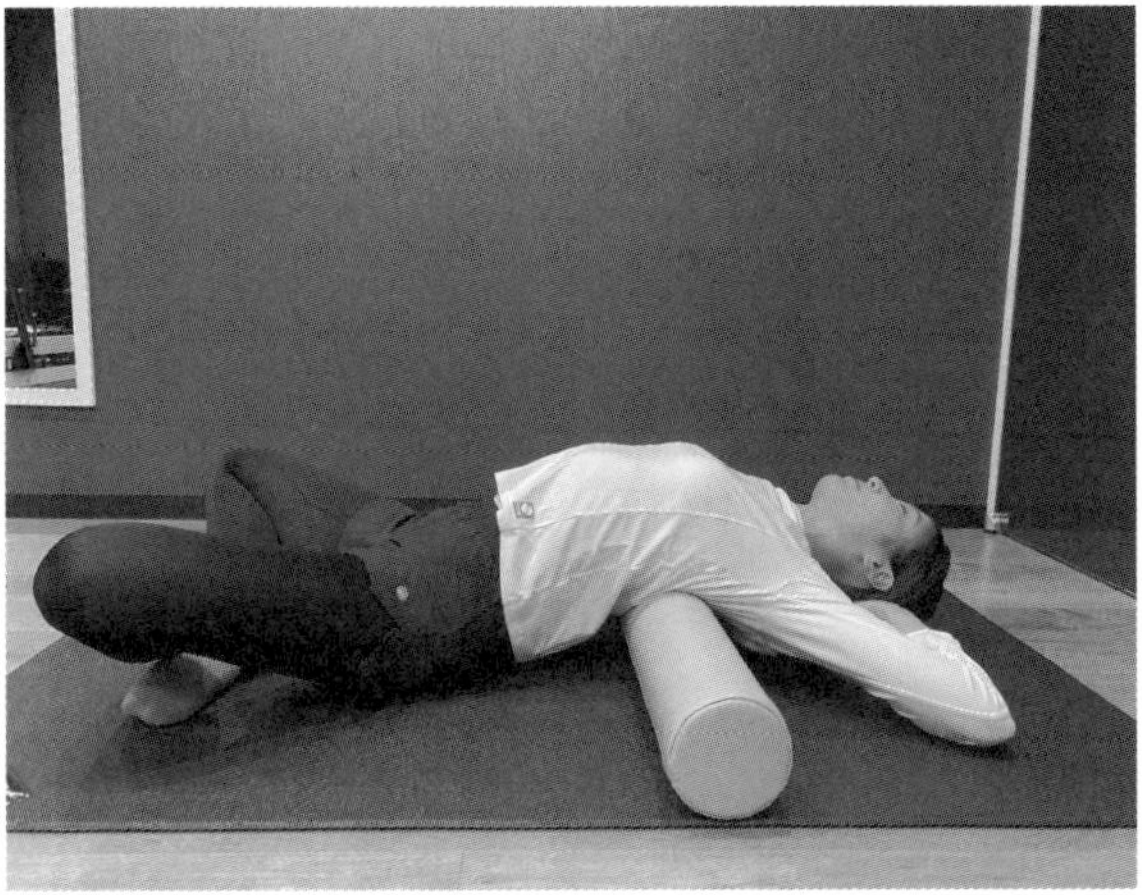

②　あぐらをかき、頭を手で抱えて後ろに反るように伸びます。
③　30秒から60秒呼吸を繰り返しましょう。
※顎が上がりすぎていないかチェックしましょう。
お尻が浮いたり、腰が過剰に沿っていないか注意しましょう。その場合は頭の下にクッションなどを入れて反る角度を少し減らしてください。

**反り腰筋のストレッチ**

反り腰をつくる二大筋肉は背中の広背筋と太ももの前側の大腿四頭筋です（※80頁参照）。

腰が反っているというよりもこの筋肉

〔図表31　広背筋のストレッチ①〕

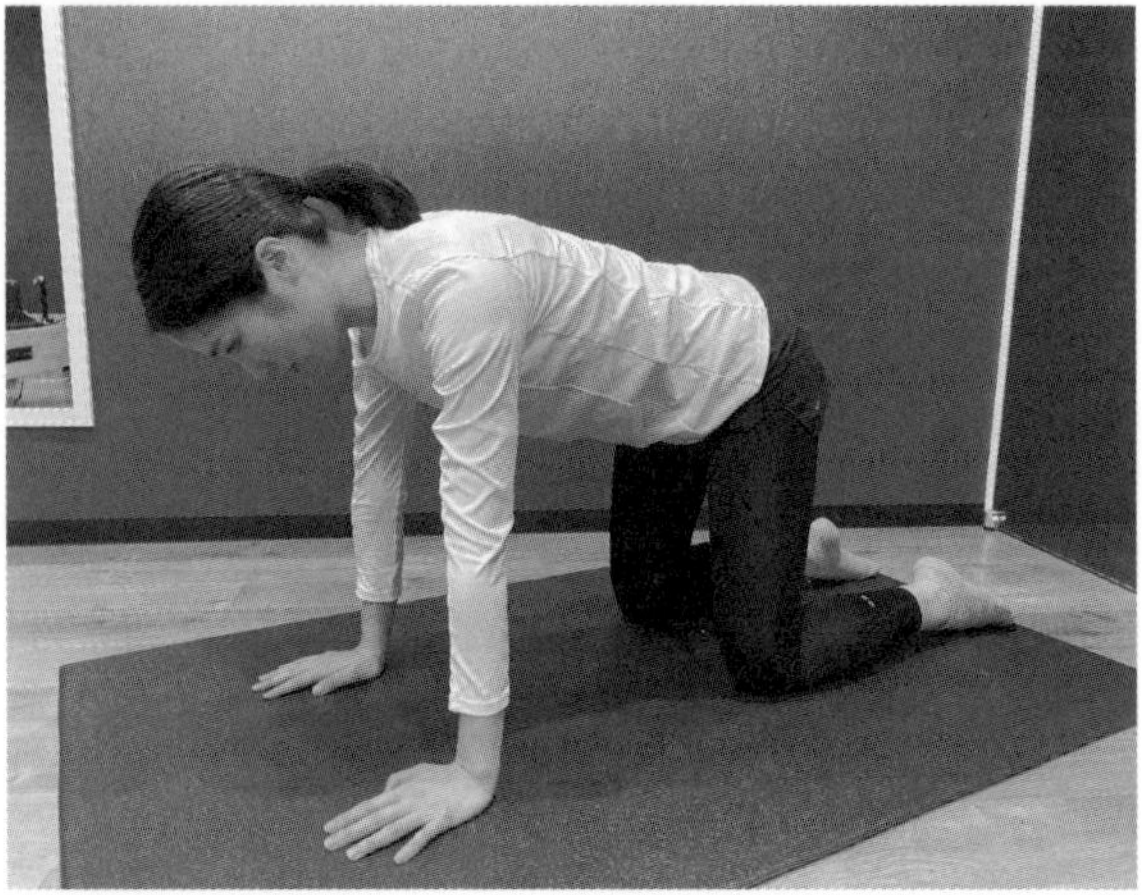

〔図表32　広背筋のストレッチ②〕

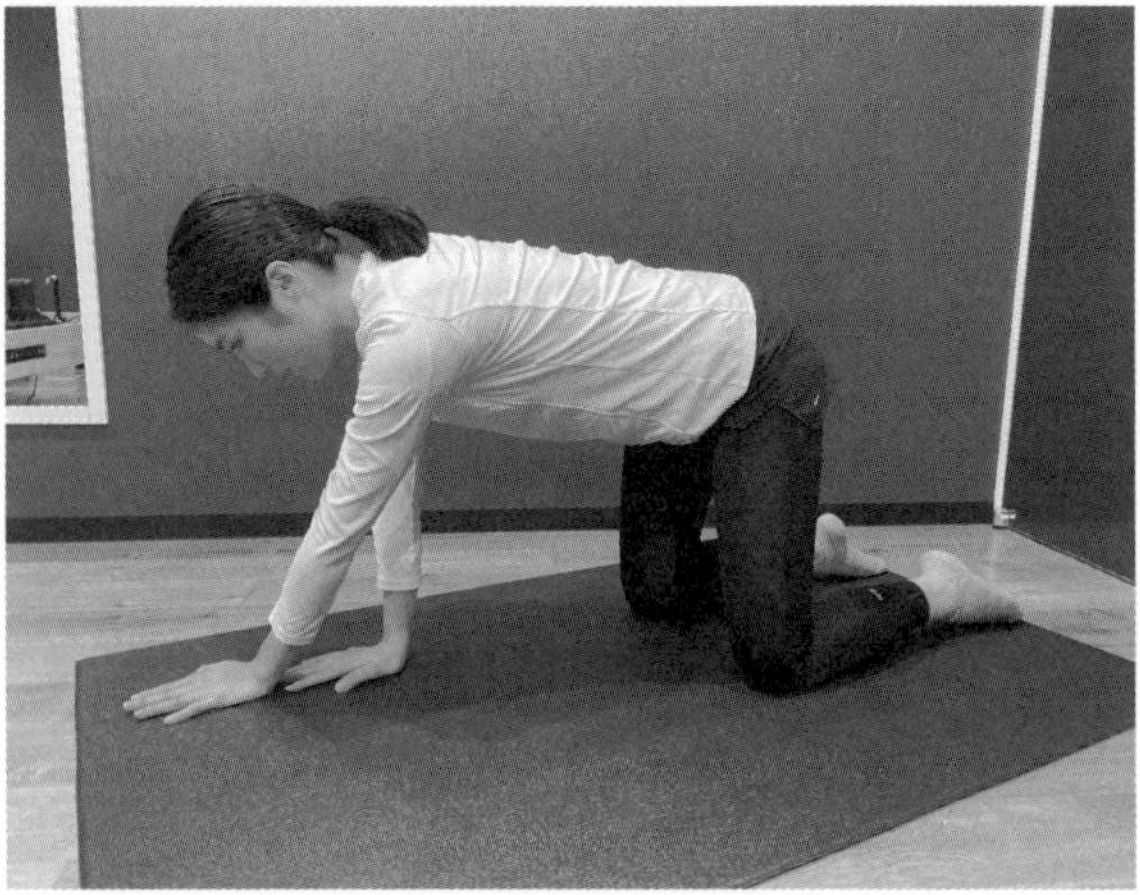

〔図表33　広背筋のストレッチ③〕

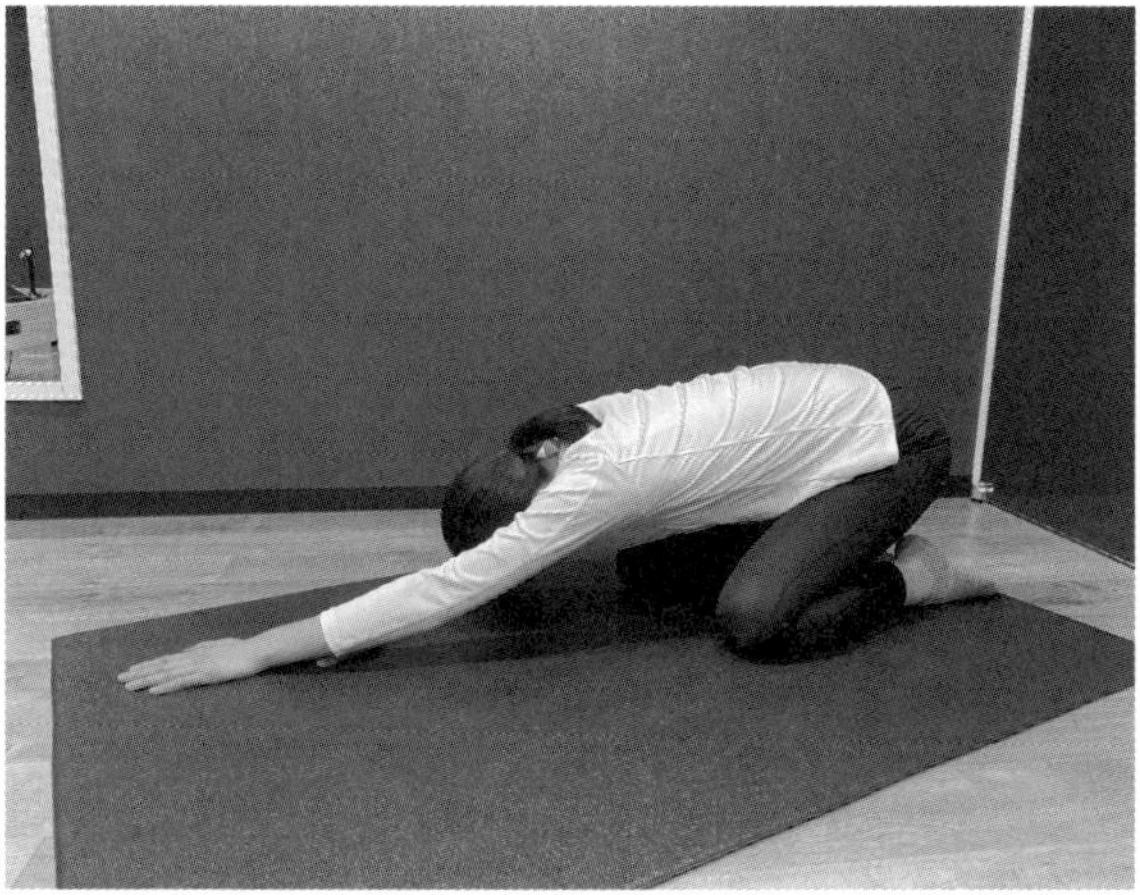

たちの硬さで反らされていると言えます。

反り腰筋をストレッチした後に緊張した腰回りの筋肉も整えましょう。

**広背筋のストレッチ（図表31、32、33）**

①　四つ這いになり、肩の真下に手首、股関節の真下に膝が来るようにセットします。

②　片手をもう一方の手の前につき、お尻を後ろに引いていきましょう。このときに脇下あたりに伸びを感じます。

③　30秒から60秒呼吸を繰り返します。

※顎が上がっていないか、腰が反っていないか確認しましょう。

※伸ばしている腕のほうへ胸をひらくことでよりストレッチを感じられます。

〔図表34　大腿四頭筋のストレッチ①〕

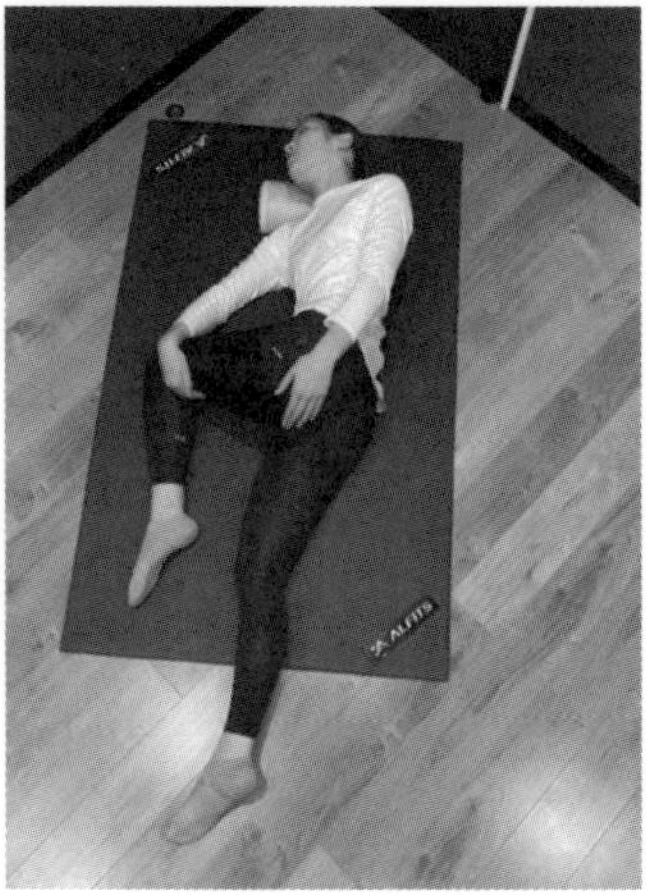

〔図表35　大腿四頭筋のストレッチ②〕

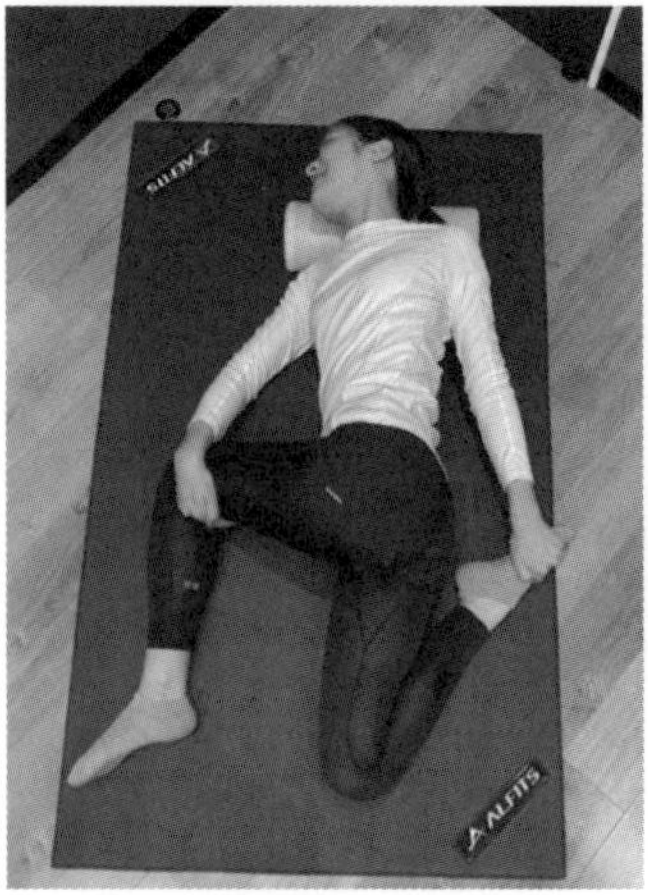

**大腿四頭筋のストレッチ（図表34、35）**

① 横向きに寝て上側の脚を前に出し下側の腕で抱えます。

② 下側の足首を上側の腕で持ちかかとをお尻につけます（苦しい方はつかなくても大丈夫です）。

③ 脚の付け根から後ろに引いて太ももの前側にストレッチを感じます。

④ 30秒から60秒呼吸を繰り返します。

※極力上側の脚を深く抱え、腰は丸めながらストレッチを行いましょう。

**脊柱起立筋群のストレッチ（図表36、37）**

① 仰向けで両膝を抱えます。

② 抱えた両膝を前後に小さく揺らします。

〔図表36　脊柱起立筋群のストレッチ①〕

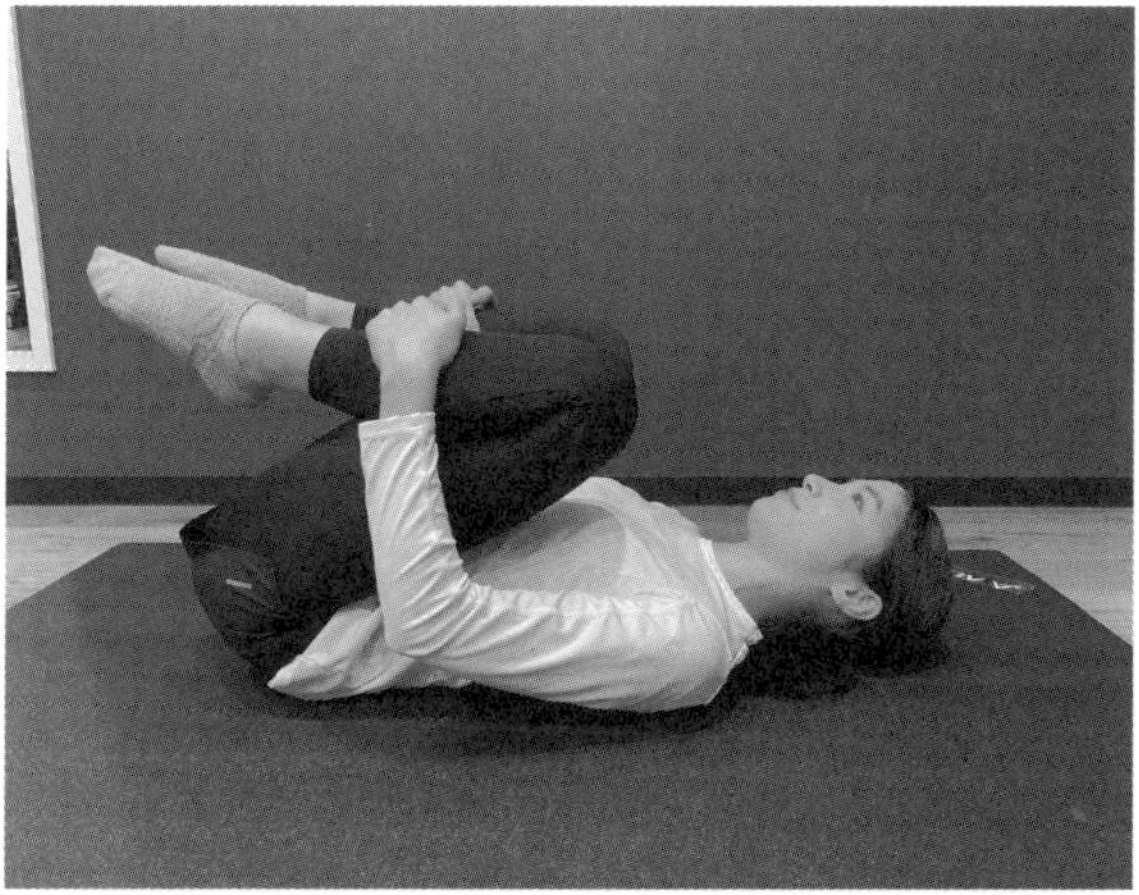

〔図表37　脊柱起立筋群のストレッチ②〕

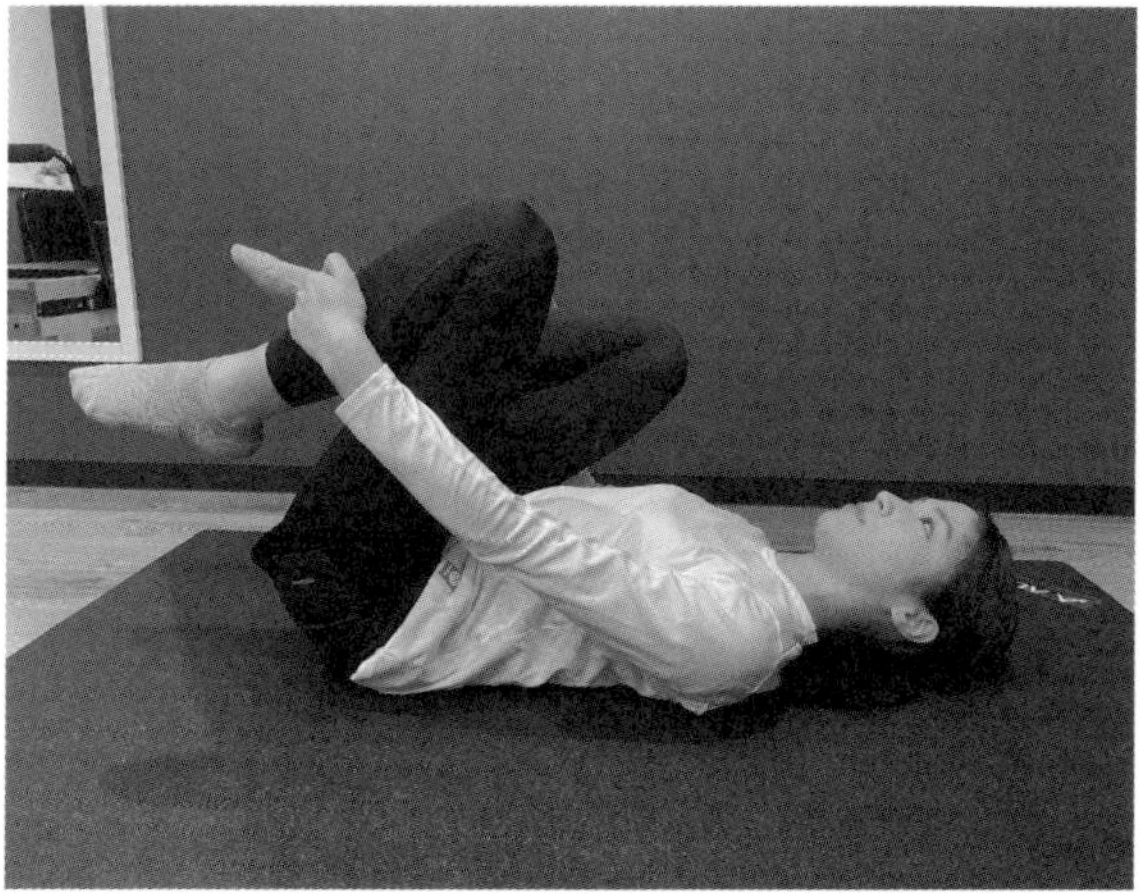

③　膝の位置はみぞおちの上、おへその上、脚のつけ根の上と少しずつ場所を変えながら揺らしてください。
④　3つの箇所を20秒ずつ揺らしてみましょう。
※脚は脱力させて腕の動きで揺らしてください。

**お腹のインナーマッスルを活性化**

内臓を引き上げてくれる筋肉は腹横筋と内腹斜筋という深層にある筋肉です。

この筋肉は息を吐くことで働く筋肉なので、呼吸が決め手になります。

反り腰で離れてしまっている肋骨と骨盤を近づけながら細く長く息を吐き切りましょう。

**キャット（図表38、39）**

①　四つ這いになり、肩の真下に手首、股関節の真下に膝を置きます。
②　手の平で床を押しながら背骨を丸めて息を細く長く吐き切ります。このときに肋骨が中に締まるのを感じましょう。
③　吸うときも肋骨を極力中にしまったままで背中に空気が入るようにします。

〔図表38　キャット①〕

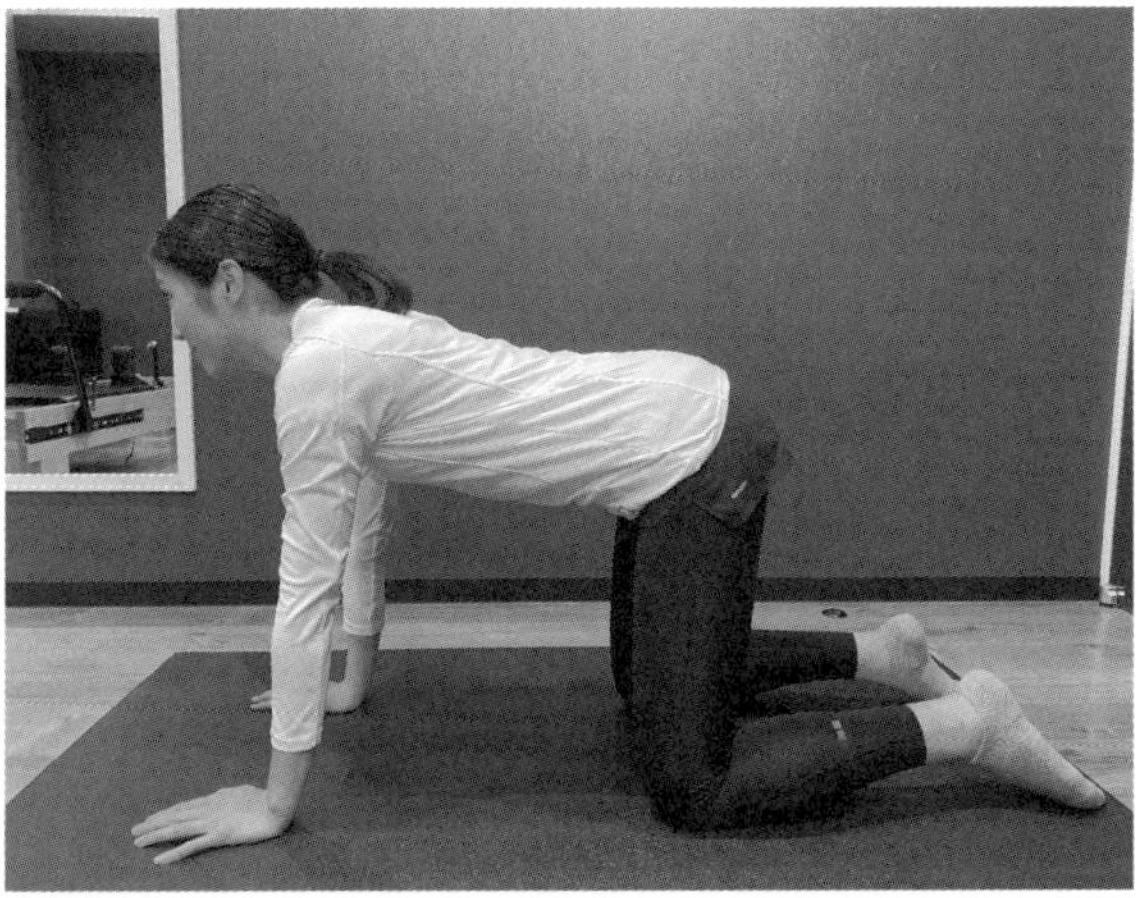

〔図表39　キャット②〕

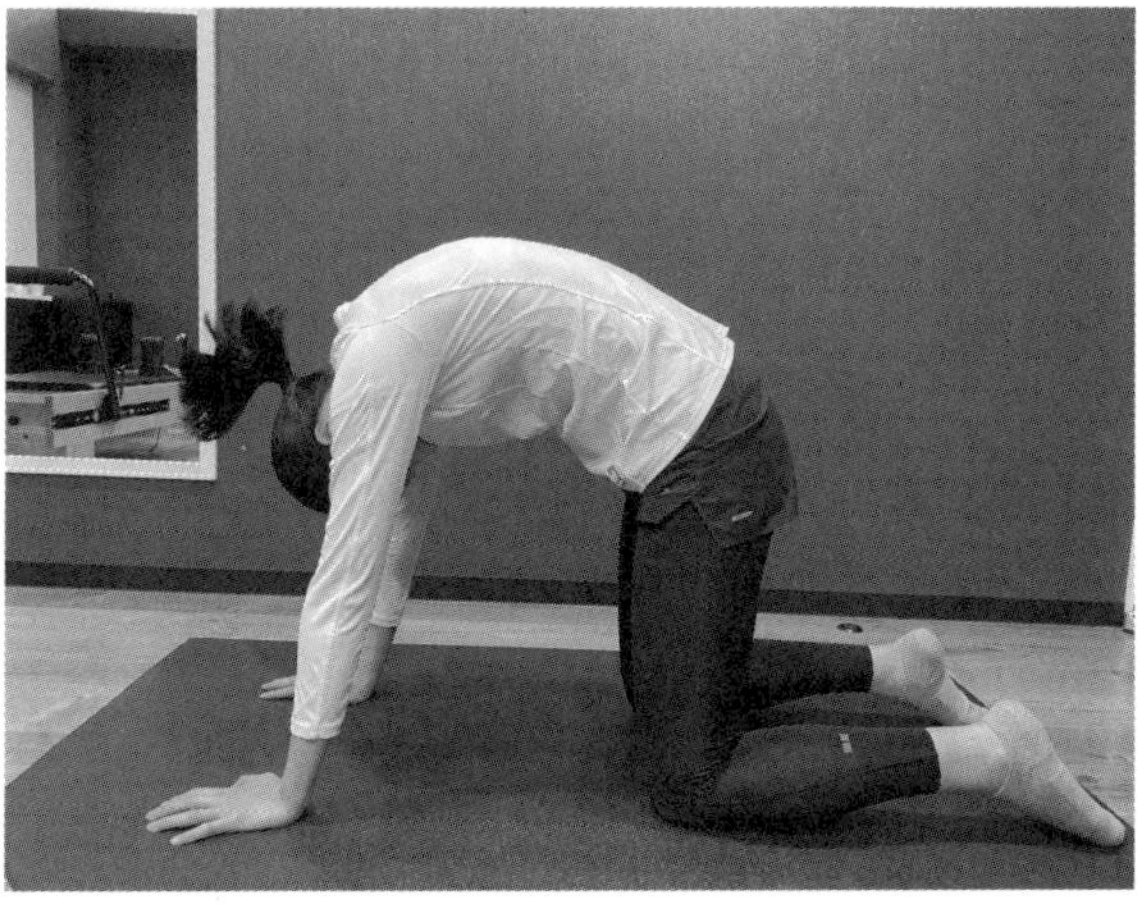

④　さらに息を吐いて肋骨を中に締めていきます。吸うときも先ほどと同じで、10回繰り返しましょう。
※肩に力が入りすぎないようにしましょう。吐くことが主のため、お腹を固めすぎないようにしましょう。

**カールアップ（図表40、41）**

①　仰向けに寝て手で頭を抱えます。肘は横に開きましょう。
②　肘と顔のラインを平行に保ったまま（首を長くしたまま）肋骨を支点に肩甲骨を床から離します。
③　そのまま息を吐き切りましょう。
※首が先行して上がるのを防ぐために、頭を手に押しつけたままで身体を起こしましょう。みぞおちの後ろ側を床に押しつけて息を吐きましょう。

**背骨を縦に伸ばす**

呼吸でお腹のインナーマッスルを活性化したら、背骨を縦に伸ばすことで内臓の位置を引き上げます。

〔図表40　カールアップ①〕

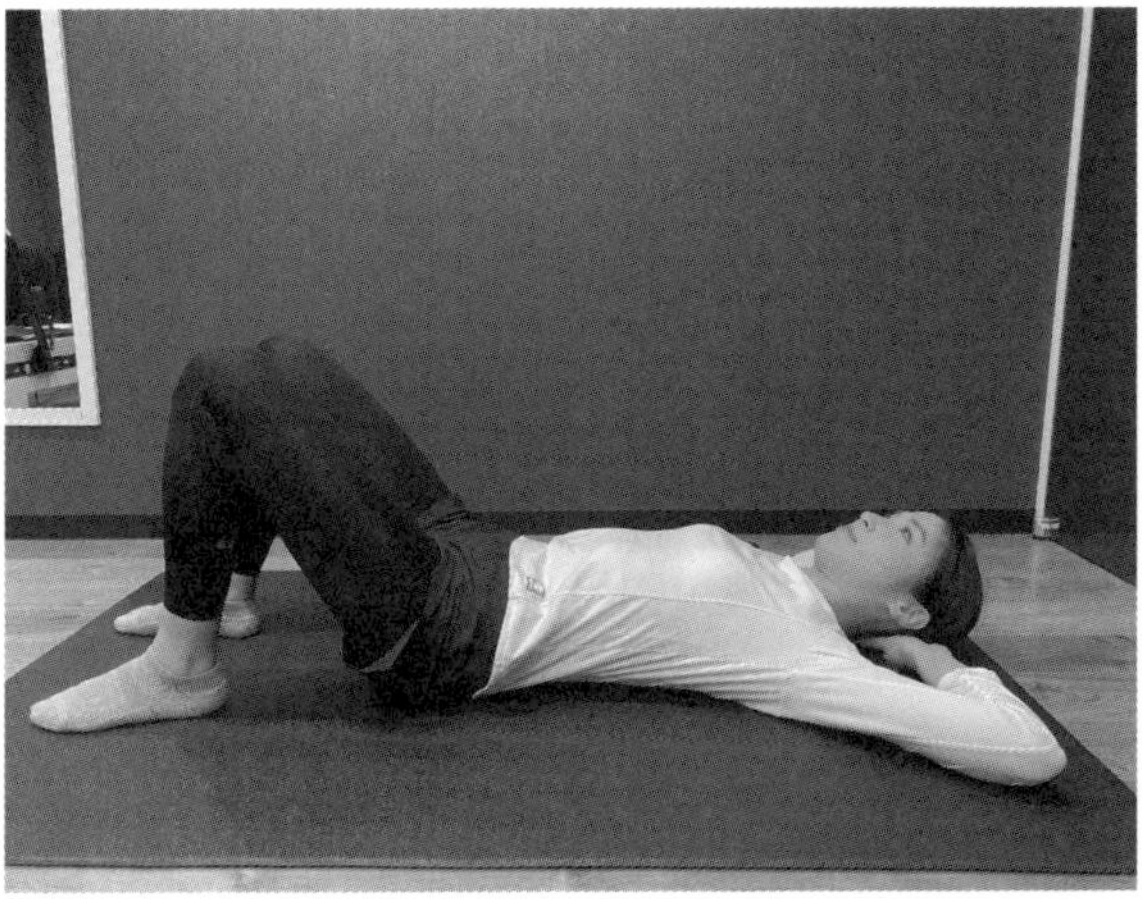

〔図表41　カールアップ②〕

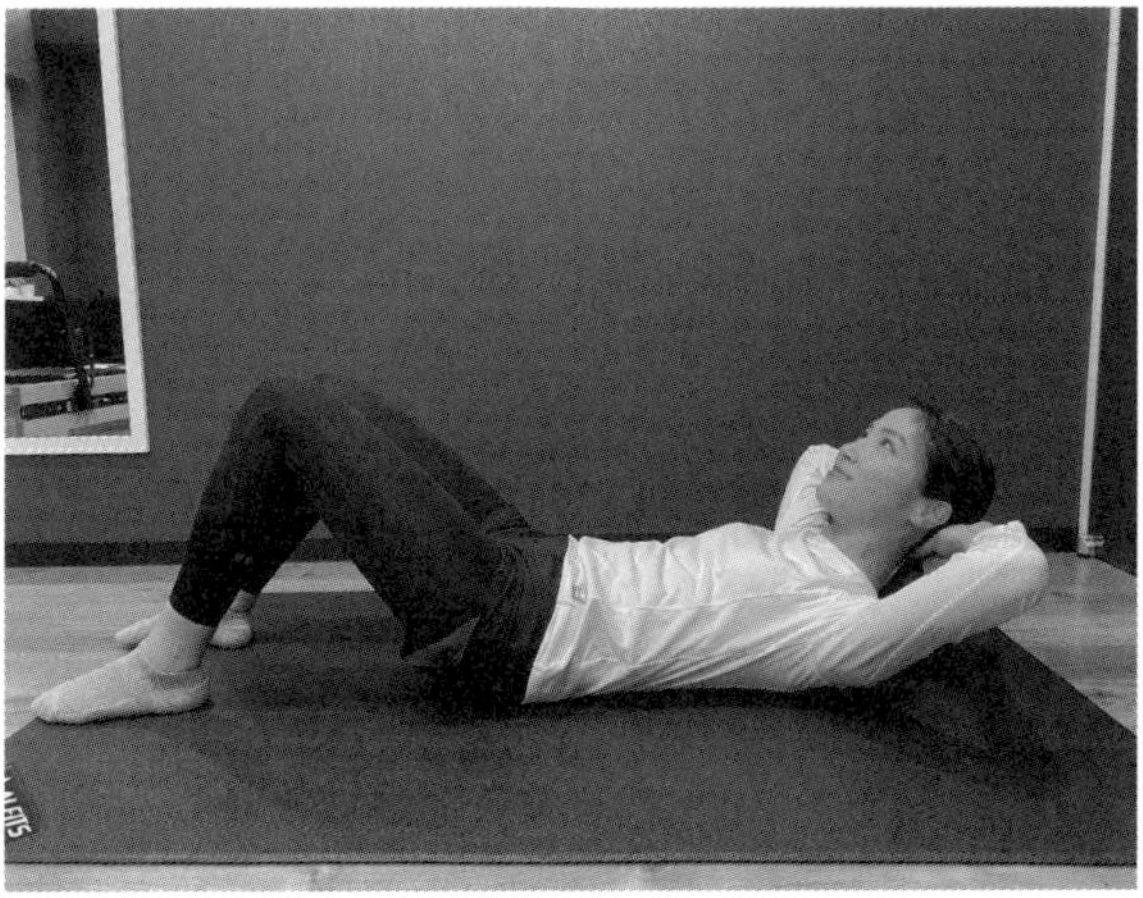

〔図表42　オブリークリーチ①〕

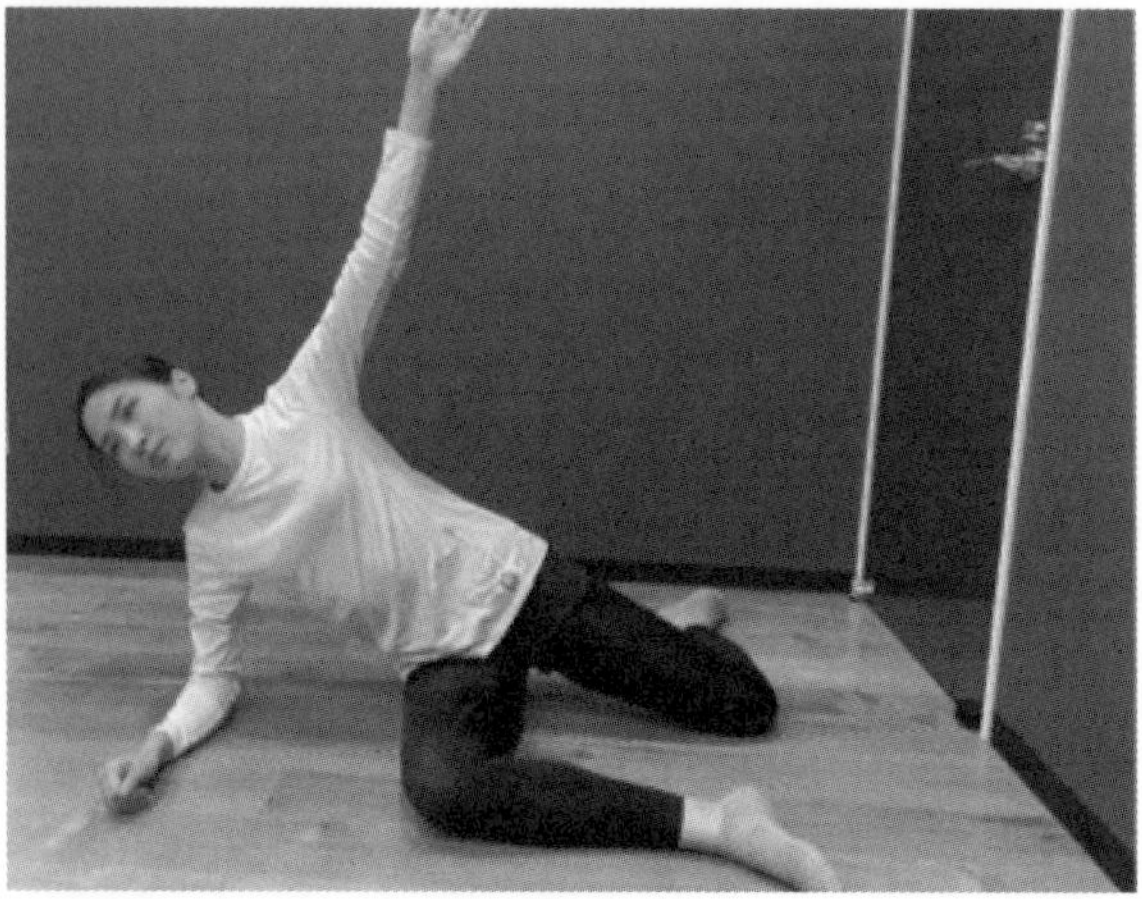

〔図表43　オブリークリーチ②〕

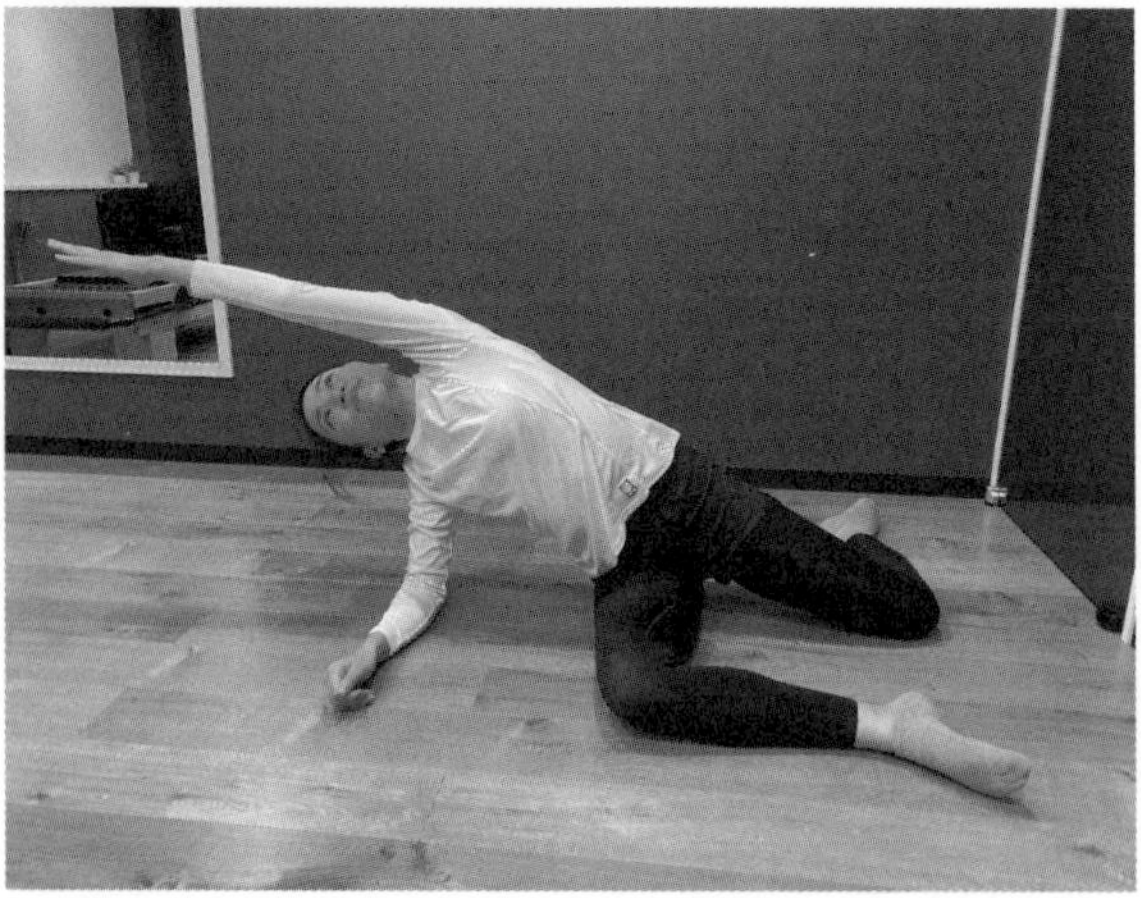

肋骨の伸び縮みを感じながら動いてみましょう。

**オブリークリーチ（図表42、43）**

①　横向きになり、脚を前後90度にセットします（卍のような形）。片肘を肩の真下から拳１つ前方につきます。

②　反対の腕を頭上に向かって伸ばします。伸ばしてから、肘を肋骨に引きつける動作を繰り返します。

③　呼吸を繰り返しながら片方10回ずつ行いましょう。

※腕の動きだけではなく、肋骨の左右の動き（伸び縮み）を意識して行いましょう。

ここからは、くびれを手に入れるための大切なポイントを解説していきます。

# 日本人のお腹が締まらない理由

## お腹を締めたいという目的に対して実施する腹筋がずれている

身体の部位で気になるところはどこ？　と聞かれると、圧倒的にお腹周りと答える方が多い印象です。

〔図表44　多くの人がやりがちな腹筋運動〕

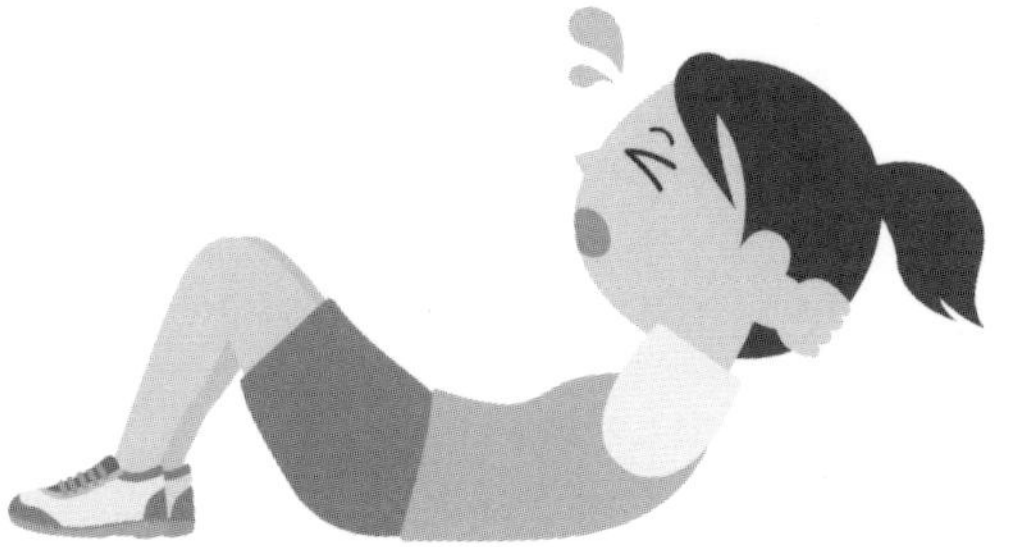

大前提として食生活面の改善は必須です。しかし、多くの方がそれにプラスして頑張る腹筋運動、ここの落とし穴にハマっている方が多いのです。

特に、食事改善をしてお腹周り全体的なシルエットは小さくなったけど、下腹部はまだポッコリ出てくる。

それとは別で、そんなに太っていないのにお腹だけポッコリしている、腹筋すると首や腰が痛い、そもそも腹筋頑張っているのにお腹が締まらない。

前記に当てはまる方は反り腰が原因かもしれません。

そして、腹筋という考え方自体に誤解があるのかもしれません。

腹筋運動と言われるとどんな運動をイメー

〔図表45　腹直筋のはたらき〕

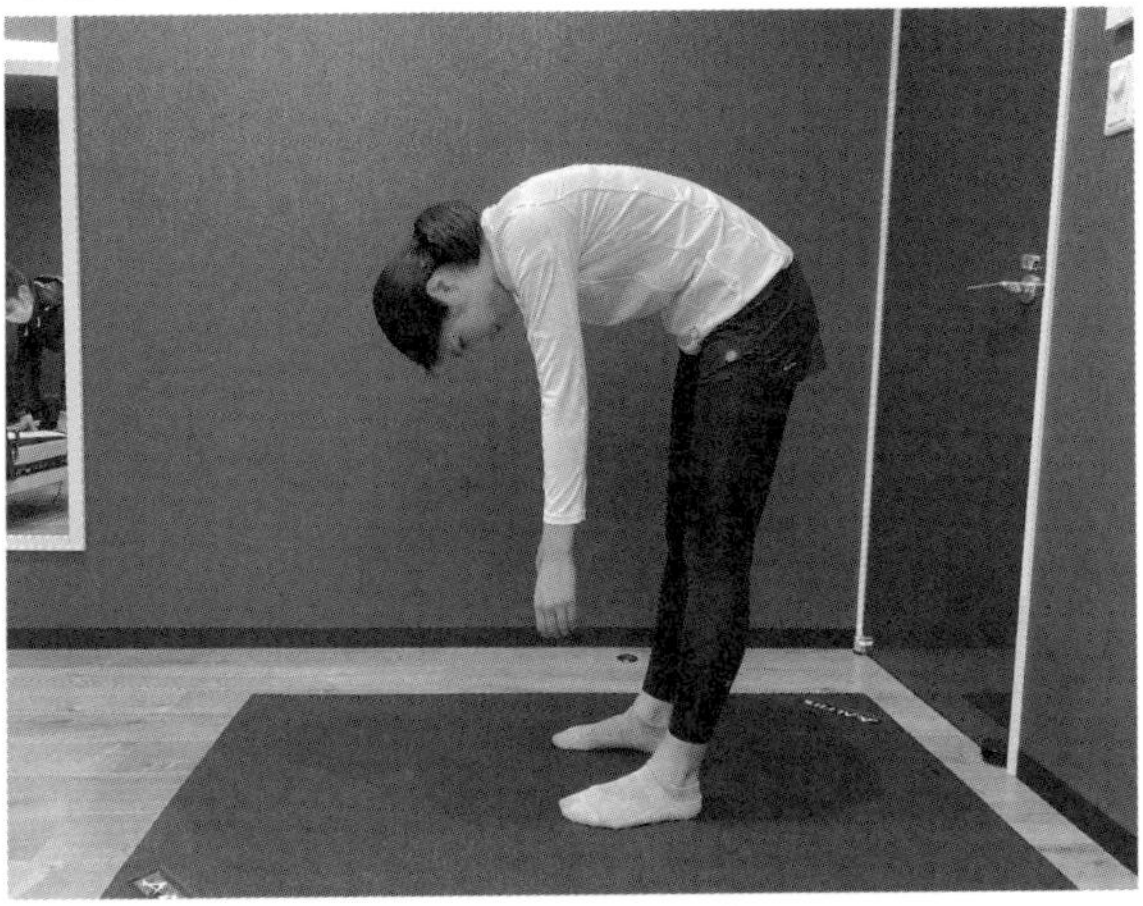

〔図表46　腹直筋〕

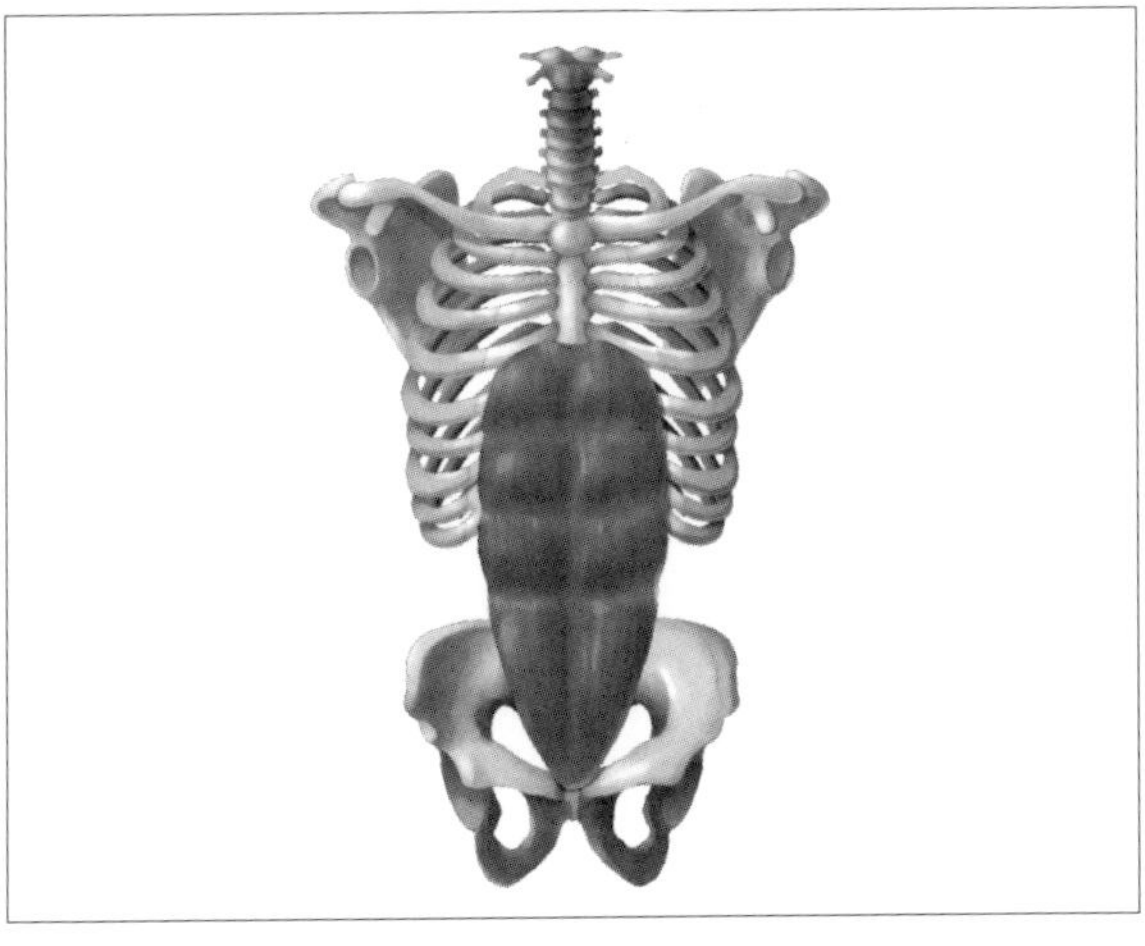

ジされますか？

おそらく、多くの方は学生時代の体力測定でやったような仰向けからの上体起こし運動をイメージするのではないでしょうか？　学生時代の部活でやったアレです（図表44）。

もちろん、腹筋運動には間違いないのですが、お腹を引き締める、くびれをつくるという観点では別物です。お腹を締めるという目的とその方法が合っていないのです。

上体起こしや脚上げで使っている筋肉は腹直筋というお腹のもっとも表面にある筋肉です。

腹直筋は肋骨から骨盤に縦に伸びる筋肉で、背中を丸めるような動きに使われます。身体の表面にある筋肉はアウターマッスルと呼ばれ、動作を起こす筋肉でしたね。これが縮むと背中が丸まる動きが生まれます（図表45、46）。

しかし、お腹を直接的に締める方向に筋肉はついていません。

**下垂した内臓を元の位置に戻すことが先決**

まず、お腹の構造を再確認しましょう。お腹周りには腰椎という背骨の一部以外何もありません。

肺の周りは胸郭に囲まれていますが、お腹は空洞です。

〔図表47　横隔膜を境目とした胸腔・腹腔〕

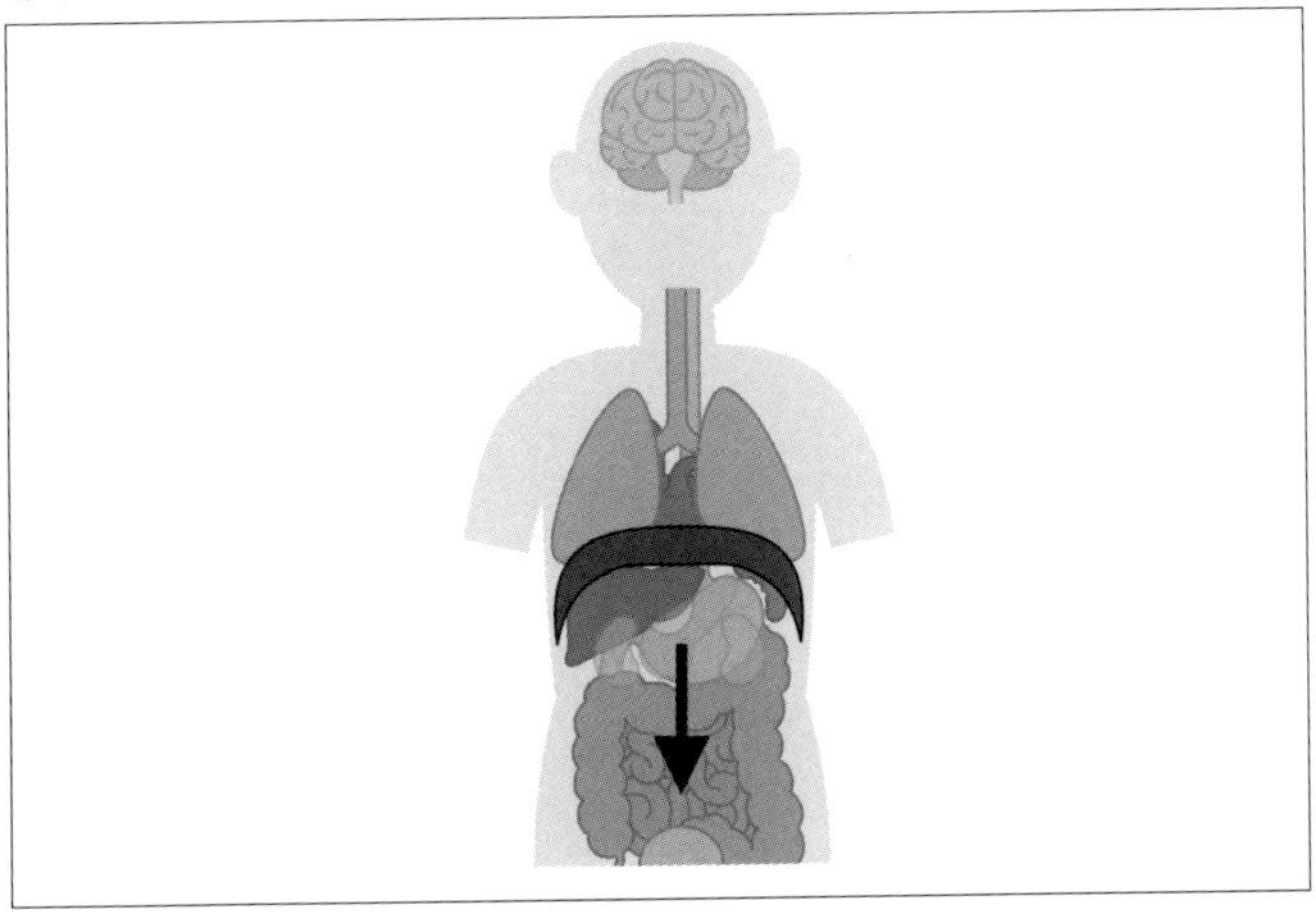

そこに内臓があり、骨ではなく筋肉で囲まれています。

その天井には横隔膜が仕切りのように存在しており、横隔膜より上が胸腔、下が腹腔と呼ばれています（図表47）。

大前提お腹周りはとても不安定で、内臓の位置もお腹周りの筋肉に影響されます。

反り腰になってしまっている方はお腹が引き伸ばされ、内臓下垂が起こって内臓の位置が下がります。

その結果お腹がぽっこり出てくるのです。先ほどの腹直筋は内臓の位置をあげる力を持っていません。

むしろ腹直筋の柔軟性がなければ、下垂した内臓が上に戻るスペースを確保できないため、お腹は締まりにくいままになります。

特に、1章でご案内した骨盤を前に突き出した反り腰になっている方は頭が前に出て腹直筋の上部が固まってしまっています。

それにもかかわらず、日本人は昔からの腹筋のイメージのままトレーニングしてしまうことが多いのです。

## 腹直筋の硬さが内臓引き上げを邪魔する

その腹筋以前に重要なのは、内臓の位置を正しい位置に戻すことです。雑誌のモデルさんが腕をあげている写真が多い秘密の1つはここにあります（図表48）。

図表48のように、身体を縦に伸ばすことによって背骨を引き上げ、内臓の位置をあげているのです。

内臓が上がることによって下腹部の容積が減り、腹部が引き締まって見えているのです。丸める腹筋ばかりしていると縦に伸びるということが難しくなるため、寸胴なお腹になりやすいのです。

女性の方でくびれができずにお悩みの方は、定番の腹筋を頑張りすぎているというケースが多々あります。したがって、一旦定番の腹筋はやめるべきで、ストレッチが必要です。

〔図表48　背骨の引き上げ動作〕

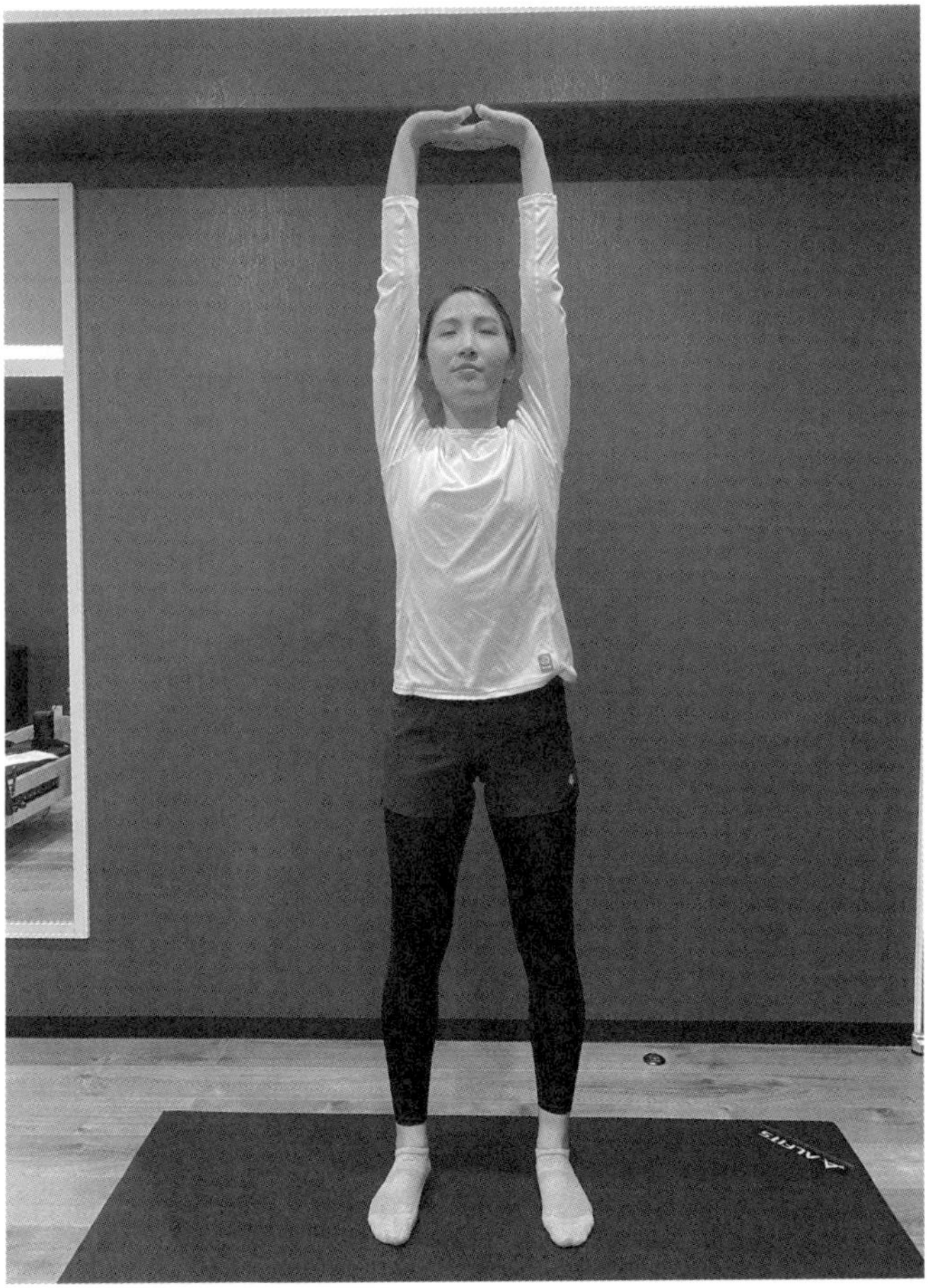

## 呼吸の改善だけでお腹は締まる

### お腹を引き締めるのは腹横筋、内腹斜筋

お腹を引き締めるために、言い換えると内臓の位置をもとに戻すために使いたいのは腹横筋と内腹斜筋です。

コルセットのようにお腹を引き締める方向に筋肉が走っており、内臓の位置を引き上げます。

お腹の筋肉は層になっており、深層にある筋肉です。

表面から先ほどの腹直筋、外腹斜筋、内腹斜筋、腹横筋という並びになっています（図表49）。1章の通り、多くの現代人は表面の筋肉（アウターマッスル）を使い過ぎて深層の筋肉（インナーマッスル）は使えていないということで、腹直筋、腹斜筋が固まっていて、腹横筋と内腹斜筋が使えていないといえます。

つまり、腹直筋や外腹斜筋はストレッチが必要です。

腹横筋、内腹斜筋が縮んで内臓が上に押し上げられたとき、そこに収まるスペースが必要です。そのスペースに必要なことは横隔膜の伸びです。

〔図表49　腹筋郡〕

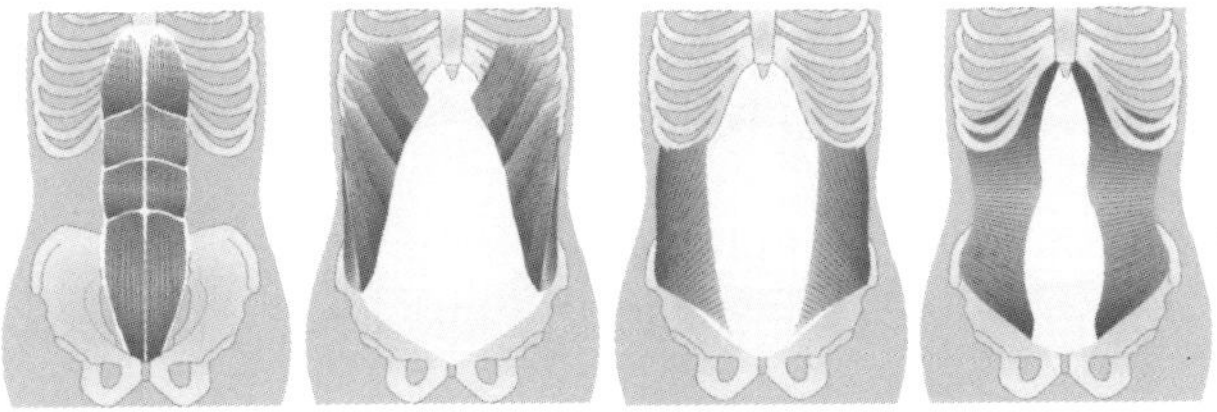


横隔膜といえば、１章でご説明したとおり呼吸の筋肉でした。つまり、最大限の呼吸をすることこそが内臓の位置を整え、お腹のラインを美しくするための絶対条件なのです。

## まずは反り腰筋をストレッチしよう

そもそも反り腰になってしまうと、骨盤は前に倒れて、肋骨が前にぱかっと開きます。

腹横筋と内腹斜筋は肋骨と骨盤についている筋肉のため、引き伸ばされて力を発揮することはできません。

本来は肋骨と骨盤は平行に向き合っており、横隔膜が縮んで下に下がることでお腹の圧力が高まります。

しかし、反り腰では肋骨と骨盤が向き合えていないため、腹圧が抜けてしまいます。

〔図表50　広背筋〕

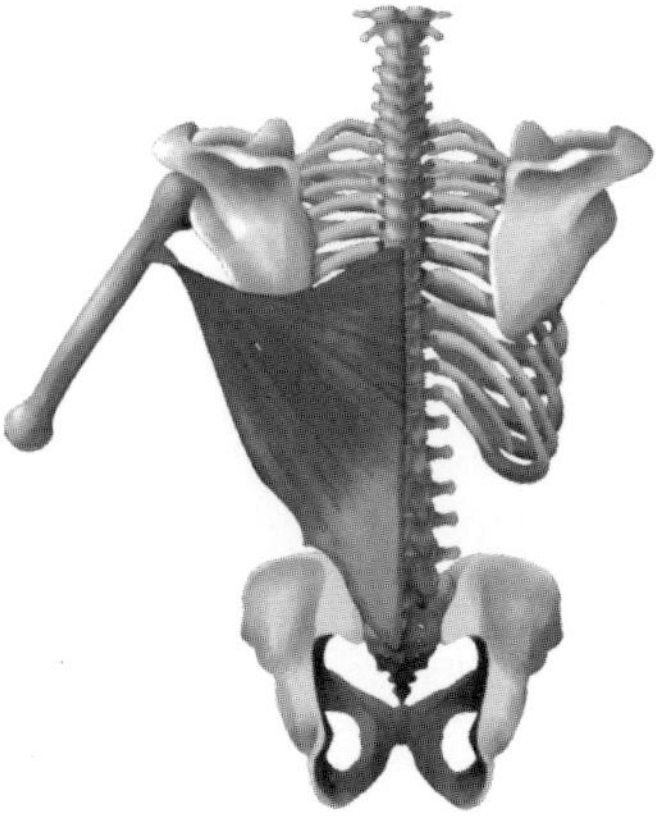

〔図表51　大腿四頭筋〕

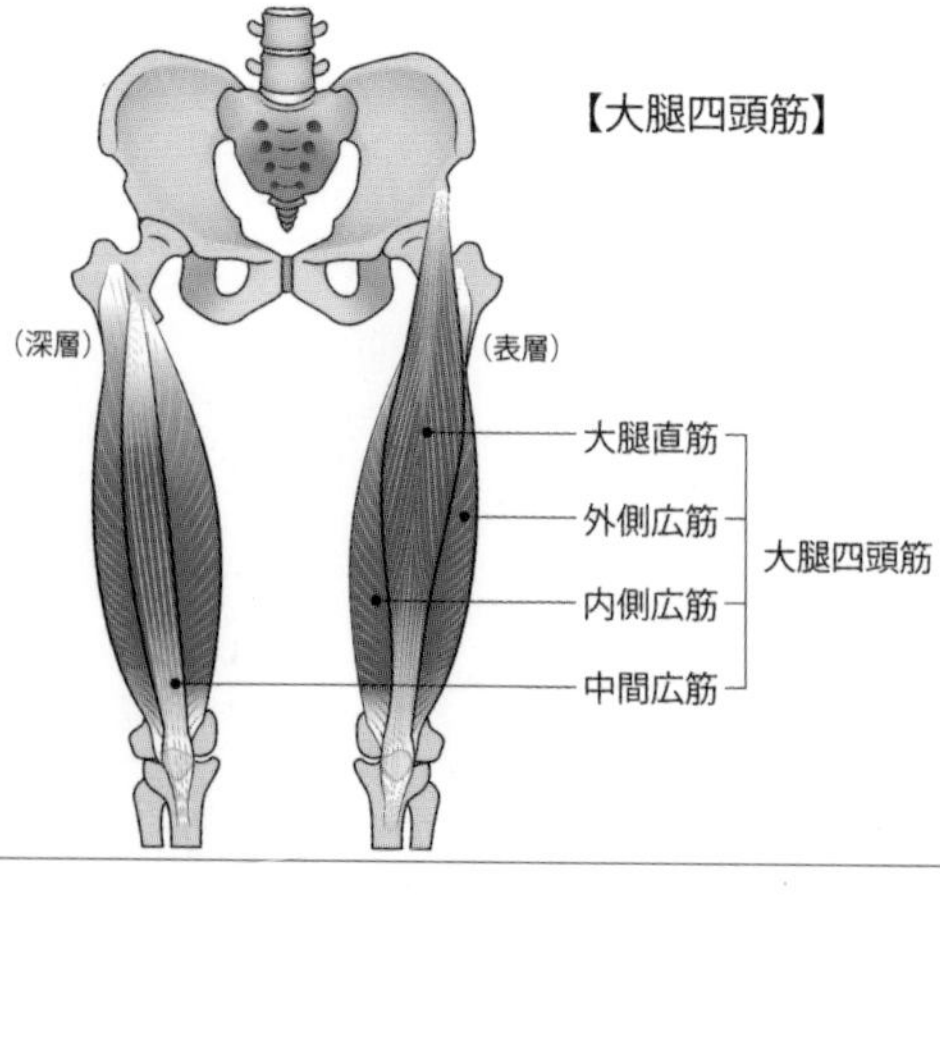

したがって、まずやるべきは肋骨と骨盤の距離を正しい位置に戻すこと。それでこそお腹のインナーマッスルが働く姿勢を取り戻すことができます。

固まった肋骨と骨盤の柔軟性をあげ、腹横筋と内腹斜筋が動きやすい姿勢に整えましょう。

反り腰をつくる二大筋肉は太ももの前につく大腿四頭筋と背中の広背筋です（図表50、51）。

この筋肉たちのストレッチを行いましょう。

これらのストレッチだけでも、仰向けでの腰の浮きの改善を感じていただけます。

## 細く長く息を吐くことが腹横筋と内腹斜筋のトレーニングになる

肋骨と骨盤の位置を平行に取り戻すことができたら腹横筋と腹斜筋の出番です。

この筋肉たちは、息を吐くことで縮む筋肉です。ここで気をつけていただきたい点が一つあります。それは、細く長く吐くということです。

一気に吐いてしまうと表面のアウターマッスルが先に反応してしまい、インナーマッスルは働きません。

おすすめは、ストローをくわえて息を吐くことです。強制的に細く吐くことになります。

また、はじめの姿勢は和式トイレ座りをしたポジションが最も肋骨と骨盤の距離が近づくため、そこから息を吐けばより腹横筋や内腹斜筋の働きを出しやすくなります。

チャレンジできる方はご自身で肋骨と骨盤を近づけながら息を吐くことでより腹横筋と内腹斜筋の働きを促進します。

いつもやっていた腹筋運動とは全く異なる感覚ではないかと思います。

鍛えることよりもまずは内臓の位置を整えることにフォーカスしているため、やった感が薄くてもご安心ください。大事なのは肋骨と骨盤の距離を元に戻すことです。

## 肋骨の柔軟性をあげて横隔膜の伸びを確保しよう

お腹の圧力が高まったところで、横隔膜がついている肋骨を引き伸ばし、背骨を縦に伸ばしましょう。息を吐いたときに内臓が上がるスペースをしっかり確保します。

これらの動きをすることで、腰のうきや肋骨の出っ張りの改善、前後のお腹の締まり具合を感じていただけるはずです。

腹筋という腹筋はほぼしておりませんし、お腹が苦しい、明日は筋肉痛だという感覚も少ないと思います。

それがなくてもお腹の締まりは出せますし、インナーマッスルのエクササイズはそういうものなのだと捉えていただきたいです。

また、これらのエクササイズはこれからの章のお悩みすべての土台となります。これからのエクササイズの効果がより高まるためのものにもなりますので、先んじて実施することをおすすめします。

## 腹筋背筋をやめたら腰痛も改善する

お腹の誤解が解けると腰痛も改善することが多いです。

腰痛を訴える方がよく耳にするのは「腹筋と背筋を鍛えなさい」という言葉です。

これでも提案されるトレーニングは先ほどの腹直筋を使うような上体起こしや、うつ伏せで腰を反らせる運動です。

繰り返しますが、アウターマッスルは関節を動かす筋肉であり、安定させる筋肉ではありません。そもそも皆さん使いすぎですから、一旦やめてしまいましょう。

反り腰になっていると先ほどの通りインナーマッスルである腹横筋や内腹斜筋が抜けて、腰に負担がかかりやすい姿勢になっています。

そのままアウターマッスルのエクササイズをしてもお腹はしっかり使いにくく、腰にはより負担がかかってしまう可能性があります。

私たちはいつも重力とともに生きています。腹筋をしすぎると背中は丸くなる方向に動き、固まりやすくなります。

これに重力がのしかかるとより背中は丸まる方向に傾きますが、丸まって身体が前に傾くのをくいとめるために反対の背筋が常に緊張状態になってしまいます。

そうなれば腰は常に固まったままです。

言葉を変えると腹直筋も反り腰筋になりうるわけです。

使うべき筋肉はやはりお腹のインナーマッスルです。コルセットのように腰を安定させてくれます。背骨を丸めたり反らせたりの方向に働く筋肉は腰痛改善に必要ありません。

腰痛改善において、見直しが必須になることもやはり呼吸なのです。横隔膜が働きにくくなることで、代償として背中の筋肉を使って息を吸う癖がついてしまいます。1日約2万回している呼吸において、毎回背中の筋肉を使って身体が反ってしまえば、腰痛につながる可能性は大いに高まります。この約2万回の呼吸という名のトレーニングのエラーを改善することが必須です。

また、各関節の役割を考えると、腰は上の胸椎と下の股関節に挟まれています。胸椎と股関節は可動性が求められる関節であり、どちらかが正しい動きをしていない場合、腰に負担をかけてしまいます。つまり、胸椎や股関節を正しく動かすことが腰痛改善にもつながるのです。

# 第3章

# 肩甲骨を
# 寄せるのを
# **やめたら**
# **美背中になる**

背中が丸いから肩甲骨を寄せても猫背や巻き肩は改善しません。むしろ反り腰を悪化させることがあります。

巻き肩と反り腰もセットのようなものですので、第1章のエクササイズを実施した上で次の美背中をつくるエクササイズをしていただくとより効果的です。

エクササイズから始める場合はそのまま読み続けましょう。

猫背や巻き肩について知りたい、自分が巻き肩なのか確認してからエクササイズしたい方は99頁から読み進めていただいた後、エクササイズを実施していただければと思います。

## 反り腰&巻き肩改善エクササイズ

反り腰だけではなく、巻き肩もつくってしまう筋肉が広背筋です。

肩が前に入るから後ろに引く意識が強すぎると広背筋が緊張してしまう方が多いです。

広背筋の緊張を取り除きながら肩をあるべき位置に戻していきましょう。

### バタフライ（図表52、53、54、55）

① 仰向けになり、脚の角度が90度になるようにして、かかとをイスや台に乗せます。

〔図表52　バタフライ①〕

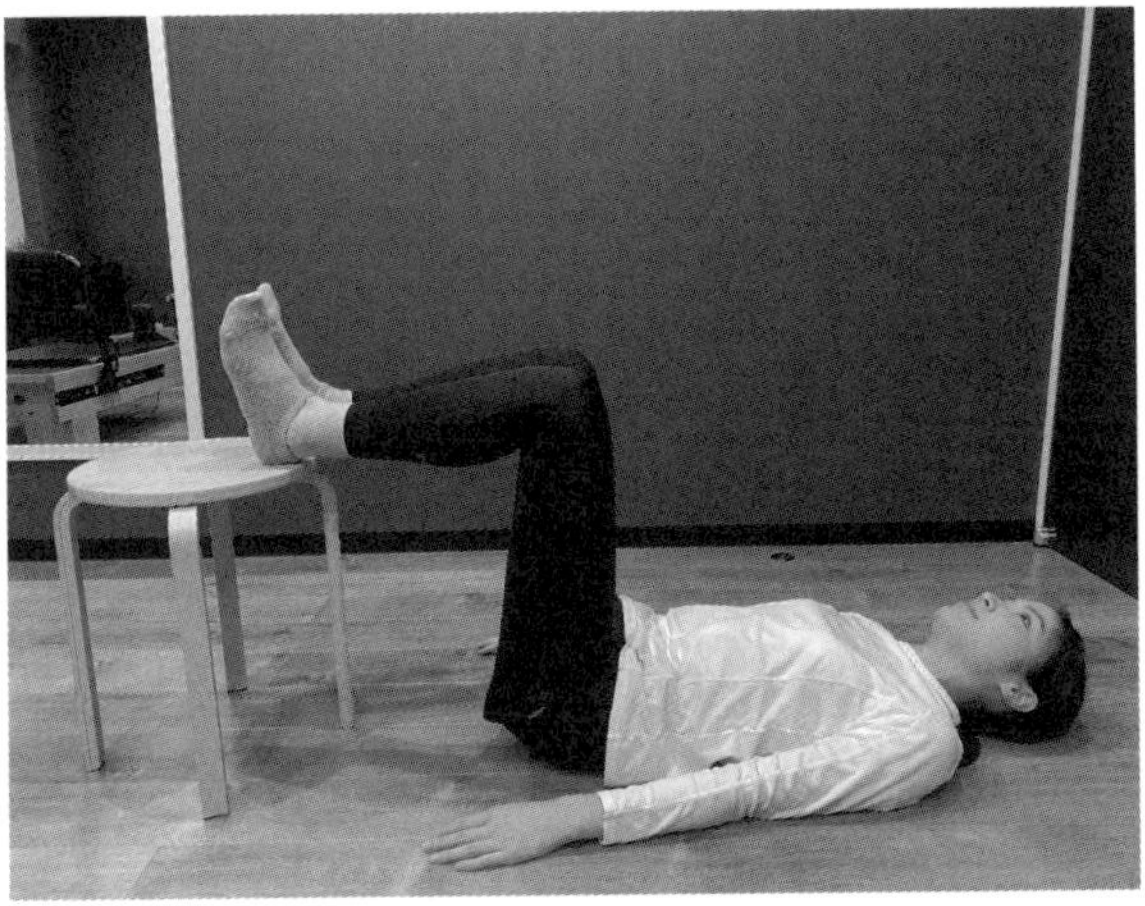

〔図表53　バタフライ②〕

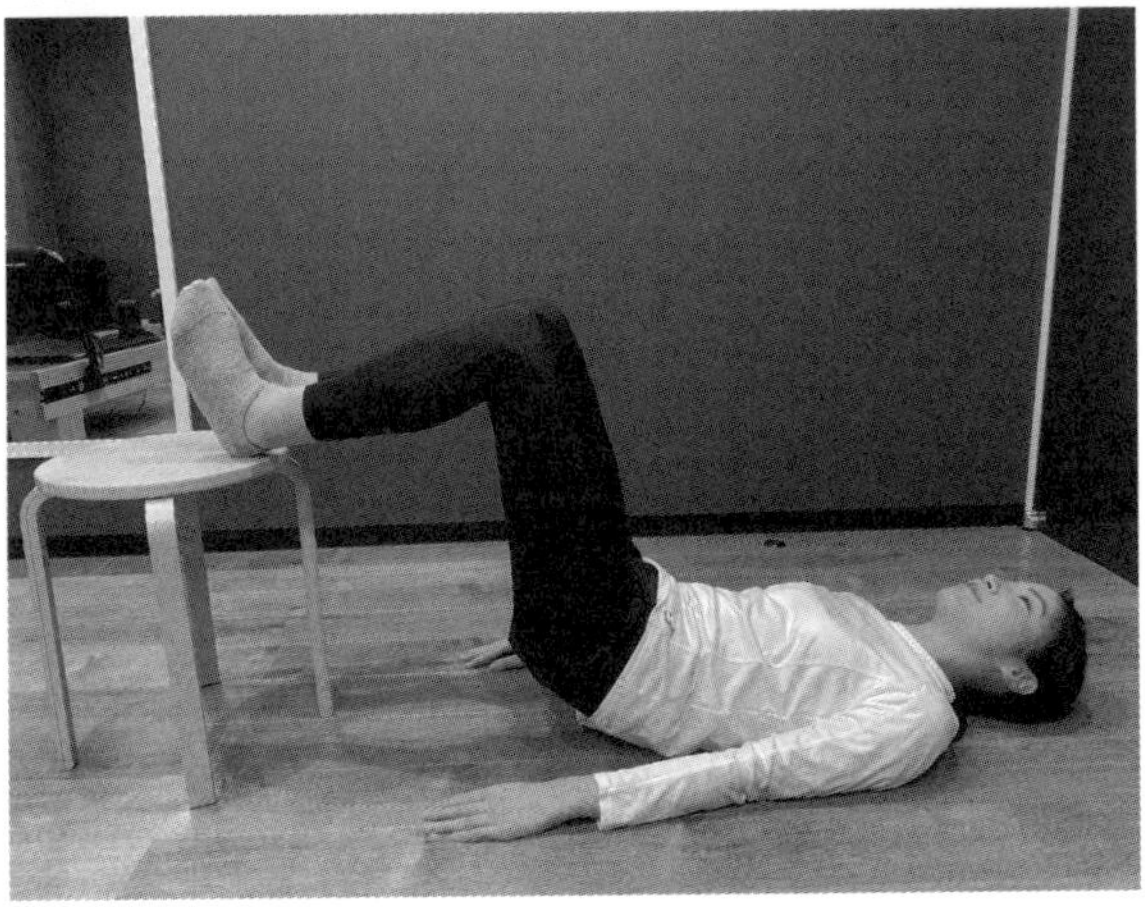

〔図表54　バタフライ③〕

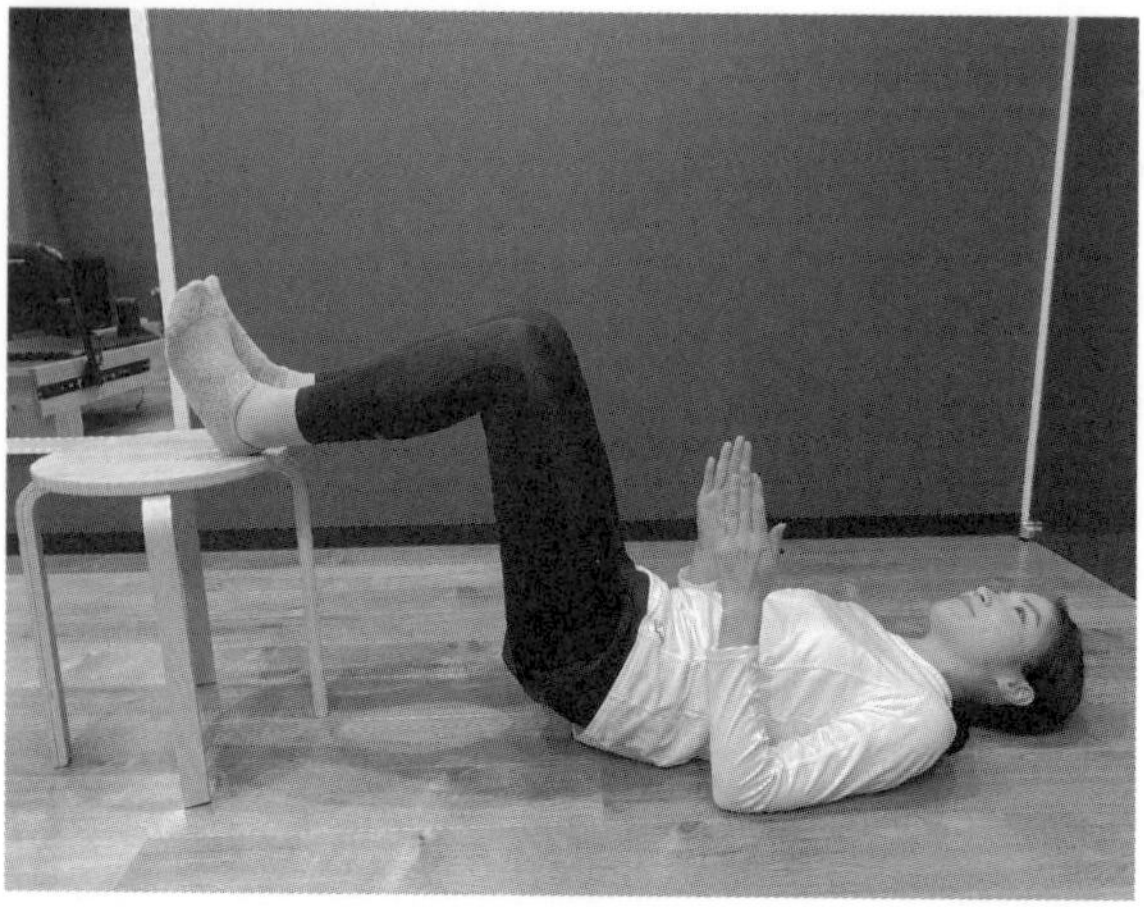

〔図表55　バタフライ④〕

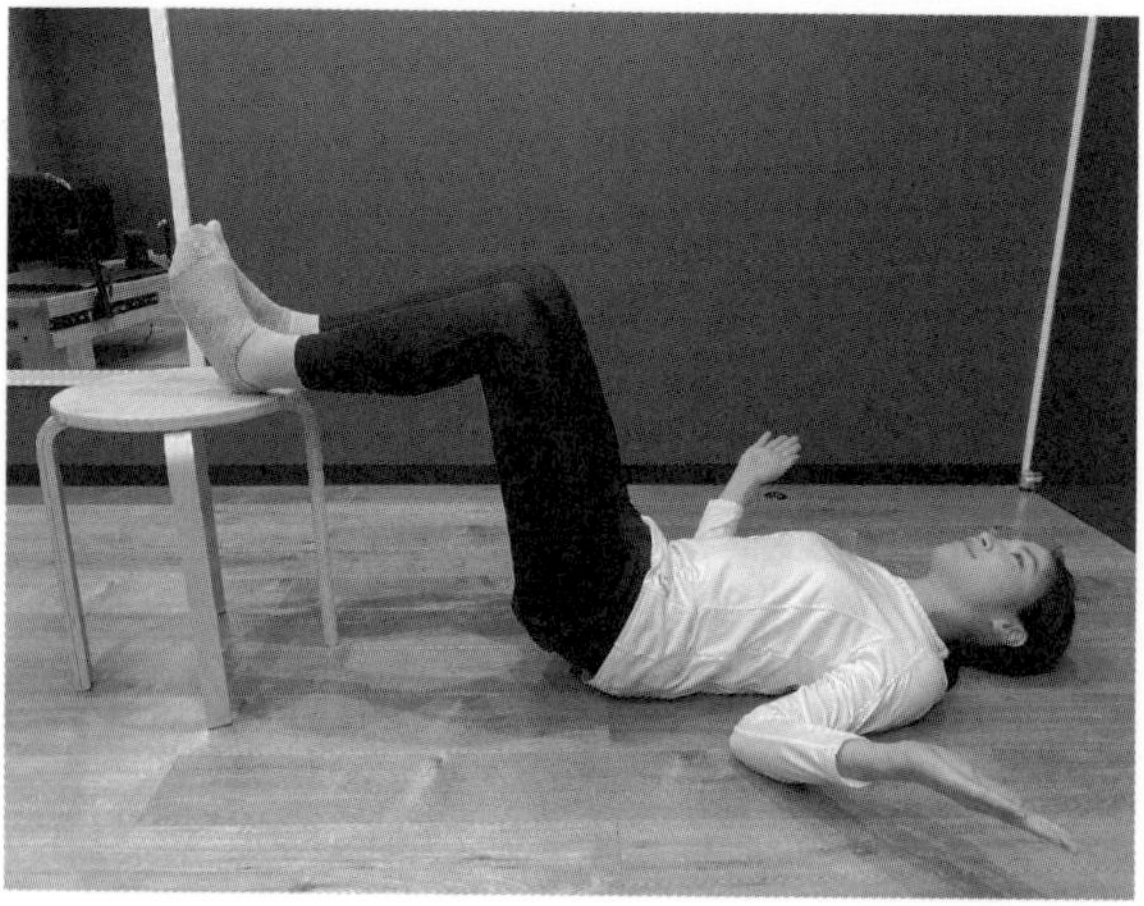

② かかとでイスや台を押すことで腰と床の隙間を埋めます。

③ 肘を90度に折り曲げたところから、外に向かって腕を開きます（手のひらが上を向くようにしましょう）。

④ そのまま呼吸を繰り返して30秒～60秒呼吸を繰り返します。

※腰の隙間を埋める際、お腹が硬くならないようにしましょう。

肘から先を開く際、肋骨が前に飛び出て腰が浮く方は、肘の開きが小さいところで呼吸してください。

腰と床の隙間を埋めた状態で呼吸することが大切です。

**肩甲骨を安定させるエクササイズ**

寄せたままになっている肩甲骨を開くときに使いたいのは前鋸筋という脇の下にある筋肉です。

背中を丸めるのではなく、腕で壁を押し返すことにより肩甲骨の開きを感じましょう。

**ウォールスライド（図表56、57）**

① 壁の前に立ち、肘から先を壁につけます。チューブがあれば、手首の下にチューブを

〔図表56　ウォールスライド①〕

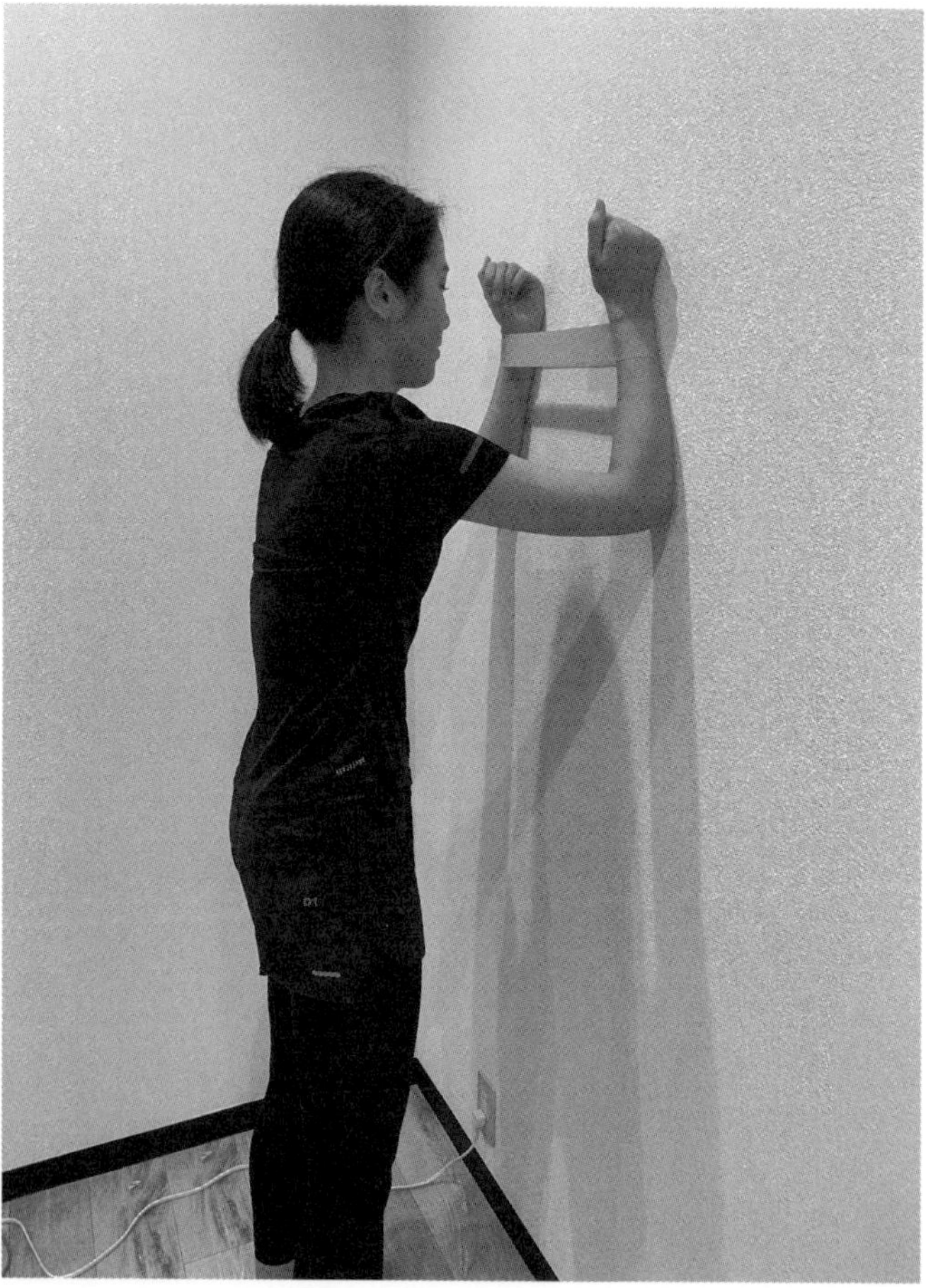

〔図表57　ウォールスライド②〕

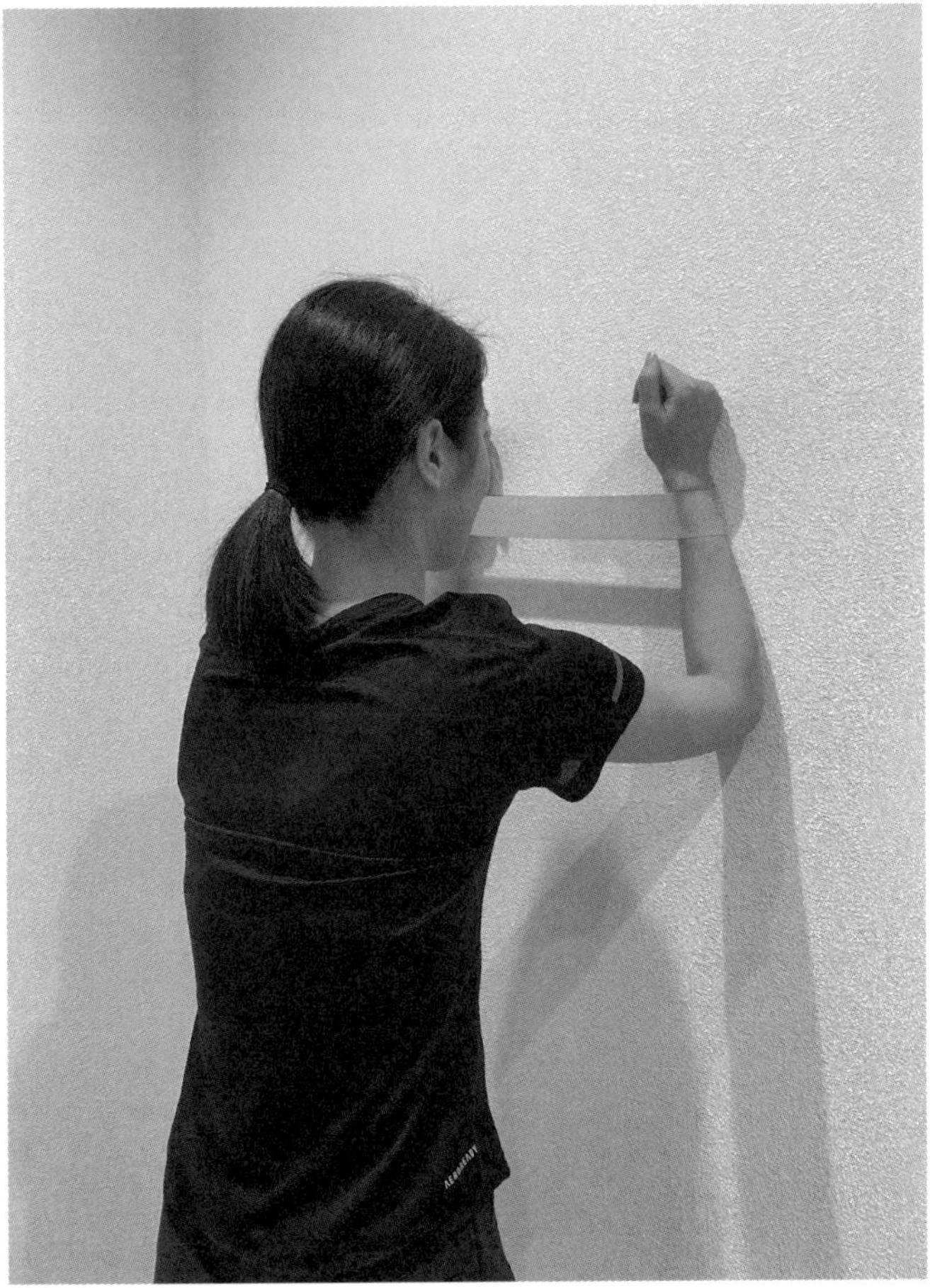

〔図表58　サイドゲットアップ①〕

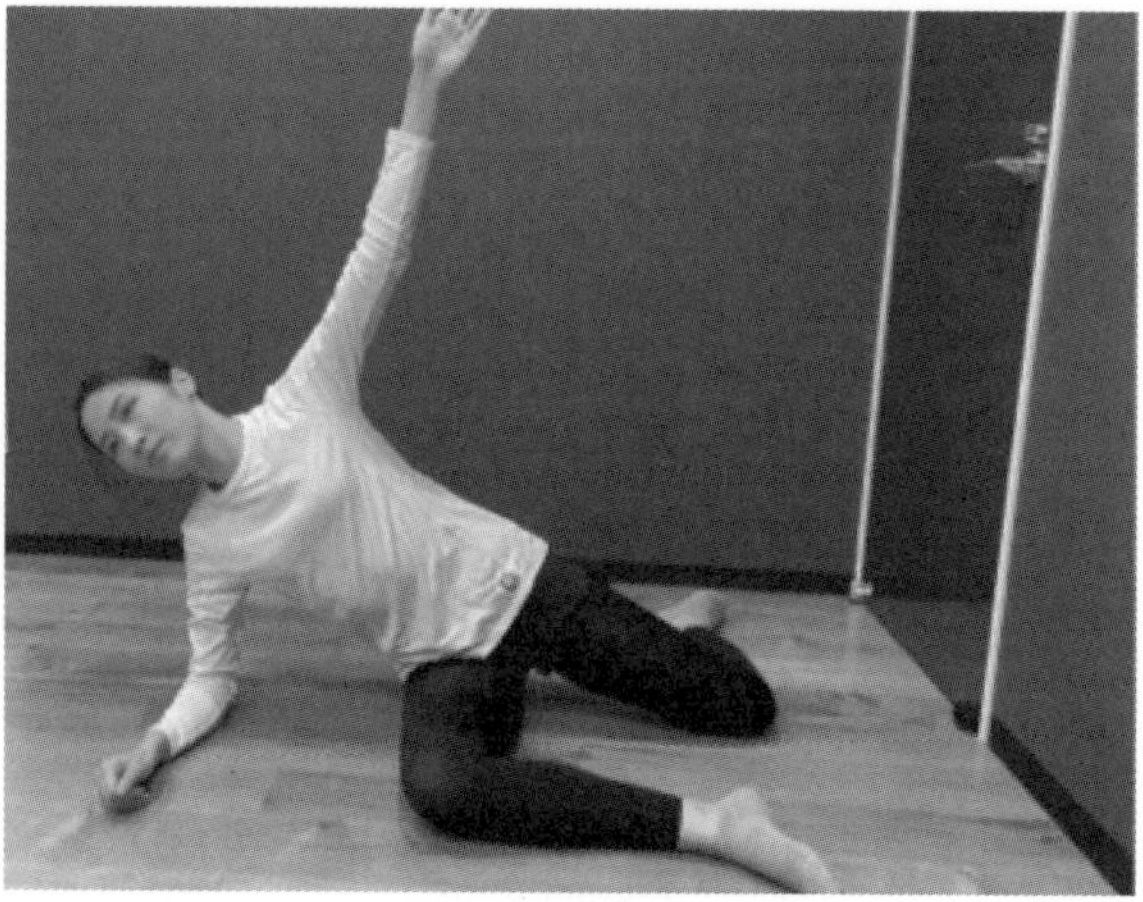

巻きましょう。

②　前腕で壁を押して肩甲骨を開きます。肘から手首までが一直線になるようにチューブを外に開きましょう。

③　そのまま30秒から60秒呼吸を繰り返しましょう。

※アゴが上がる、肋骨が前に突き出てしまうことに気をつけましょう。

**二の腕エクササイズ**

二の腕（腕の裏側）を活性化できると肩甲骨が位置もあるべき位置に戻って巻き肩もさらに改善します。

頑張って肩甲骨を意識するより、二の腕に刺激を感じられるほうが美背中の早道です。

〔図表59　サイドゲットアップ②〕

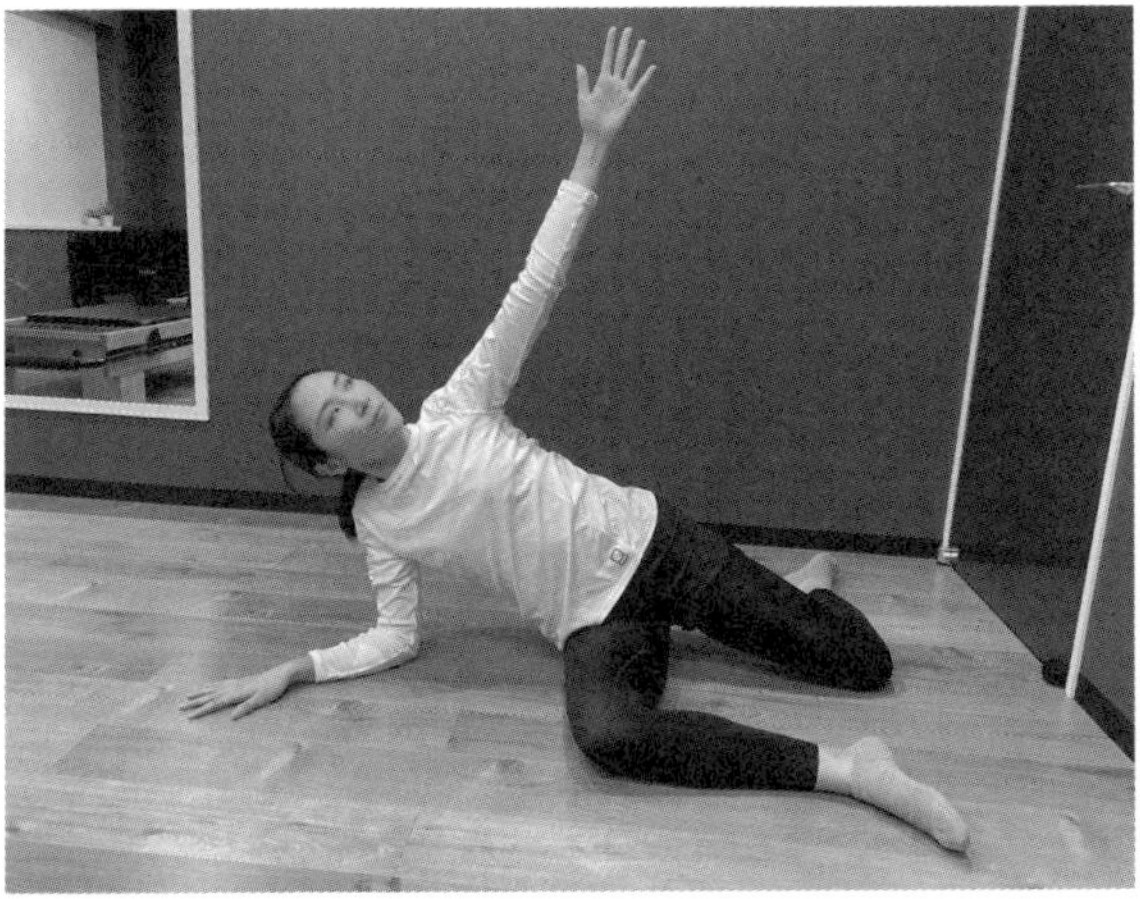

〔図表60　サイドゲットアップ③〕

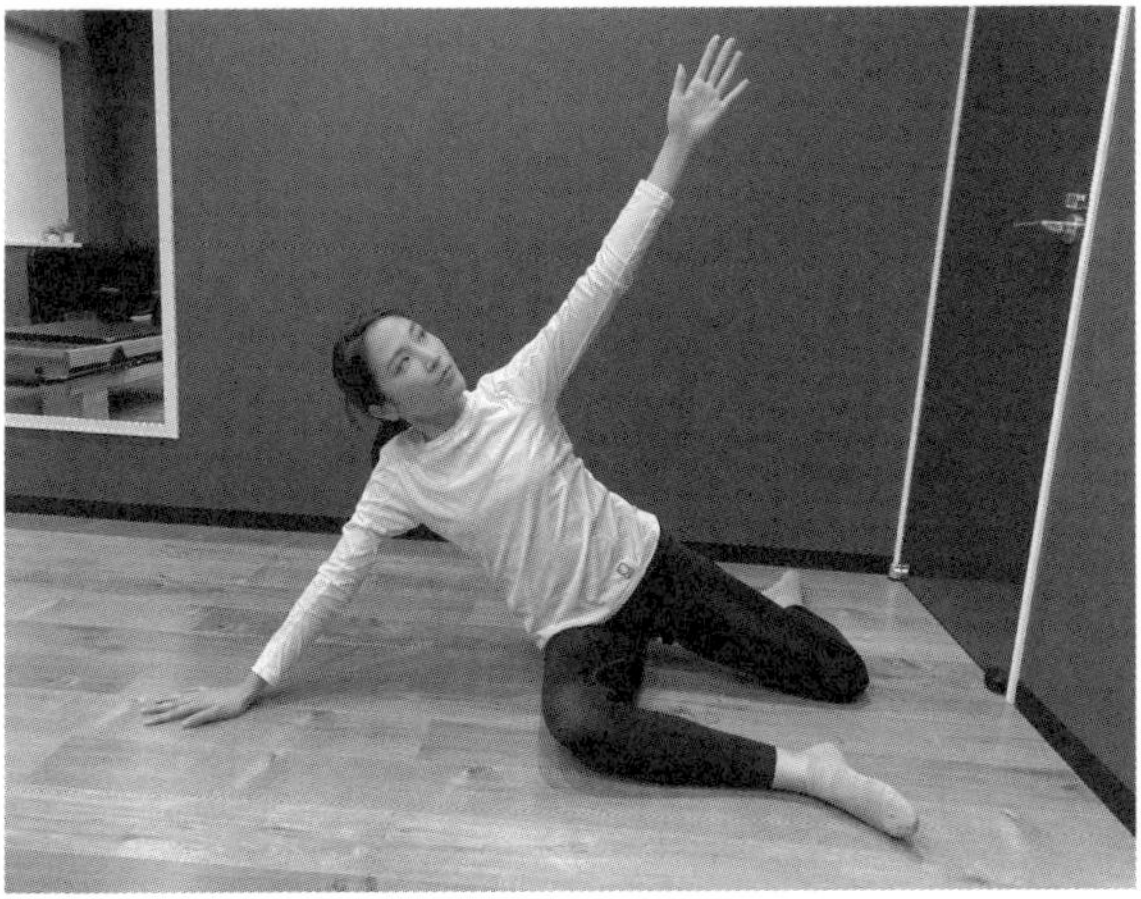

**サイドゲットアップ（図表58、59、60）**

①　横向きになり、脚を前後90度にセットします。（卍のような形）片肘を肩の真下から拳1つ前方につきます。

②　下側の腕の肘から先を45度外に向けて手の平をつきます。反対の腕は横に広げましょう。（背骨と垂直に）首は背骨の延長線上にあるようにします。

③　手のひらで床を押して肘を伸ばします。そこから脇を締めながら肘を折りたたんで地面につきましょう。

④　曲げ伸ばしを各5秒ずつ、5回～10回繰り返しましょう。

※脇の締めが抜けて腕が内捻りしないように気をつけましょう。アゴが上がったり、首が落ちてしまわないように気をつけましょう。

**リバースプランク（図表61、62）**

①　膝を立てて、骨盤幅程度に脚を開いて座ります。手は指先を足側へ向けてつき、胸を開いた状態にしましょう。

②　息を吐きながら身体と床が平行になるようにお尻を上げていきます。手で床を押すことでお尻を上げることが大切です。

〔図表61　リバースプランク①〕

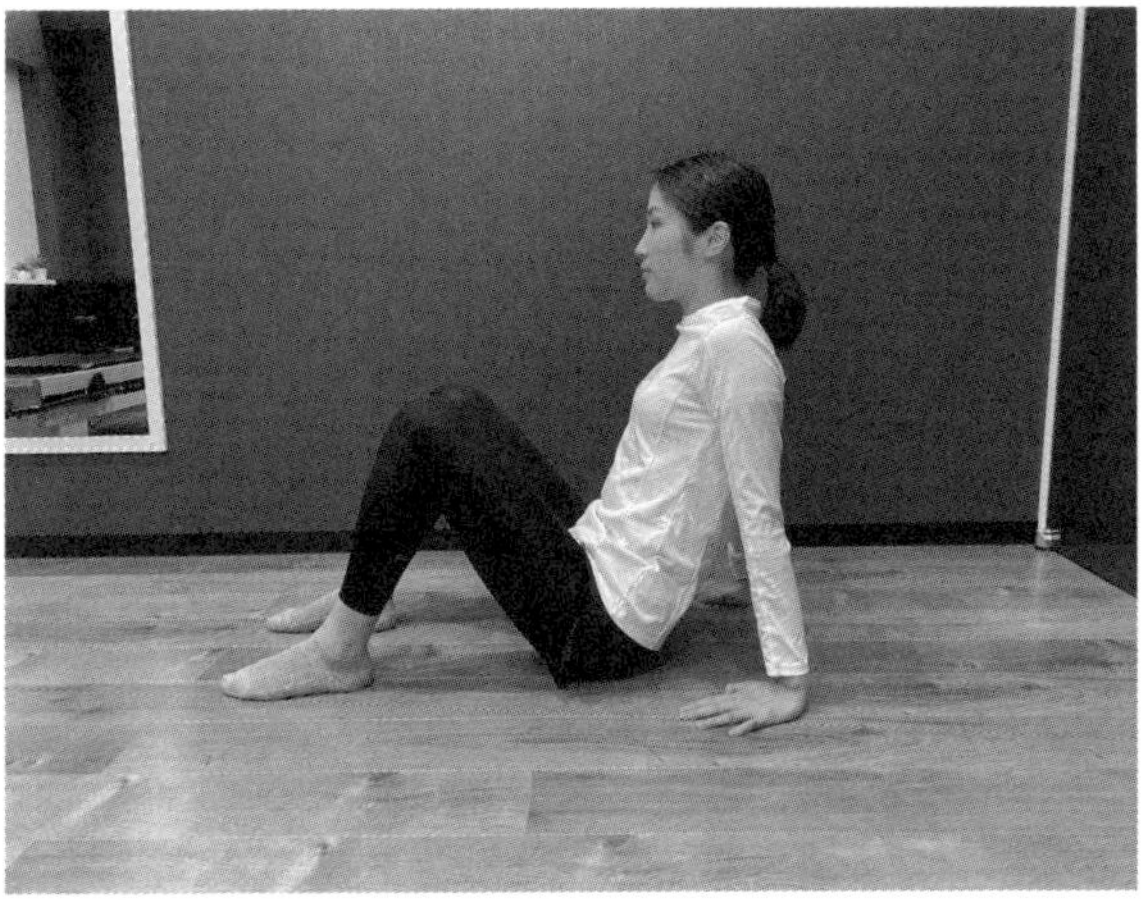

〔図表62　リバースプランク②〕

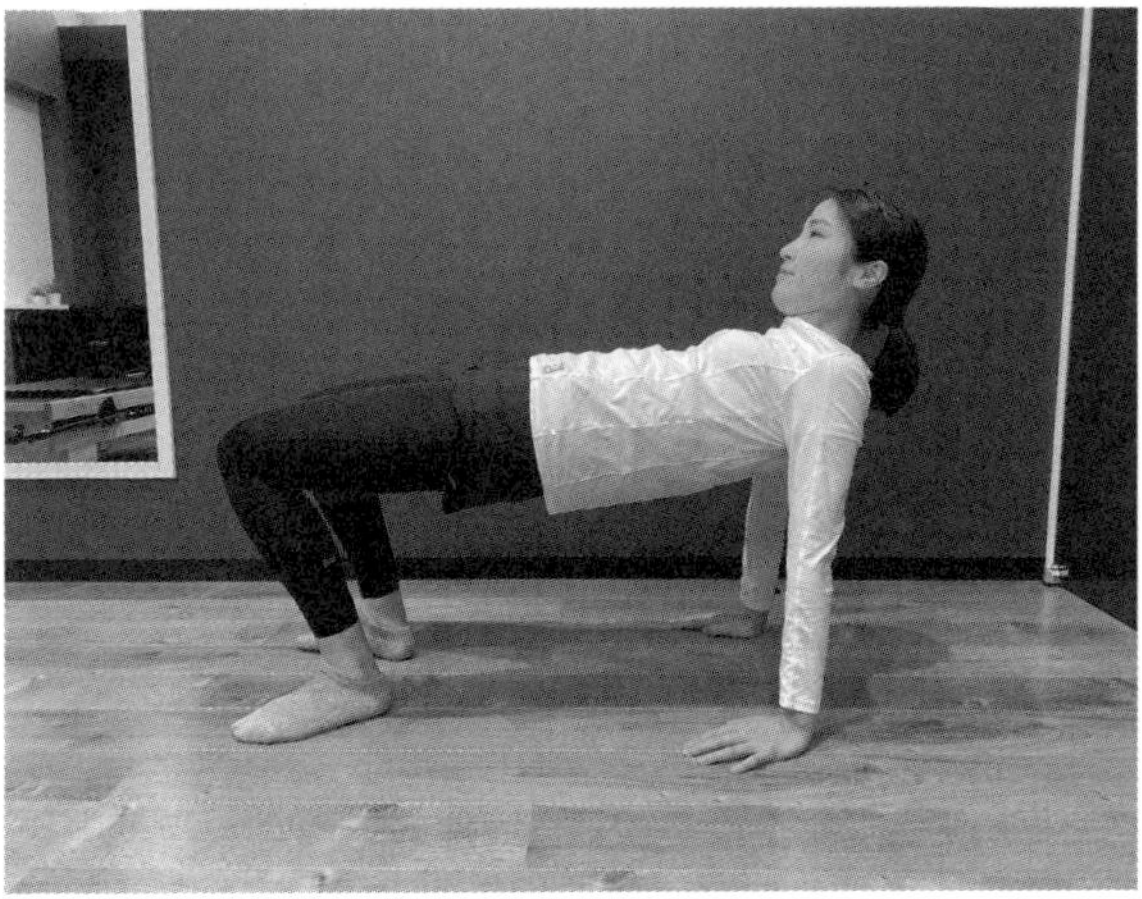

〔図表63　肩甲骨と胸椎連動①〕

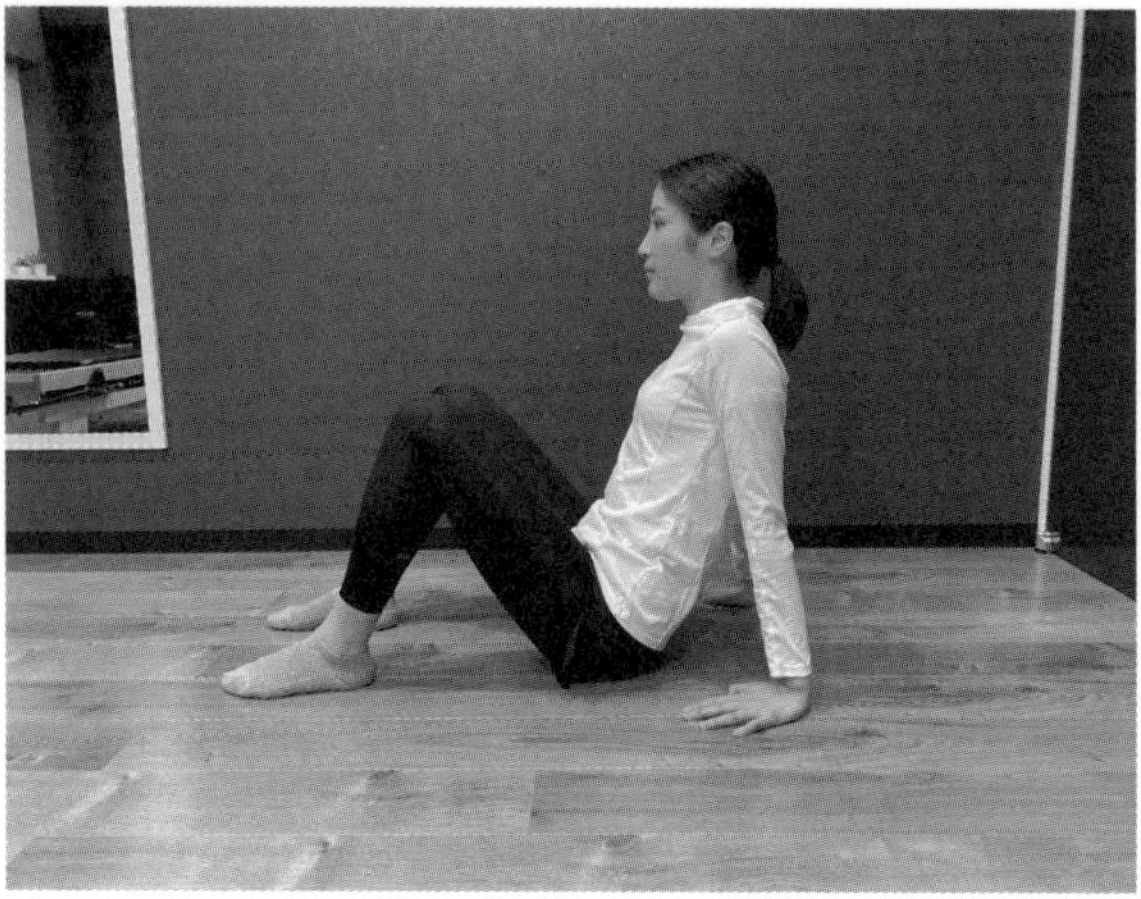

このときに二の腕に力が入る感覚を掴みましょう（上腕二頭筋が硬い方はそこのストレッチを強く感じることがあります）。背中が丸くならないようにお尻をゆっくり下ろします。

※アゴが上がっていないか、（目線は足先）お尻が下がっていないか、腰の反りで持ち上げて腰が辛くなっていないかに気をつけましょう。

**肩甲骨と胸椎連動エクササイズ（図表63、64、65、66、67）**

二の腕を活性化して肩甲骨があるべき位置に戻ったら、肩甲骨と胸椎を連動させて動かす。胸椎の後弯（本来の丸み）はしなやかな背中のシルエットを取り戻します。

〔図表64　肩甲骨と胸椎連動②〕

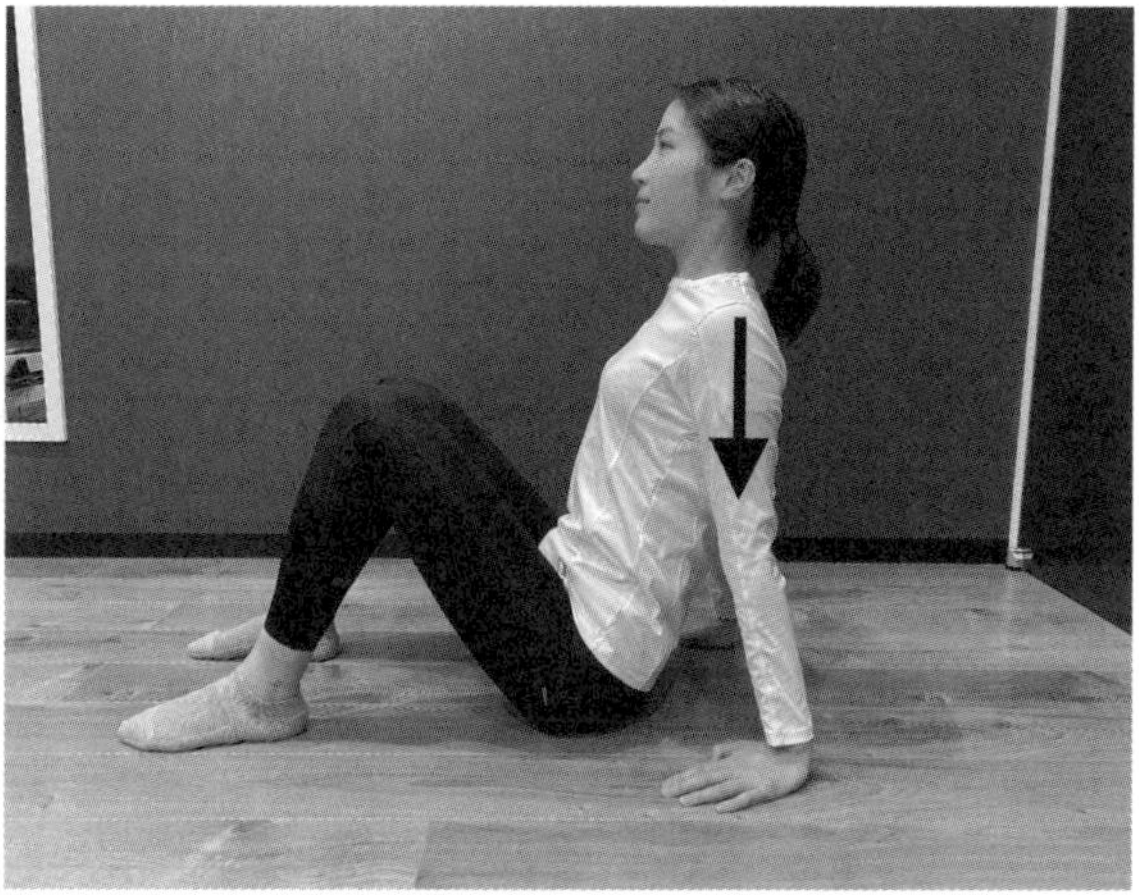

〔図表65　肩甲骨と胸椎連動③〕

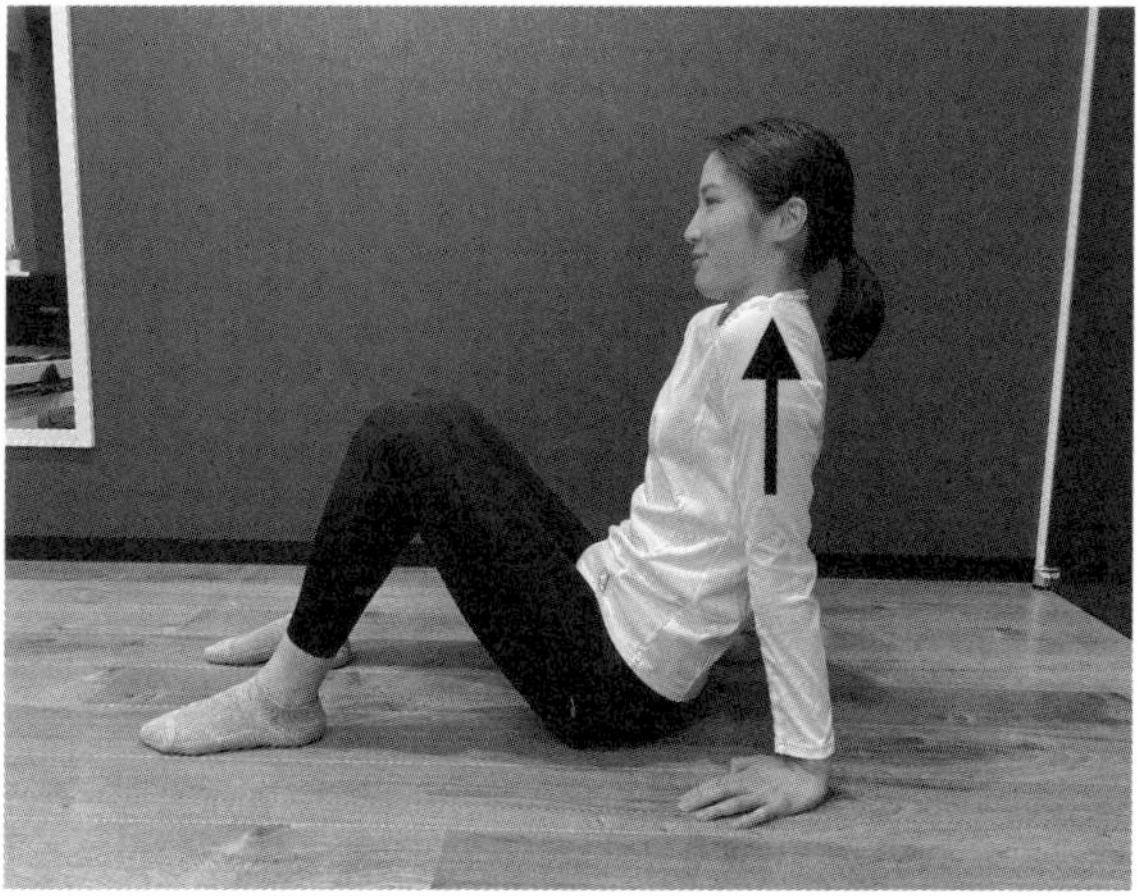

〔図表66　肩甲骨と胸椎連動④〕

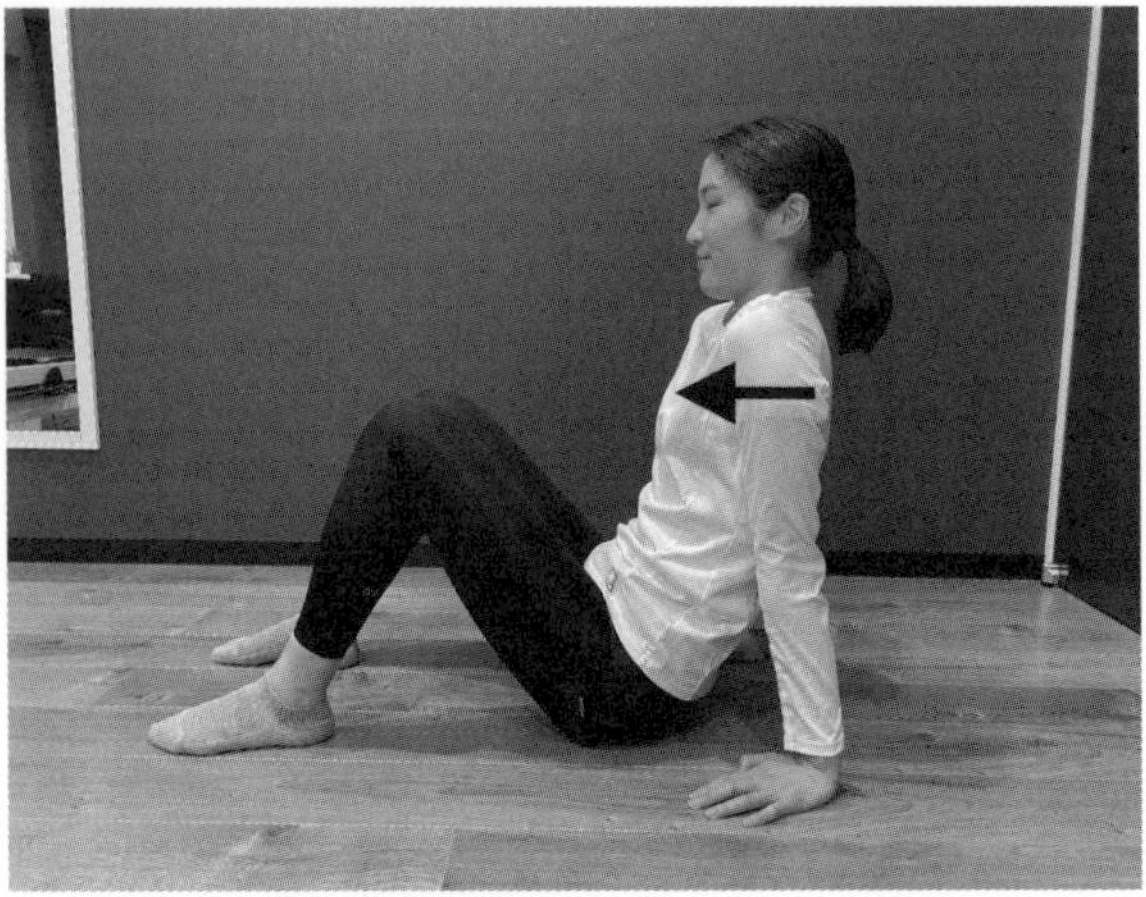

〔図表67　肩甲骨と胸椎連動⑤〕

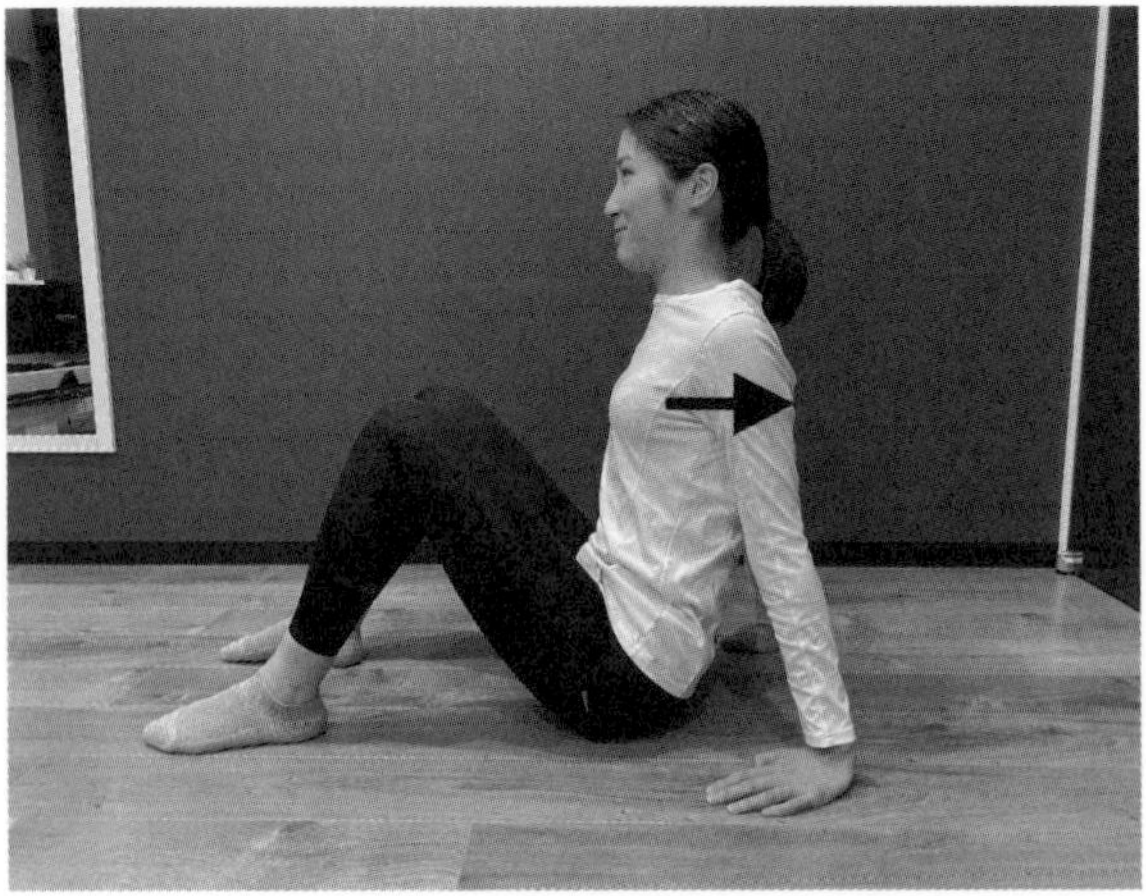

① 膝を立てて、骨盤幅程度に脚を開いて座ります。
手は指先を横側へ向けてつき、胸を開いた状態にしましょう。
② 肘を伸ばしたまま、肩甲骨の上げ下げを5往復繰り返します。
③ 次に、寄せて開く動きを5往復繰り返します。
③ 今までの動きをつなげて、肩で丸を描くように回します。
5～10回回すことができたら反対回しも行いましょう。
※肘は伸ばしたまま行います。アゴが上がったり、肋骨が前に突き出さないように気をつけましょう。

ここからは、美しい背中を手に入れるための大切なポイントを解説していきます。

## 肩甲骨を寄せないほうがよい理由

### 寄せてばかりでは結局うまく動かない

「背中を美しくするために肩甲骨を動かしましょう」、「肩こり改善のために肩甲骨を動かしましょう」

このような言葉をよく目にしたり、聞くことがあるのではないでしょうか？

〔図表68　肩甲骨をひらく動き〕

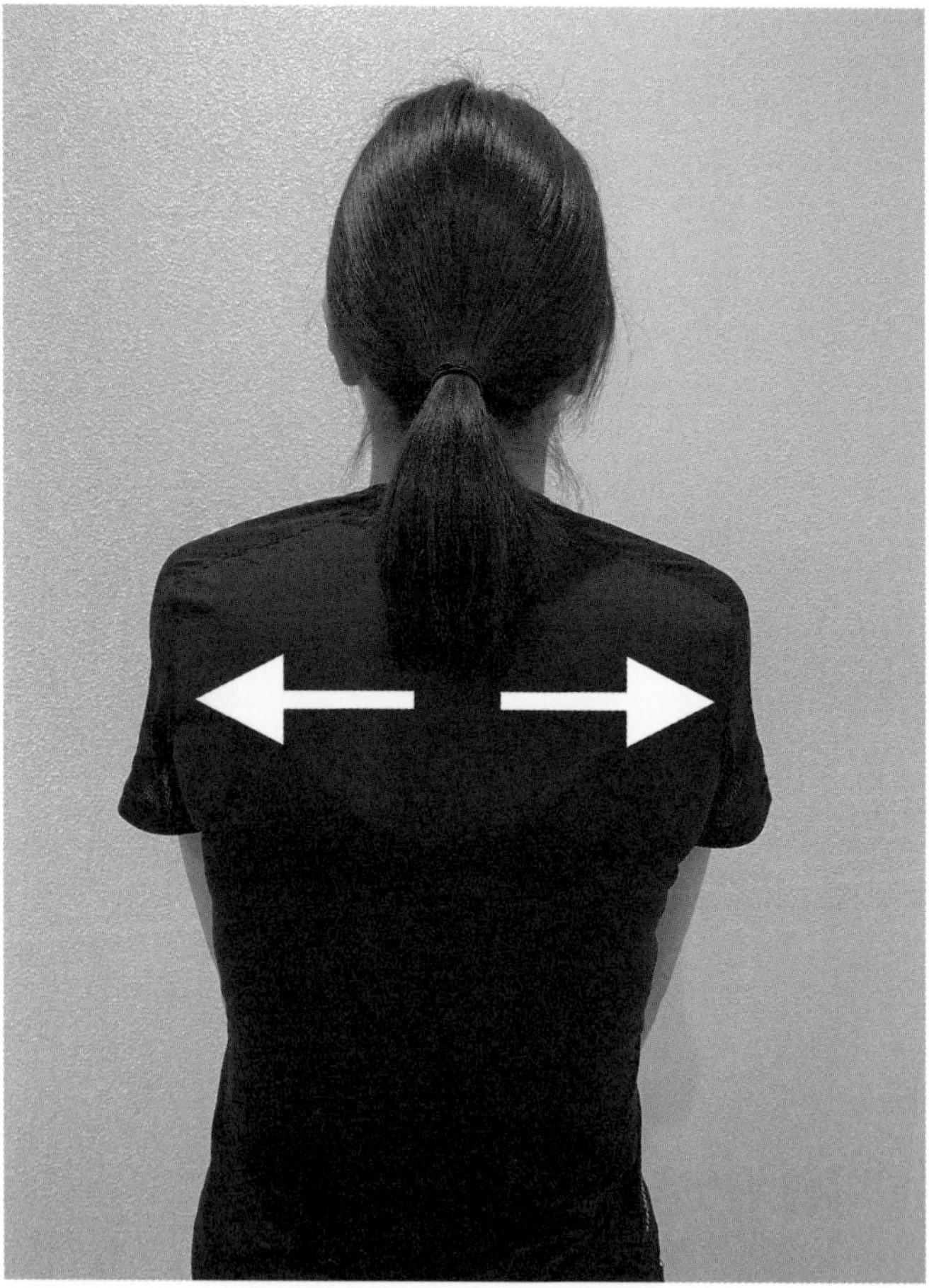

〔図表69　肩甲骨をよせる動き〕

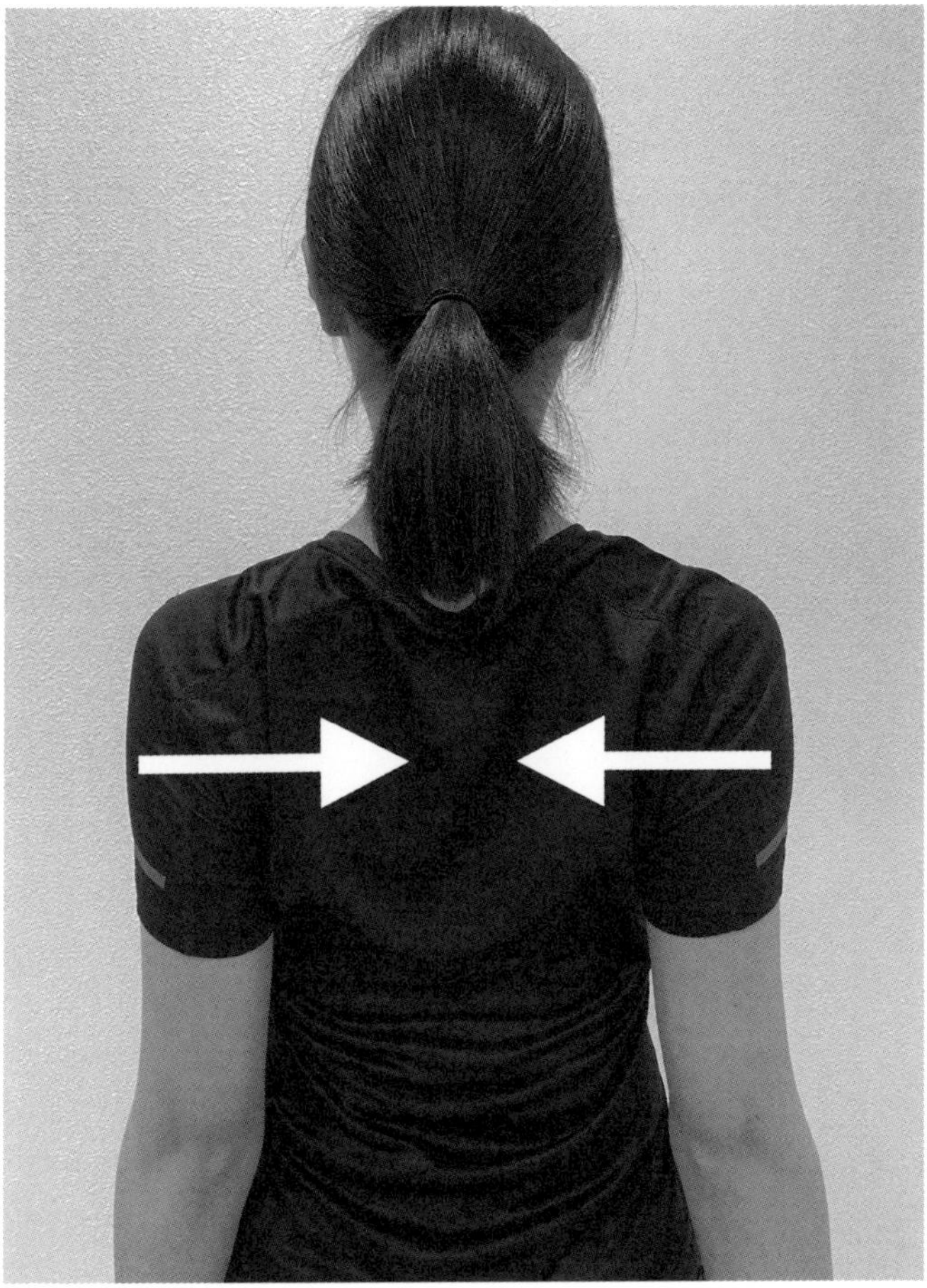

特に、「日本人は猫背が多いから肩甲骨を寄せましょう」という意識が強いのではないかと考えます。

実はこれにも落とし穴があります。それは、寄せ続けてしまうということ。

大前提、肩甲骨を動かすことは身体にとって健康的です。肩甲骨には17個もの筋肉がついており、動かすほどにこのたくさんの筋肉を動かすことになります。

また、肩甲骨間には褐色脂肪細胞という美背中を作るために燃やすべき脂肪も集中しています。

しかし、多くの方は「肩甲骨を寄せればいいのか」とずっと肩甲骨を寄せっぱなしにしがちです。

反ったり丸まったりに似ていますが、筋肉は伸び縮みが出てこそ弾力があり、骨の位置を（ここでは肩甲骨）よい位置に整えます。

寄せっぱなしにしてしまうと、肩甲骨についている筋肉は縮んだまま、もしくは伸ばされたままになってしまい固まって動きません。

せっかくのたくさんの筋肉を動かす機会を失ってしまうのです。

まず重要なことは寄せたらそのままではなく、寄せたら開くという行ったり来たりの動きになります（図表68、69）。

〔図表70　巻き肩〕

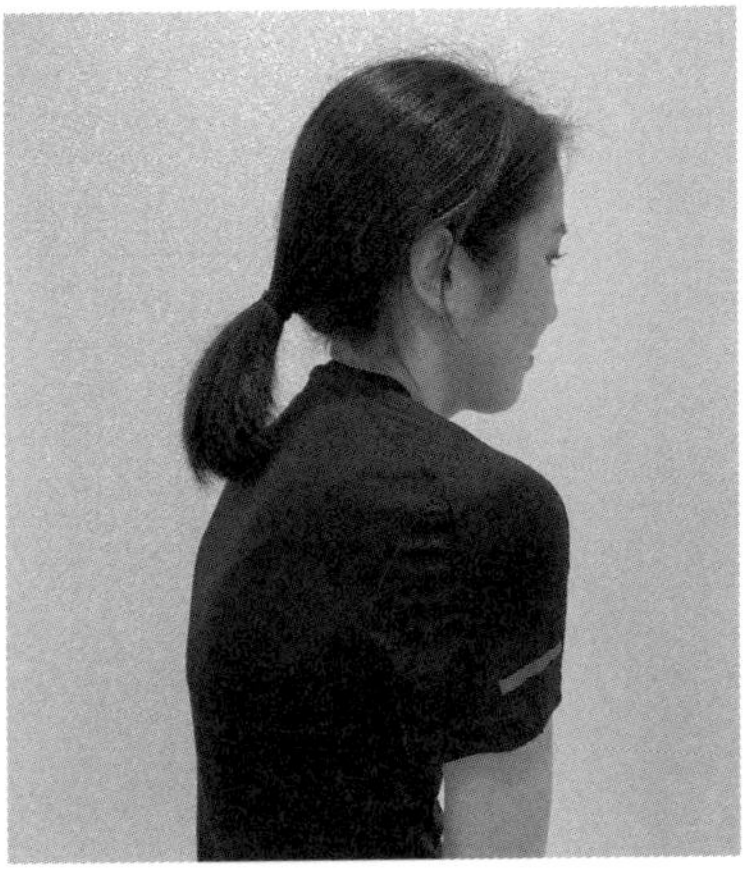

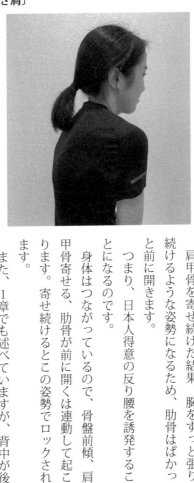

## 肩甲骨を寄せ続けると反り腰になる

重要なことはどちらの方向にも動くということ。偏ってしまうことが落とし穴です。

肩甲骨を寄せ続けた結果、胸をずっと張り続けるような姿勢になるため、肋骨はぱかっと前に開きます。

つまり、日本人得意の反り腰を誘発することになるのです。

身体はつながっているので、骨盤前傾、肩甲骨寄せる、肋骨が前に開くは連動して起こります。寄せ続けるとこの姿勢でロックされます。

また、1章でも述べていますが、背中が後ろに反れば反るほど、バランスを取るために肩や頭が前に入ってきます。反対に猫背を増強してしまう可能性もあるのです。

## 巻き肩は肩を後ろに引くだけで改善しない

美しい背中を妨げる姿勢の1つに巻き肩があります。名前の通り肩が内巻きにねじれているという姿勢になります。巻き肩になれば、背中や二の腕がたるみやすいと言われています（図表70）。

一度ご自身の巻き肩具合をチェックしてみましょう。

鏡の前で楽に立ってみてください。手の甲はどこに向いていますか？

手の甲は本来真横に向いているのが理想的と言われています。

もしあなたの手の甲が前の方に向いていて鏡に写ってしまうならば、巻き肩の可能性が高いです（図表71）。

そこで、巻き肩だから肩甲骨を寄せましょうという話が出てくるわけですが、そこに落とし穴があります。

ここで寄せましょうと進めているのは胸の筋肉が固くなって肩を前に引っ張ってくるからという理由のものが多いです。

もちろんその要素もあるのですが、前に引っ張られているというイメージが強すぎて忘れられている筋肉があります。

もちろん、胸の筋肉も肩を内巻きにする筋肉なので間違いではありませんが、それだけ

〔図表71　巻き肩チェック〕

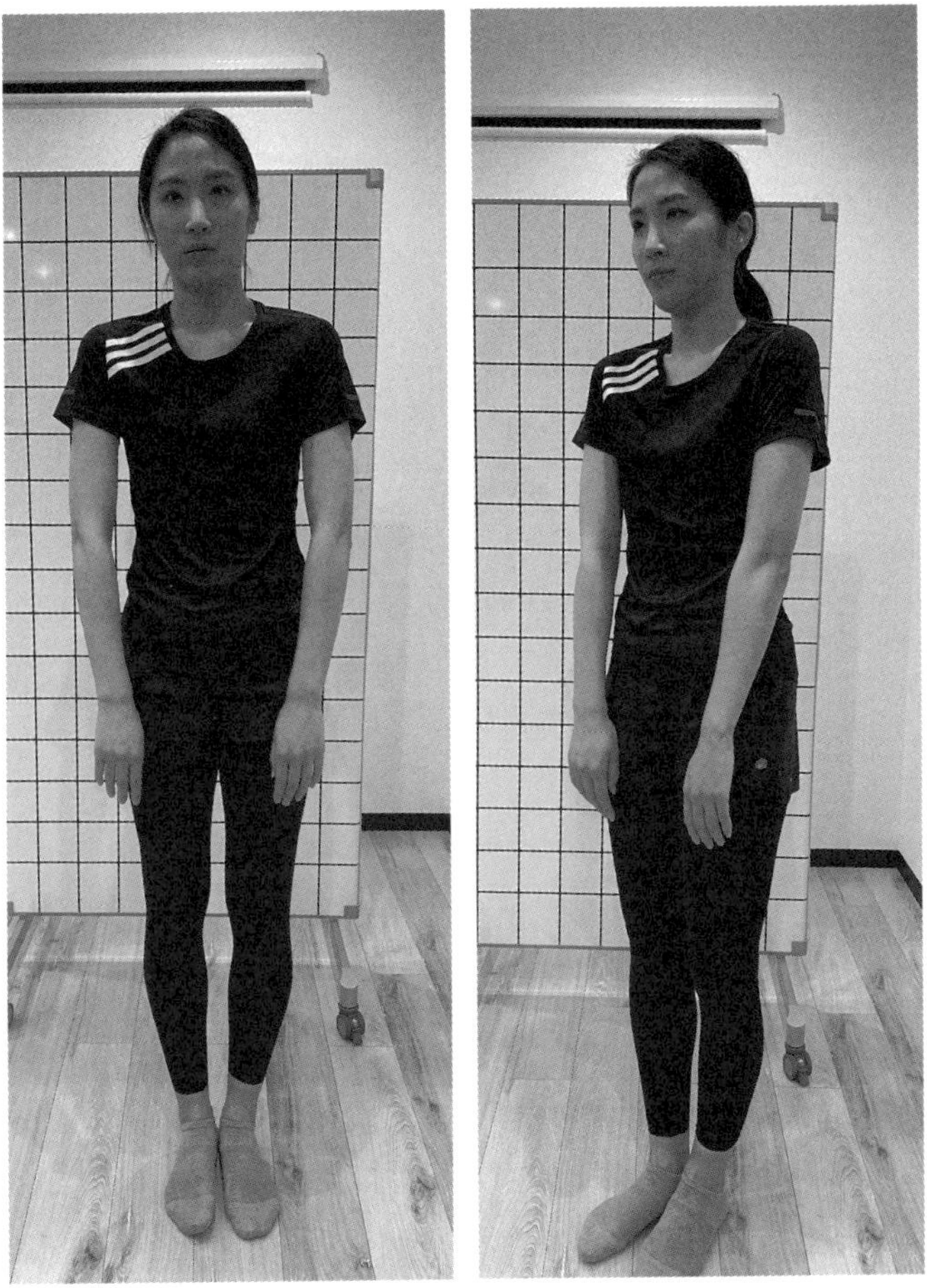

では改善しないケースが多いのです。

## 猫背や巻き肩をつくる犯人は複数いる

### 密かに巻き肩をつくっている筋肉は広背筋

胸の筋肉以外にも、反り腰になることで肩の内巻きに持ってくる大きな筋肉があるのです。

それが広背筋です。また出てきましたね。

広背筋は腕にまでついている筋肉のため、肩の向きを変化させる作用があります。反り腰に加えて巻き肩もつくってしまう筋肉ということです。寄せるほどに肋骨が突き出て広背筋が緊張し、肩が内巻きになっていきます。

反対に考えると反り腰を改善しなければが巻き肩も改善しません。内側にねじれた肩を外にねじろうとしてもこの広背筋が邪魔してくるので肋骨が突き出て邪魔してきます。

したがって、巻き肩へのアプローチとして、広背筋の緊張を落としながら肩を外捻りすることが求められます。

〔図表72　肩甲骨の前方化〕

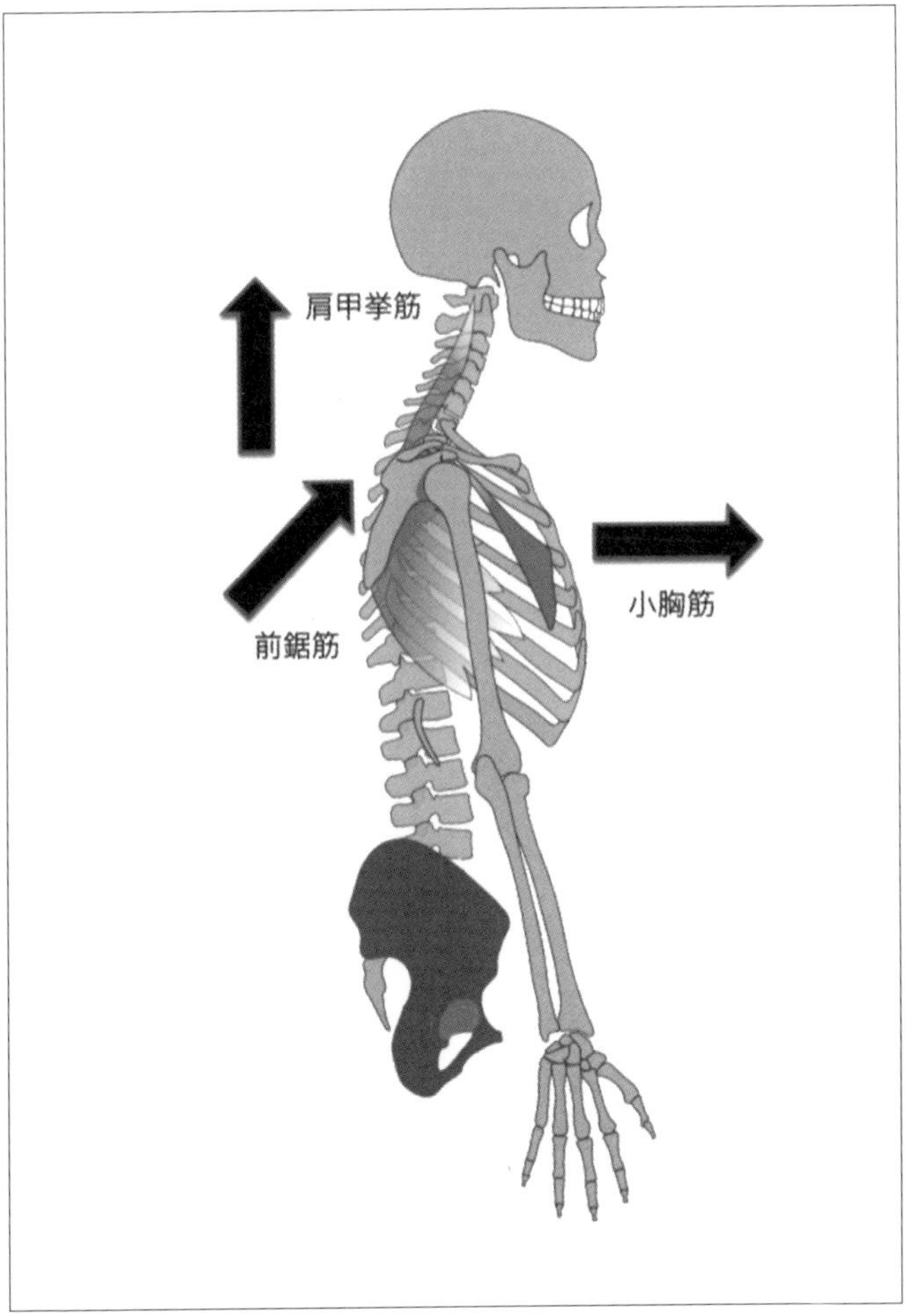

### 猫背をつくる3つの筋肉・小胸筋、肩甲挙筋、前鋸筋

反り腰が得意な現代人肩甲骨の状態はどうなっているのか？　これを知ればキレイな背中のヒントが見えてきます。そして寄せるだけでは猫背改善が難しいことも証明されてきます。

反り腰で背中が後ろに反る分肩甲骨は前方に引っ張られます。ただし前だけではありません。肩甲骨は前と斜め上と真上に引っ張られています。これを前方化と呼びます（図表72）。図表72のように肩甲骨が前方化しているということは、肩甲骨を前に引っ張る小胸筋、上に引っ張る肩甲挙筋、斜め上に引っ張る前鋸筋の上部が一緒に硬くなってしまっているのです。

それに対して肩甲骨を寄せるという意識は後ろ方向の意識となるため、前に引っ張られることにしか対応ができません。方向のベクトルがそもそも合っていないのです。

## 猫背や巻き肩を改善する筋肉

### 唯一猫背に抗えるのは僧帽筋の下部繊維

この前方化に対して反対方向に引っ張ればよいというわけですが、カラダというものは

〔図表73　僧帽筋の特徴〕

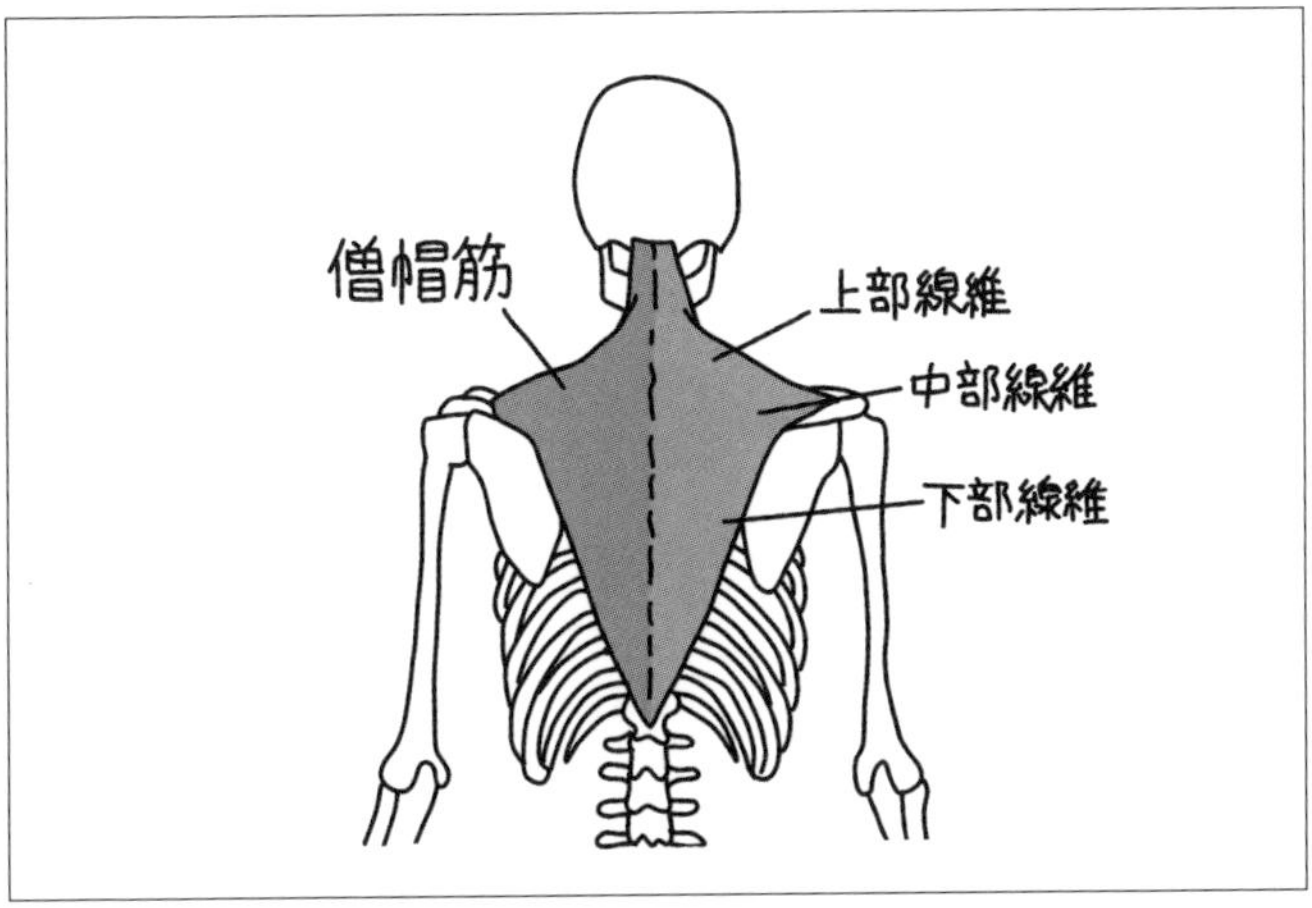


不思議で、奇跡的に唯一その方向についている筋肉があります。それは僧帽筋の下部繊維という場所です（図表73）。

この筋肉は、上部中部下部とで役割が違うという特徴を持っています。

下部繊維をうまく働かせることが正しい肩甲骨の位置に戻すための大切なポイントです。

どうやってこの筋肉を意識して使いましょう？　正直な話、下部を意識するのは相当至難の技です。

トレーナーがついて毎回そこを意識できるようなサポートができればいいのですが、自分ではかなり難しいのが事実です。しかし、唯一自分でアプローチする方法がありです。それは、日本人のほぼ8割は知らない肩甲骨の役割を利用します。

### 肩甲骨は安定してからでないと動けない

肩甲骨は動かしたほうがよい、という認知は多いと予想しますが、見逃してはならない、それ以前に大切なポイントがあります。

それは、安定しているということ。

肩甲骨は肋骨という骨に乗っかっている骨です。完全にくっついているのではなく、筋肉の引っ張り合いっこによって保たれ、肋骨の上を滑るように動きます。

この動きは肩甲骨が肋骨に張りついている上に成り立ちます。

ちなみに腕の骨である上腕骨と肩甲骨はどちらが重いでしょうか？　正解は上腕骨です。上腕骨の重さに引っ張られてしまわないように肩甲骨を肋骨の上に安定させておく筋肉の活躍が必要なのです。

このときにも使われているのは僧帽筋下部繊維です。

肩甲骨が安定しなければ、たくさんついている筋肉の足場がつくれないため、うまく伸び縮みすることができません。

ここで現代人の姿勢を再確認です。反り腰になってしまうと肋骨はパカっと前に開いています。そうなれば肋骨についている肩甲骨を安定させる筋肉はうまく働きません。

まず先んじてすべきことは、肋骨の正しい位置を取り戻すこと。それはやはり本来の呼吸ということになります。

つまり、僧帽筋下部を働かせるために、呼吸を見直すのです。僧帽筋下部繊維は胸椎から始まっています。

まずは呼吸で横隔膜を働かせて背骨を安定させることで働きやすくなるわけです。

さらに、次に出てくる筋肉と同時に働かせるエクササイズが先にご紹介しているウォールスライドです。

## 寄せ続けた肩甲骨を開くのは前鋸筋

呼吸を整えて、肋骨を安定させた上で、もう１つ肩甲骨を安定させる大事な筋肉があります。それが前鋸筋です。先ほど出てきた前鋸筋の下部を働かせて、寄せ過ぎてしまった肩甲骨を開きましょう。

この筋肉には肩甲骨を開くという役目があり、反り腰改善に欠かせない上半身のインナーマッスルです。ボクシングなどのパンチで拳を伸ばすときにも働くことから、ボクサー筋と呼ばれています。

この前鋸と僧帽筋下部繊維を同時に働かせるエクササイズで、まずは肩甲骨の安定をつくります。

安定させた上で動かすことが肩甲骨に着く多くの筋肉を働かせる必須条件です。

## 二の腕を働かせると猫背が改善する

肩甲骨を安定させたら、次こそ肩甲骨の動きを取り戻す時間です。

ここで使う筋肉はなんと上腕三頭筋という腕の裏の筋肉です。背中ではありません。よく二の腕と呼ばれる筋肉です（図表74）。

二の腕のたるみと背中のたるみは同時に起こっています。反対に、二の腕が引き締まれば背中も引き締まるということです。

背中の前に二の腕が使えるようになりましょう。なぜならば、この筋肉も肩甲骨についているからです。

腕の筋肉ですが、背中まわりにも関係する筋肉ということになります。現代人の姿勢は上腕三頭筋をあまり使えていません。

パソコンやスマートフォンを触る姿勢をつくってみましょう。

このとき、肩を前に出して脇を開いて肘を曲げています。これは上腕三頭筋が縮む方向

〔図表74　二の腕〕

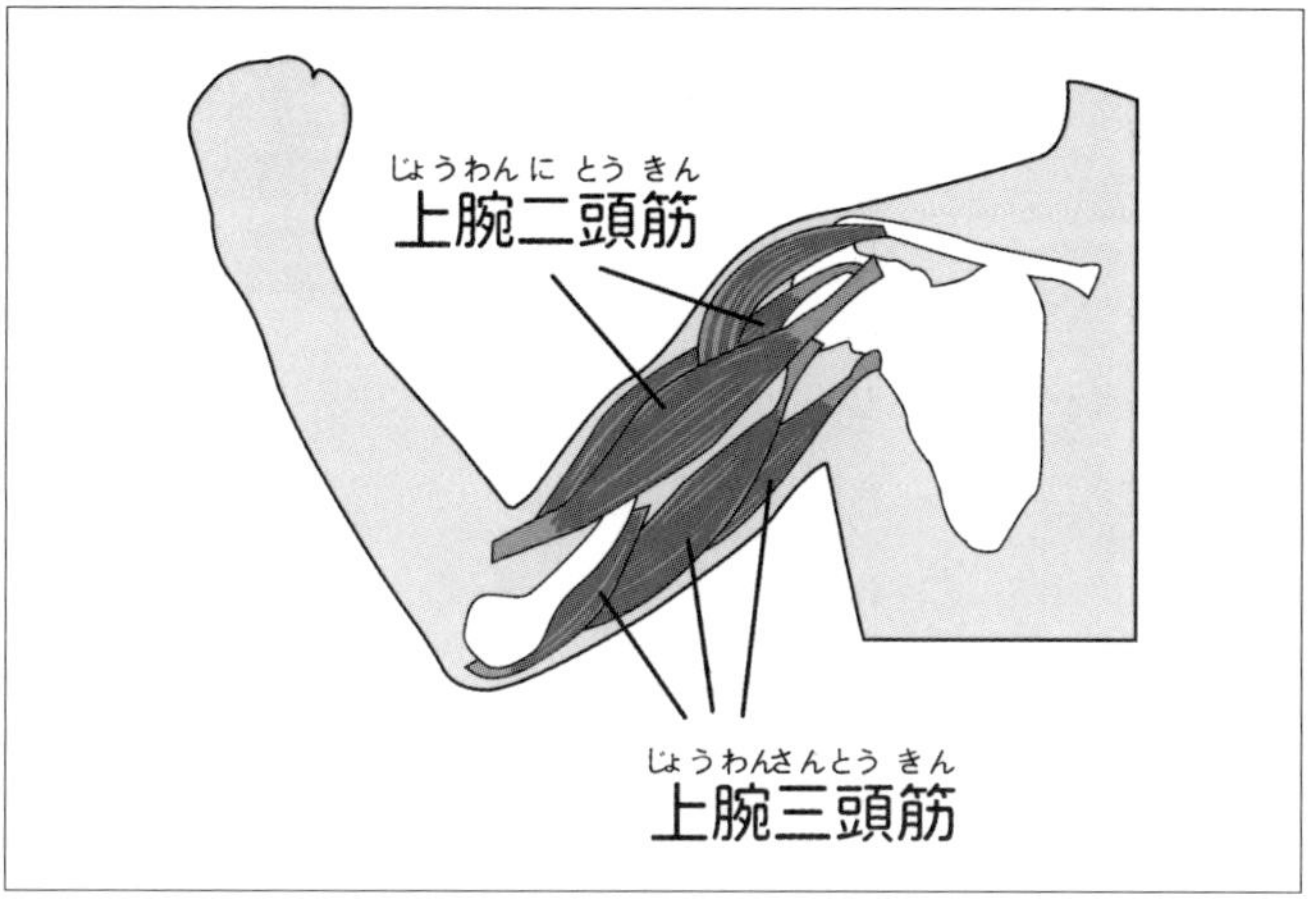


と真逆の方向になります。

脇が閉じれないので、脇下にお肉もつきやすくなります。よくある背中のハミ肉が気になる、二の腕の振袖が気になるというお悩みですね。

二の腕が使えているのかのチェックは、横向きで肩の位置と肘の曲がり具合をチェックします。耳たぶの下に肩がある、肘の延長線上に中指があるのが理想的ですが、耳たぶよりも肩が前にある、肘の延長戦よりも前に中指がある方は二の腕が働いていない可能性が高いです（図表75、76）。

加えて、正面から脇の開き具合もチェックしましょう。先ほどの広背筋と同じです。脇の開きがあれば二の腕は働きにくくなります。

また、肩甲骨が前方化することで小胸筋が固まっていると述べていました。腕の表側にある上腕二頭筋は小胸筋と同じ場所についているため、一緒に固まっています。

筋肉は表裏の関係でしたので、表が縮んでしまっていると、裏つまり二の腕は伸びっぱなしですね。

逆をとれば、二の腕が使えると肩甲骨の位置が整い、背中が引き締まるのです。

現代人はデジタルデバイスの利用時間の増加により、手のひらから腕が固まりやすい傾向にあるため、なおさら腕へのアプローチは今後欠かせなくなってきます。

先ほどの僧帽筋下部に比べて二の腕は見えていますし、意識もしやすいため、二の腕が使えている感覚をぜひ感じていただきたいです。

## 肩甲骨と胸椎が連動して動けば意識せずとも後ろ姿は変わる

繰り返しますが、胸を張るということが悪いわけではありません。

よい張り方と悪い張り方があります。よい張り方では背骨の胸椎という部分が張れています。悪い張り方は腰（腰椎）を張ってしまっています。

動きが欲しい胸椎が固まって動かないから腰椎しか張れなくなってしまっています。したがって、胸椎の動きをたくさん出すことが重要となります。

〔図表75　肘曲りチェック〕

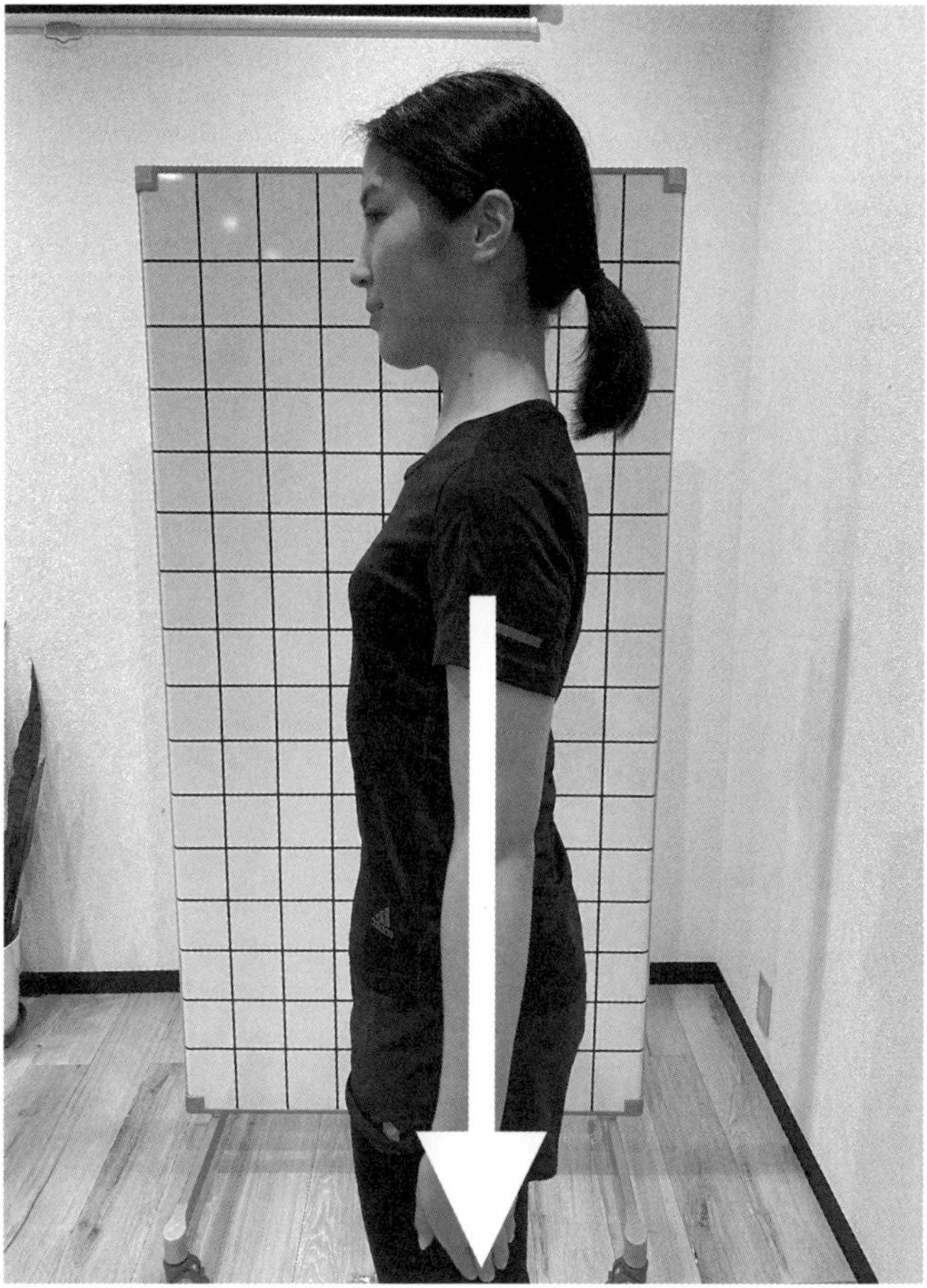

〔図表76　肘曲りチェック陽性〕

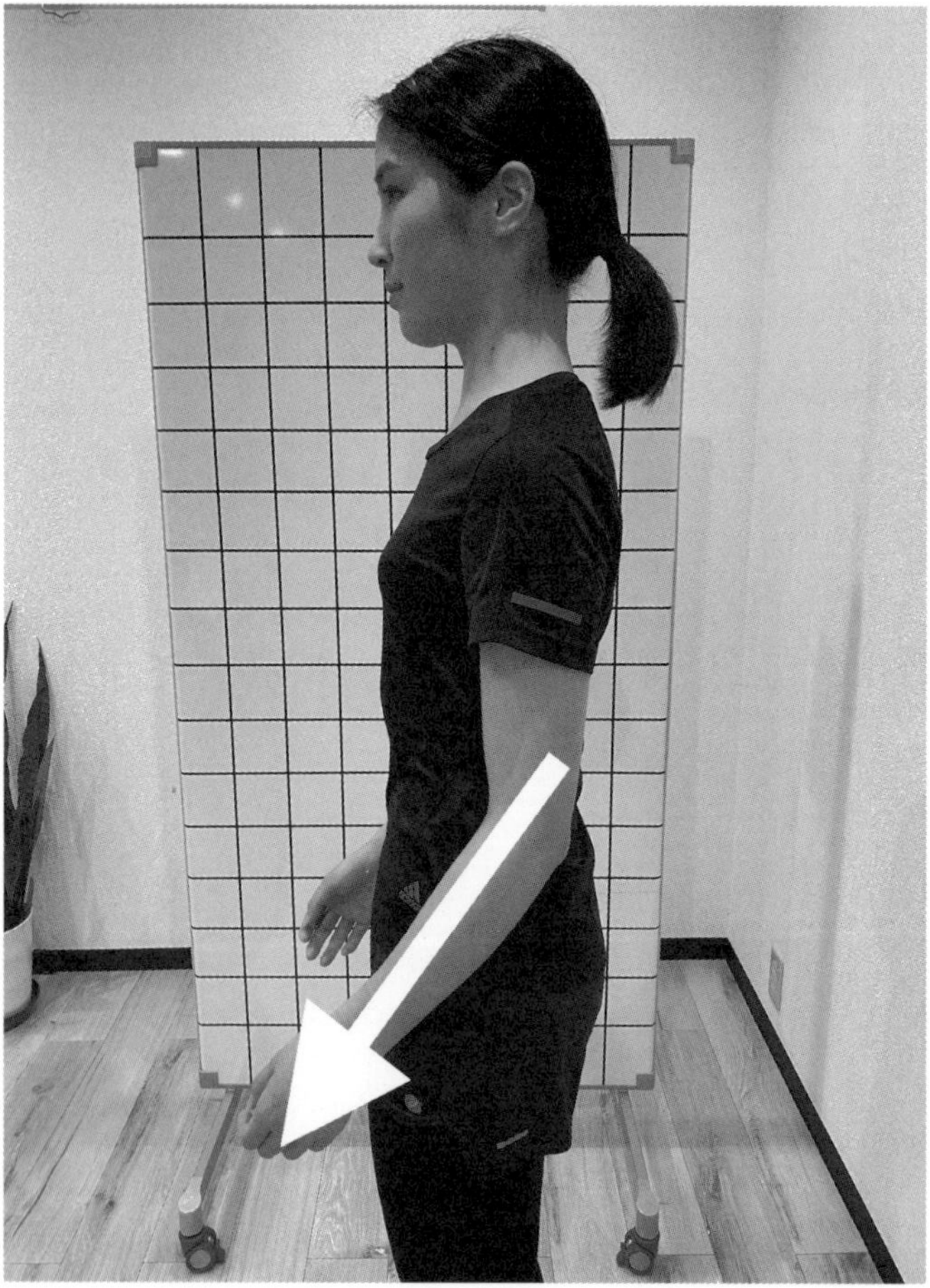

第4章

# 太ももの
# トレーニングを
# **やめたら**
# **美脚になる**

太ももを細くするためにトレーニングに励む方が多いのですが、反り腰が得意な日本人はそもそも太ももの筋肉を使いすぎている傾向にあります。さらに座り時間が世界でもトップクラスに長い日本人はなおさらです。鍛える前に太ももを頑張らせてしまう身体の使い方を整えましょう。

太ももが太くなる理由について知りたい、自分がO脚やX脚の傾向があるのか知りたい方は、136頁から読み進めていただいた後、エクササイズに入りましょう。

**背骨の柔らかさを取り戻す（主に胸椎の動き）**

実は下半身にとってまず大事な部分は上半身です。背骨が固いと地面からの衝撃吸収はすべて下半身に逃げます。上半身からの連動で脚は動くものです。背骨でもっとも動きが欲しい部分、胸椎を動かしましょう。

**ソラシックツイストチェック（図表77、78）**

① 横向きに寝て、膝を90度になるように曲げましょう。

② 両手を伸ばし手のひらをあわせます。

上側の手を動かし、胸を開いていきます。

〔図表77　ソラシックツイストチェック①〕

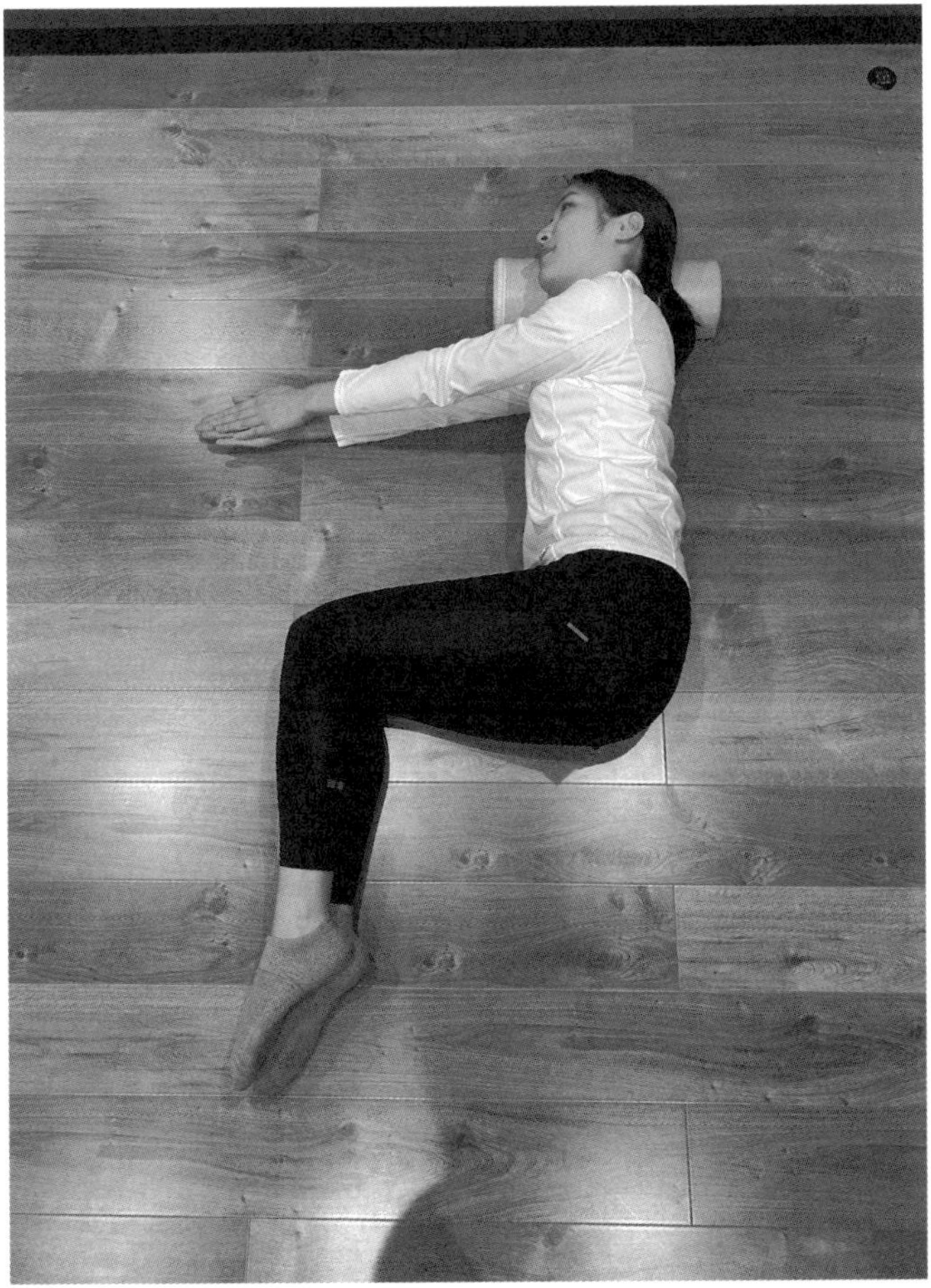

〔図表78　ソラシックツイストチェック②〕

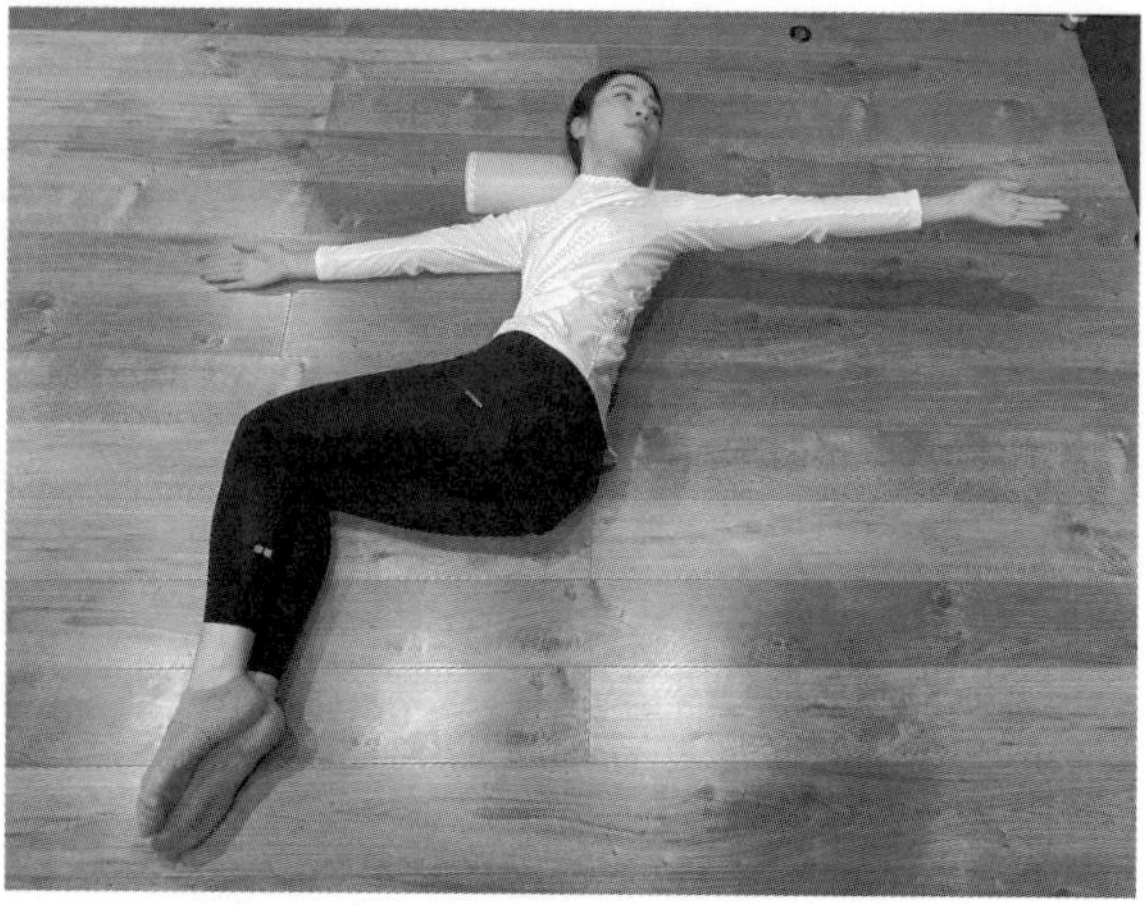

（目で手の動きを追いかけながら）

このときに、肩が床についているかを確認しましょう。

つかない場合は胸椎の回旋が出にくいということになります。

**太もも裏を使って太もも前を伸ばす、ふくらはぎのストレッチ**

下半身太りの方が使いすぎているのは太もも前側の大腿四頭筋と、ふくらはぎの筋肉です。ストレッチで伸び感や筋肉の柔らかさを感じましょう。

**ロッキング（図表79、80）**

① 四つ這いになり、手のひらをべったり床につけます。足幅は腰幅より少し広

〔図表79　ロッキング①〕

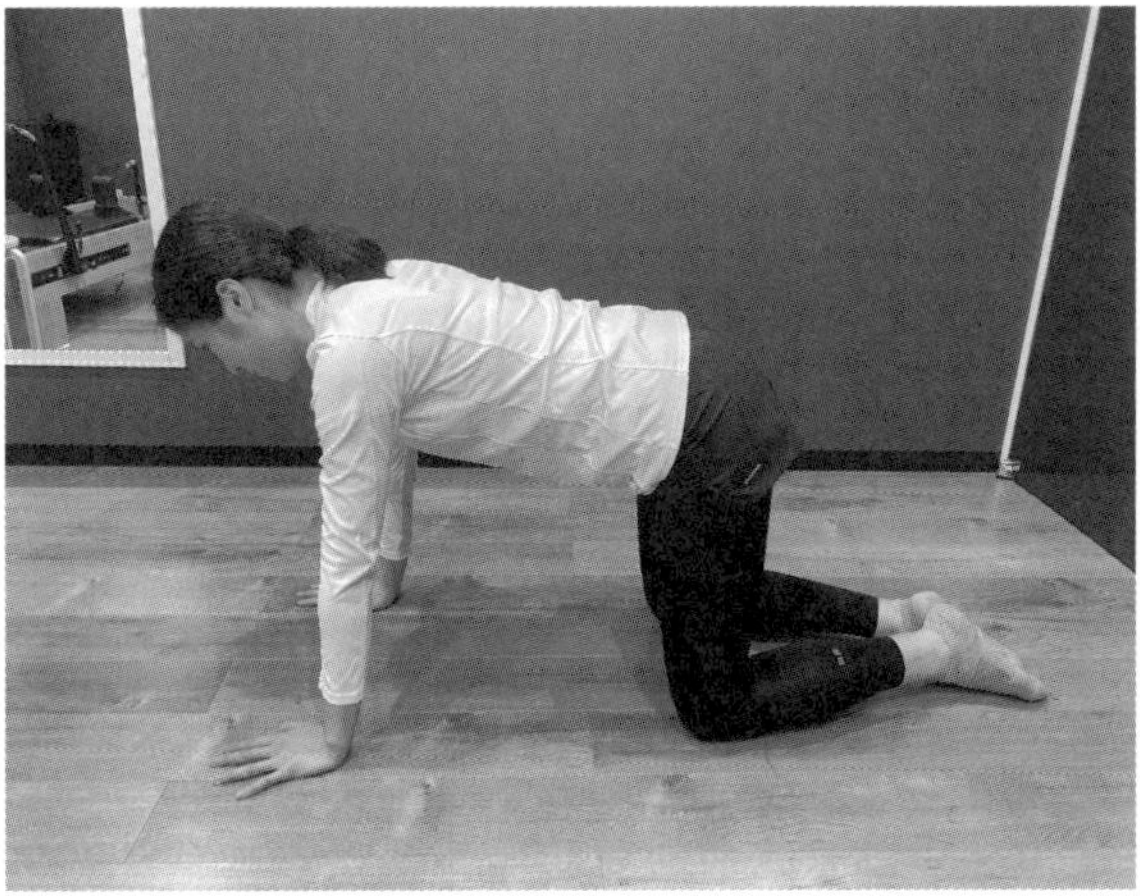

〔図表80　ロッキング②〕

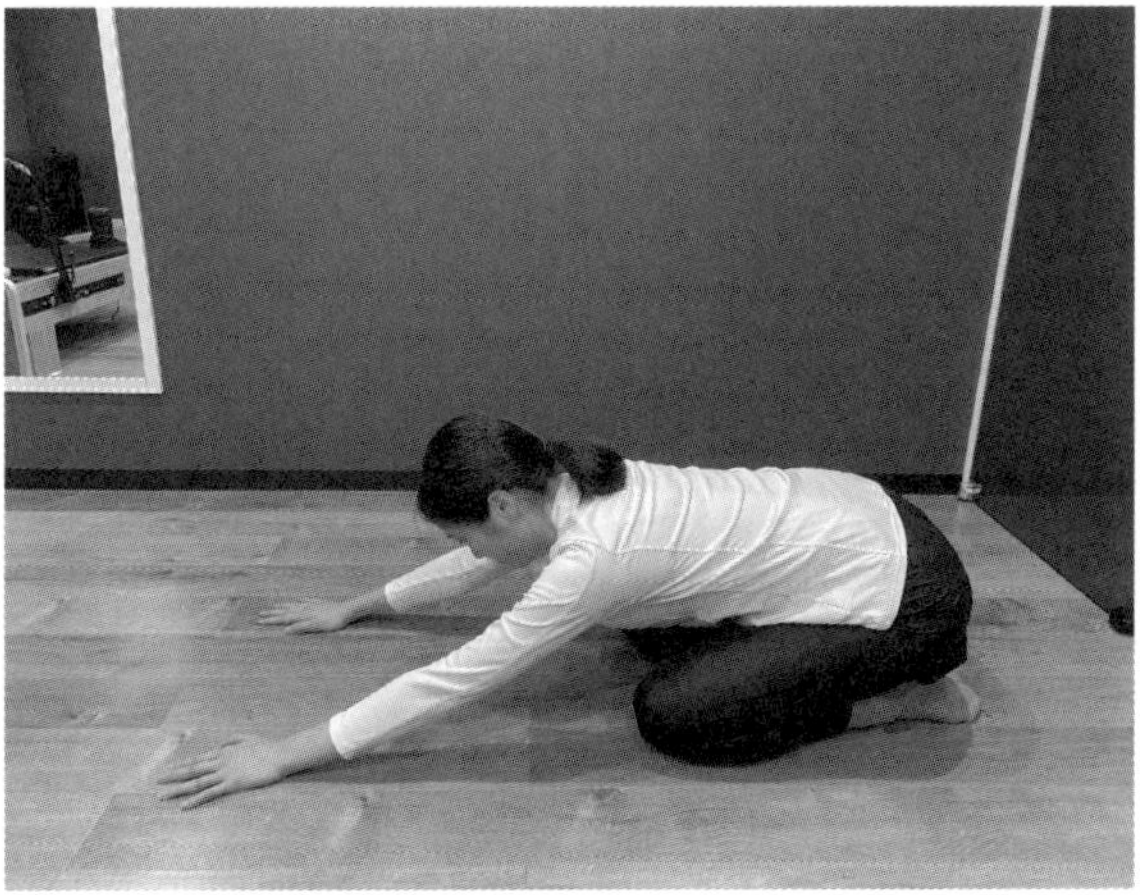

〔図表81　90度ヒップリフト①〕

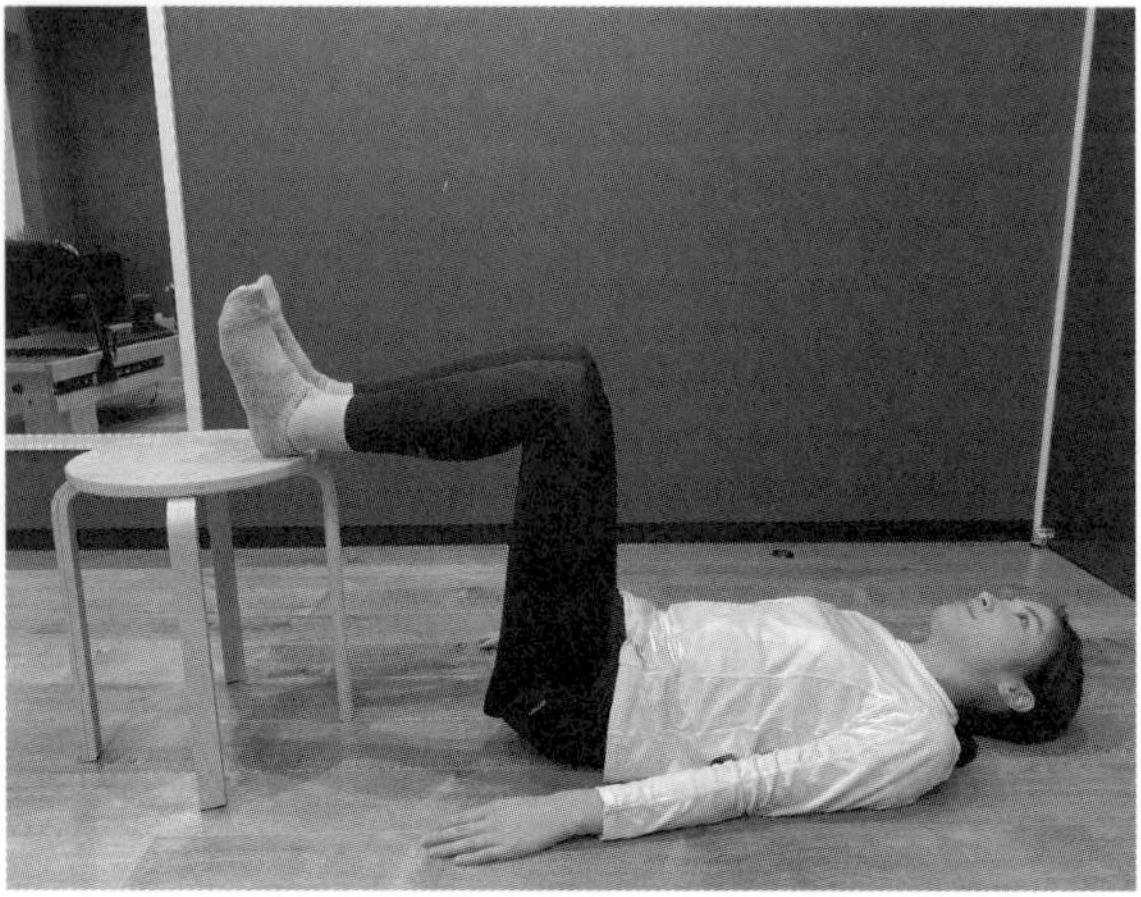

〔図表82　90度ヒップリフト②〕

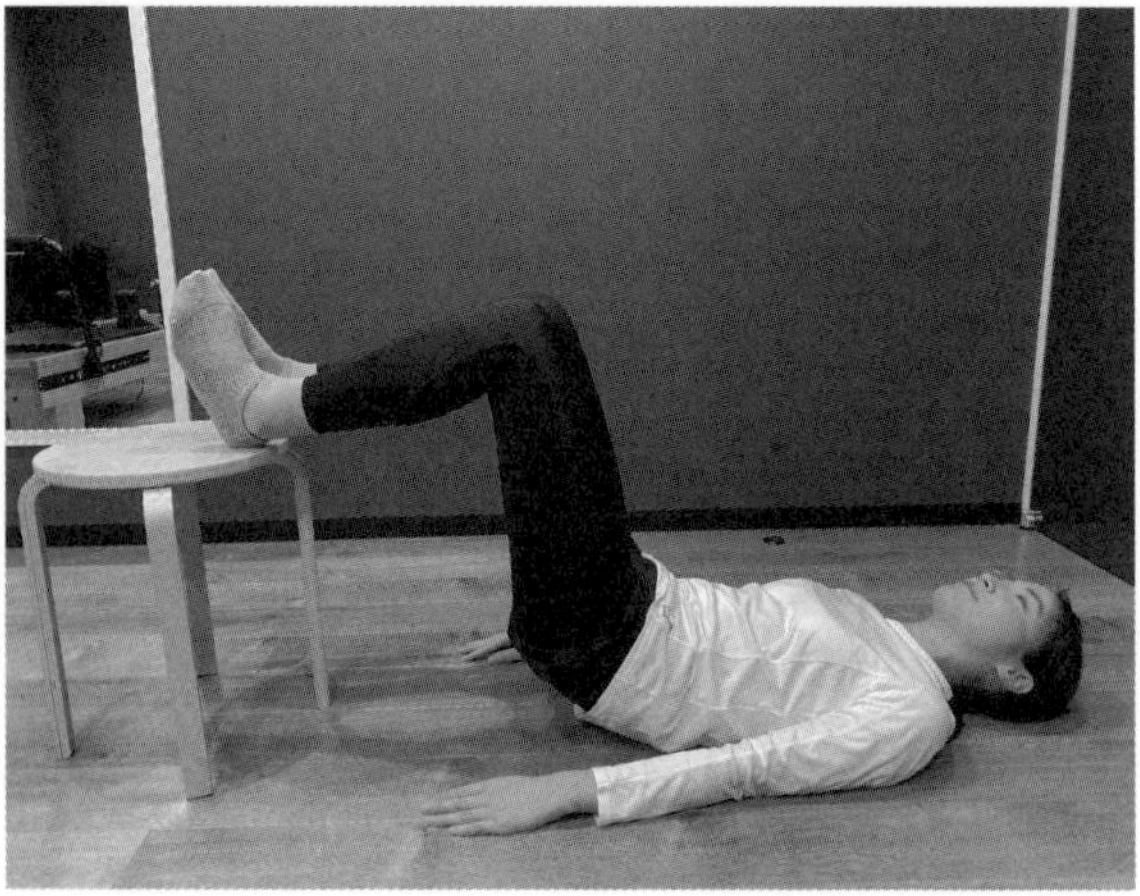

めに、手の幅は肩幅程度にしておきましょう。

②　かかとをお尻に近づけるように足のつけ根を折り曲げ、元の場所に戻す。

※骨盤から背骨、頭までが一直線を保ったまま行いましょう。

**90度ヒップリフト（図表81、82）**

①　仰向けになり、脚の角度が90度になるようにかかとをイスや台に乗せます。

②　かかとでイスや台を押すことで、腰と床の隙間を埋めます。このときに太ももの裏側に縮む感覚を得ましょう（小さな刺激で構いません）。

太ももの前側に触れてみて、柔らかくなっていればストレッチになっています。

そのまま30秒から60秒呼吸を繰り返しましょう。

※お腹を固めて腰の隙間を埋めてしまわないように気をつけましょう。

**ふくらはぎのストレッチ（図表83、84）**

①　壁に手を当てて脚を前後に開きます。後ろ足の人差し指を正面に向けて、かかとを床につけましょう。

このときに後脚のふくらはぎにストレッチを感じます。

〔図表83　ふくらはぎのストレッチ〕

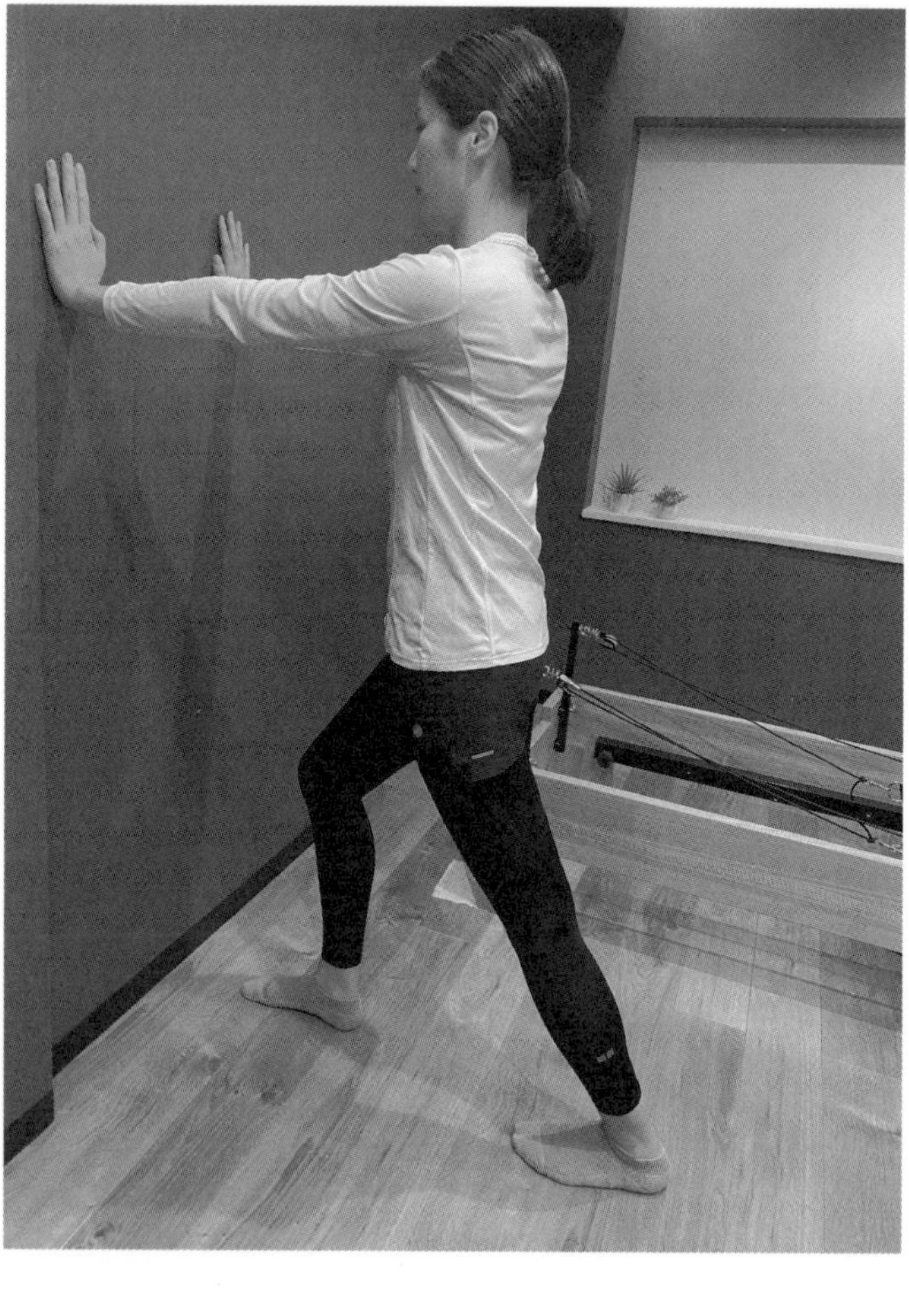

〔図表84　間違ったふくらはぎのストレッチ〕

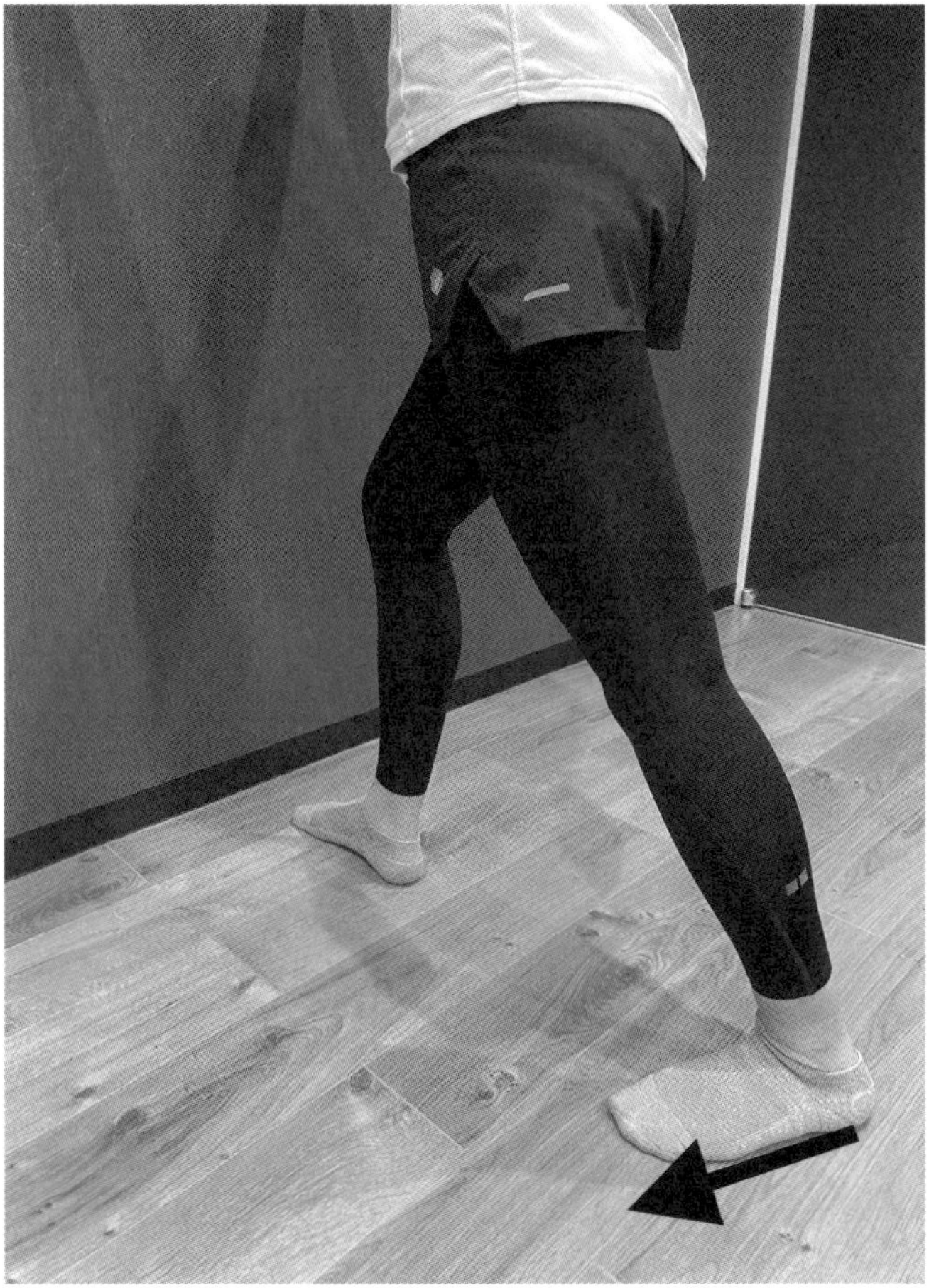

※つま先（人差し指）を外に向けてしまうと、十分なストレッチ感を得ることができません。

### 呼吸と大腰筋の活性化

脚を持ち上げる時に最も使いたい筋肉大腰筋はまさに背骨についている筋肉です。

呼吸で背骨を安定させながら脚を動かせるようになると、大腰筋が働きやすく、その分太ももの前側や外側の使いすぎを減らすことができます。

### デッドバグ（図表85、86、87、88）

①　仰向けで膝を股関節の上に、手を肩の真上に伸ばしましょう。呼吸を繰り返し、腹圧を高め、腰の隙間を埋めておきましょう。

②　片手ずつバンザイを繰り返す。

③　片脚ずつ、斜め45度に脚を伸ばす、戻すを繰り返す

④　対角の手脚を伸ばす、戻すを繰り返す。

腰が浮かない範囲でそれぞれ10回ずつ行いましょう。

※アゴが上がったり、肩が上がってしまわないように気をつけましょう。

呼吸が止まってお腹をぐっと固めすぎないようにしましょう（インナーマッスルよりア

〔図表85　デッドバグ①〕

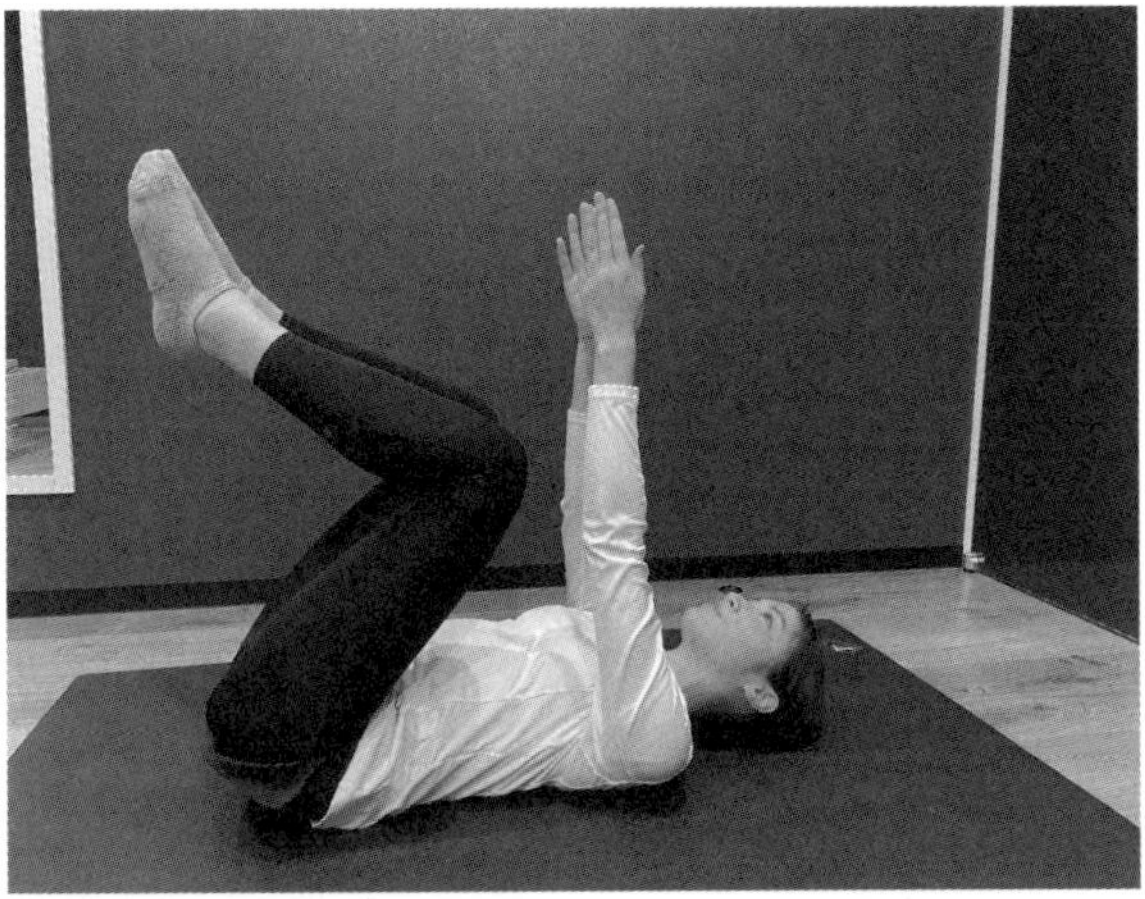

〔図表86　デッドバグ②〕

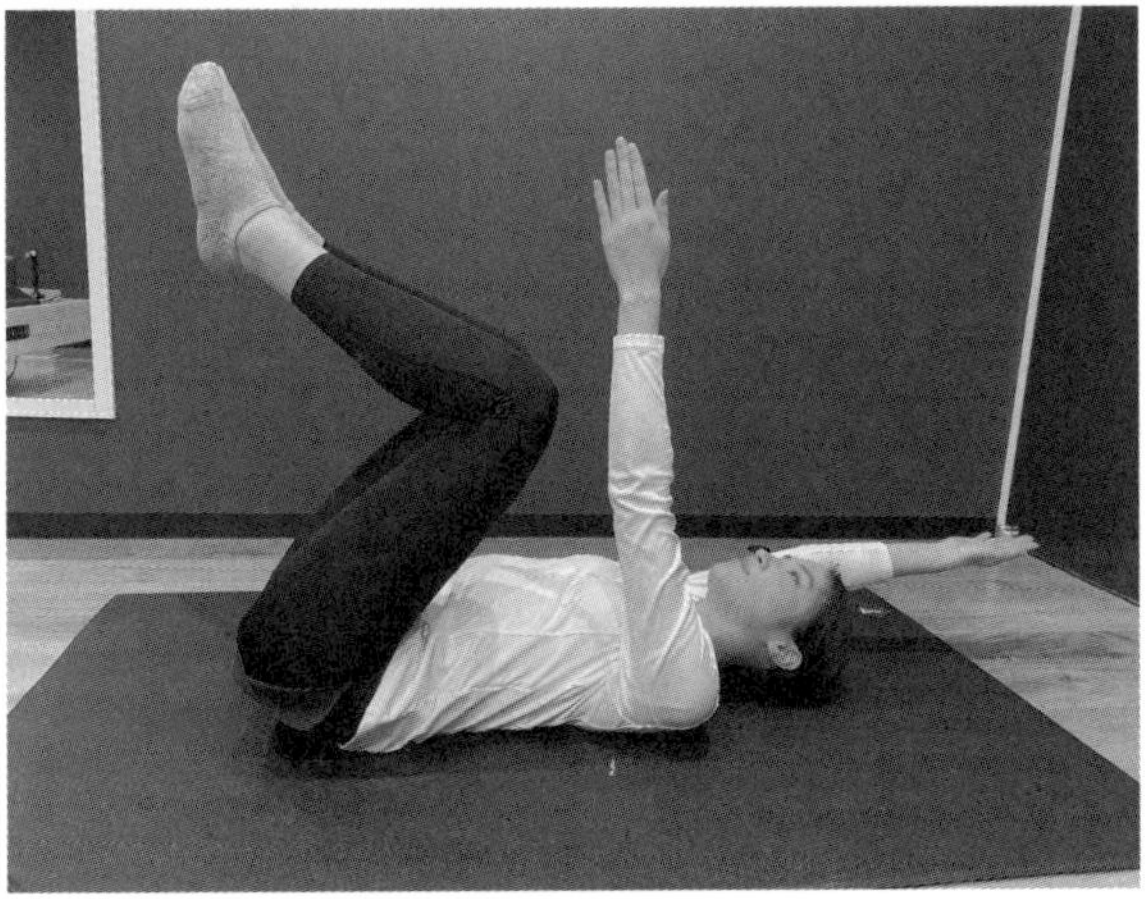

〔図表87　デッドバグ③〕

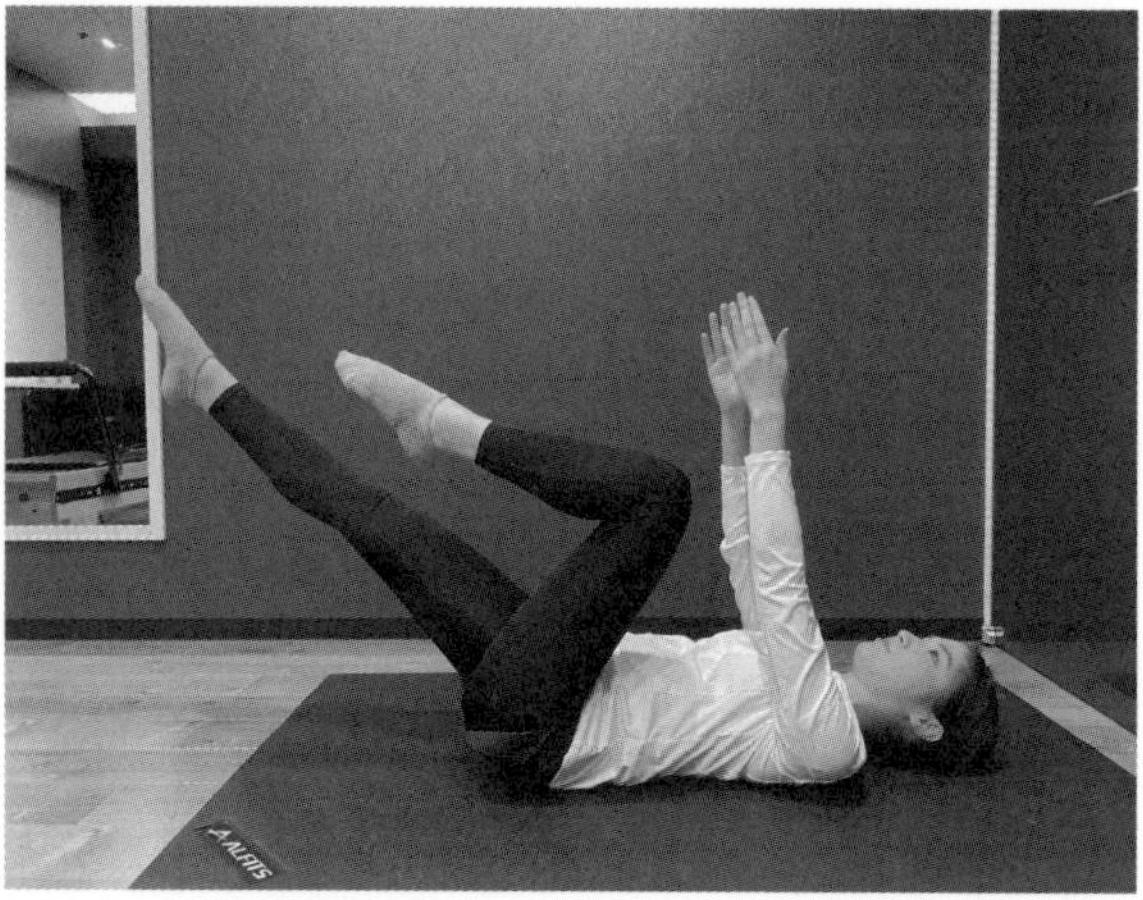

〔図表88　デッドバグ④〕

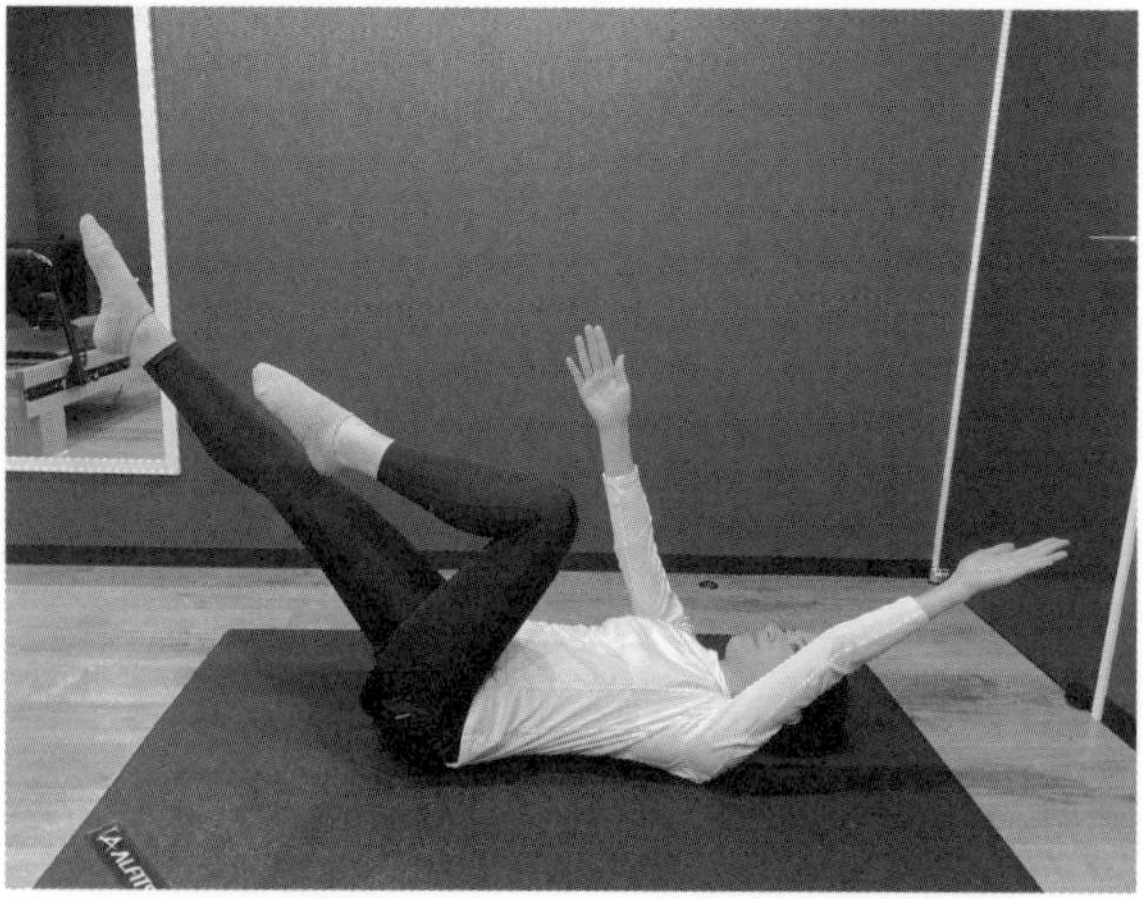

〔図表89　足裏アーチづくり〕

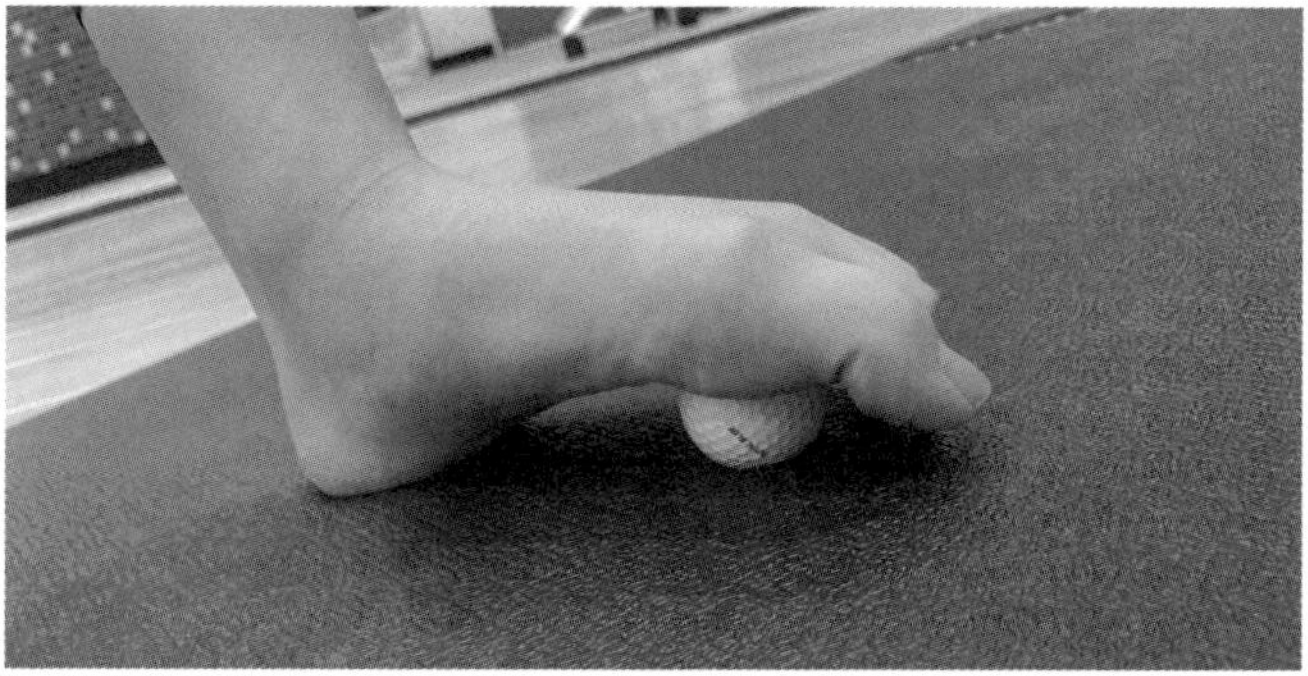

ウターマッスルに力がかかります）。

**足裏アーチの復活（図表89）**

① テニスボールやゴルフボール、スーパーボールを脚の裏真ん中からさらに前半分真ん中（４分の１の場所）に置き、踏みながらグーで握ります。このときに足の骨の拳が出るように握りましょう。握って緩めての動きを片足10回繰り返しましょう。

## 股関節、膝、足首のねじれを改善する

下半身をキレイに動かすためには、股関節、膝関節、足関節の連動が必要です。それぞれを偏りなく動かせることが筋肉の使いすぎを防ぎ、脚のシルエットを整えます。まさに各関節が役割をはたす動きの視点での姿勢が重要といえます。

〔図表90　ヒップローテーション①〕

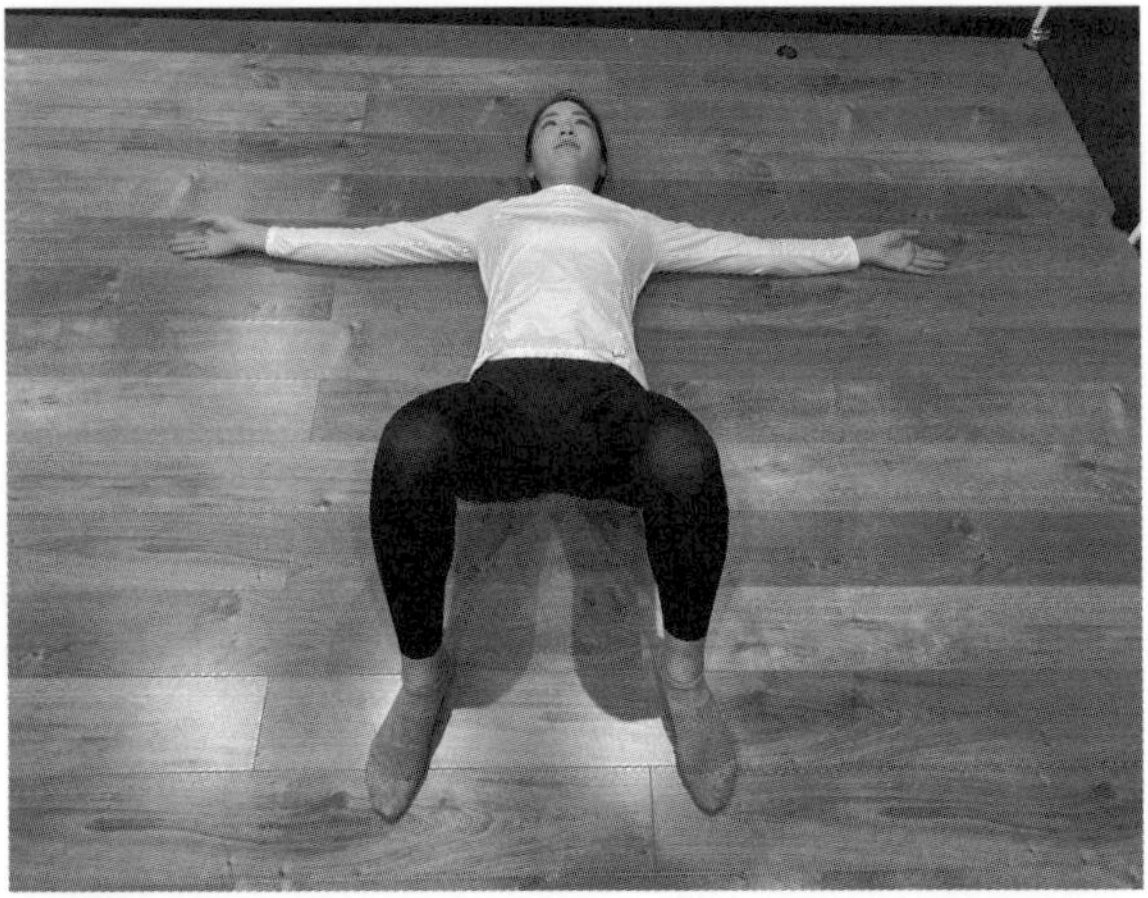

〔図表91　ヒップローテーション②〕

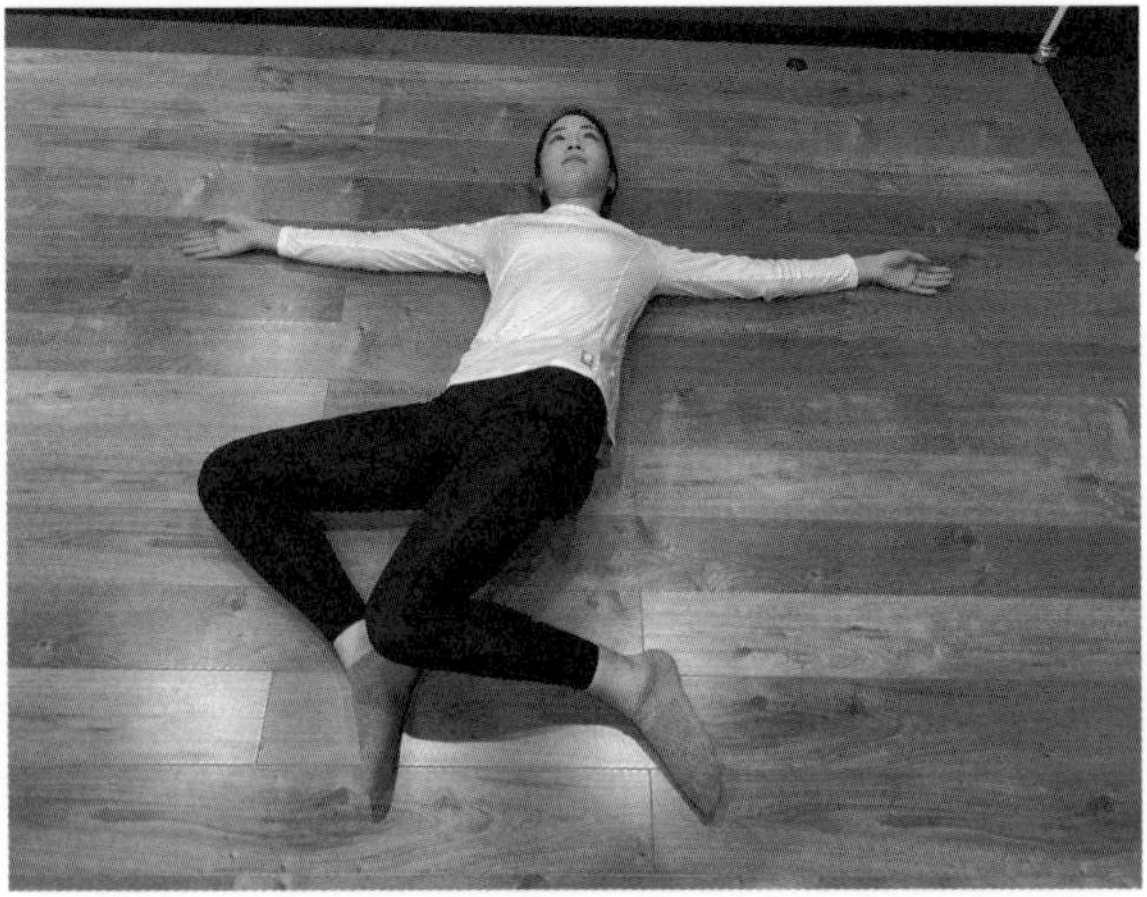

**ヒップローテーション（図表90、91）**

①仰向けで寝転び、腕は自然に開きます。脚を骨盤幅に開き、つま先は正面を向けましょう。

②ゆっくりと倒れるところまで横に脚を倒していきます。倒す際にお尻や足裏は多少浮いてもかまいません。そこからゆっくりとスタートポジションへ戻す。反対側も同じように傾けます。

股関節から捻るイメージで実施しましょう。

10往復から15往復を目安に行いましょう。

※倒す際に上半身は正面をむいたままにしましょう。

**膝の内捻りエクササイズ（図表92、93）**

①片膝を立てて座ります。膝は外側に向け、つま先は立てて内側を向けたまま、かかとで床を押しましょう。

②可能であればかかとで床を押しながら膝を曲げていき、また元の位置に戻します。このときに太もも裏の内側に刺激を感じることができます。片脚で5往復から10往復行いましょう。

〔図表92　膝の内捻りエクササイズ①〕

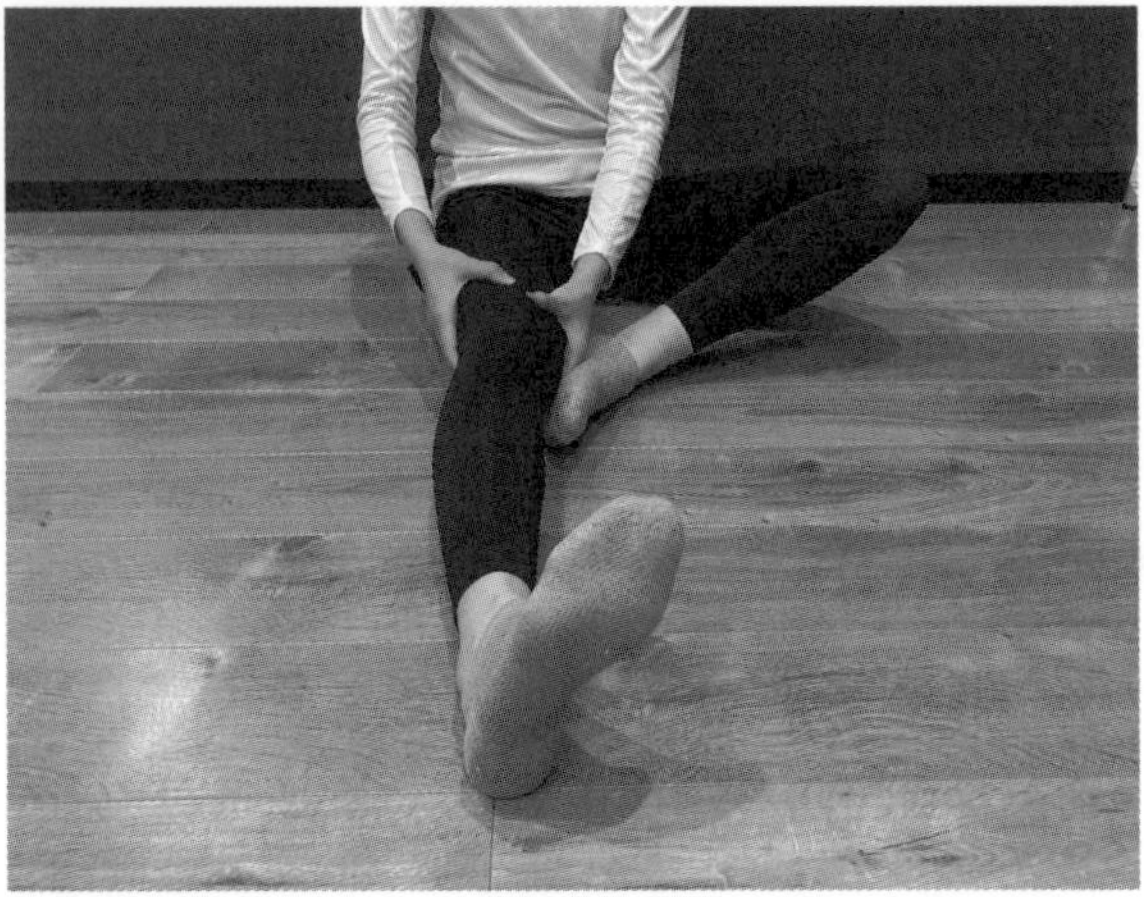

〔図表93　膝の内捻りエクササイズ②〕

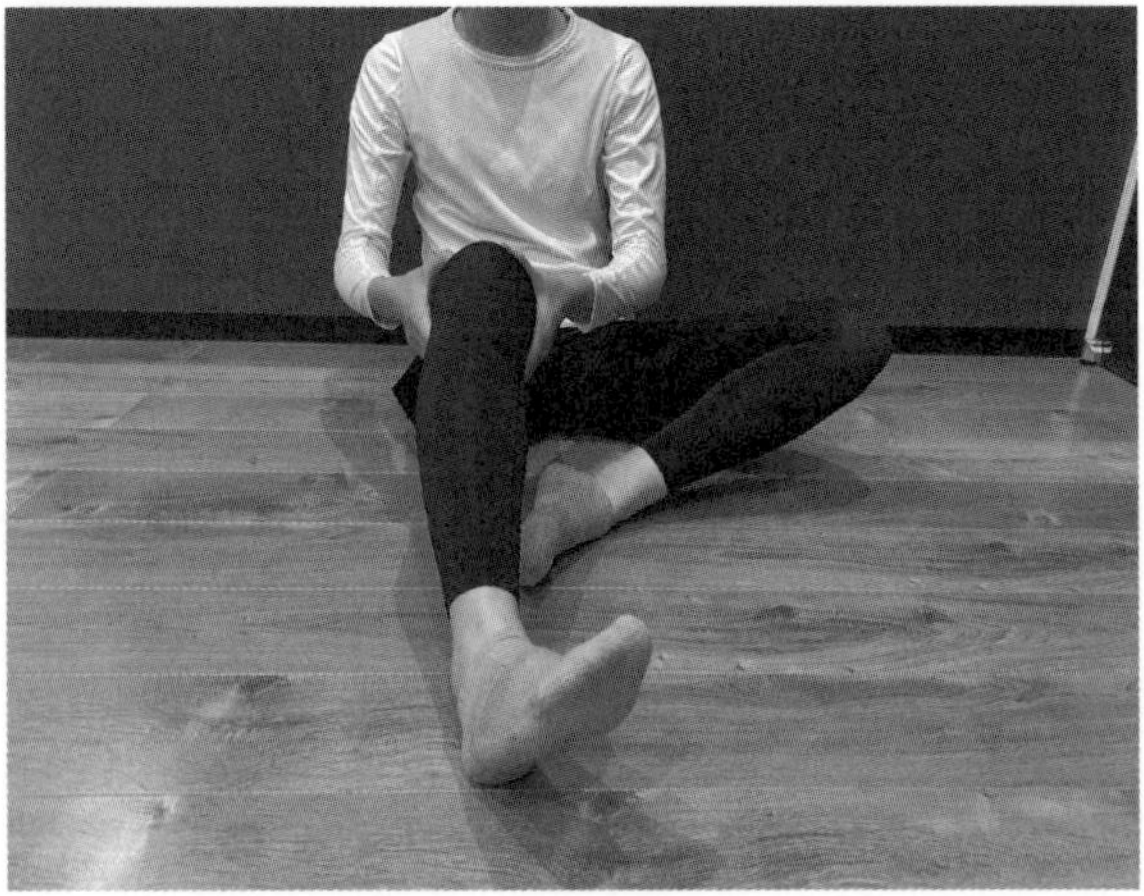

〔図表94　カーフレイズ①〕

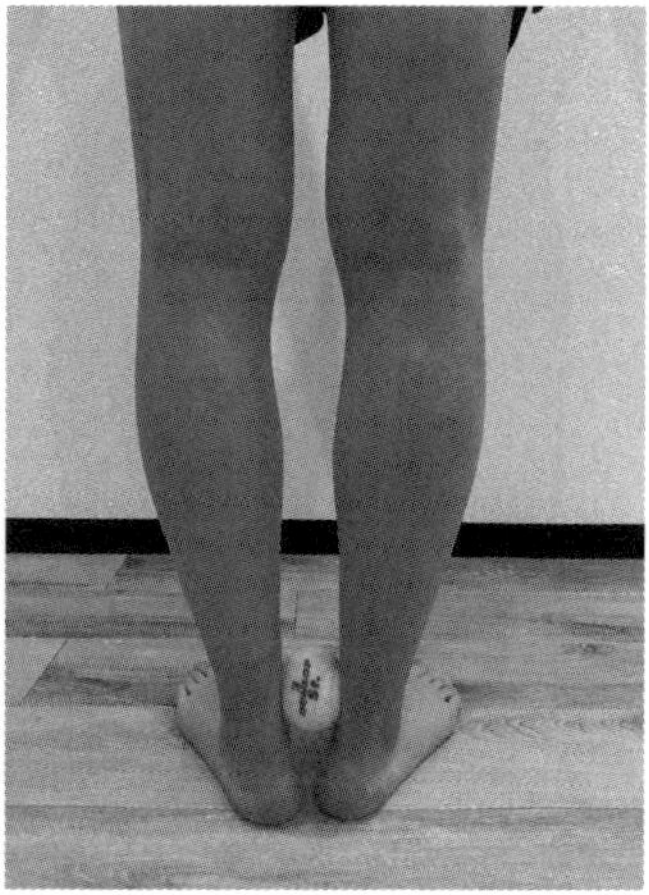

〔図表95　カーフレイズ②〕

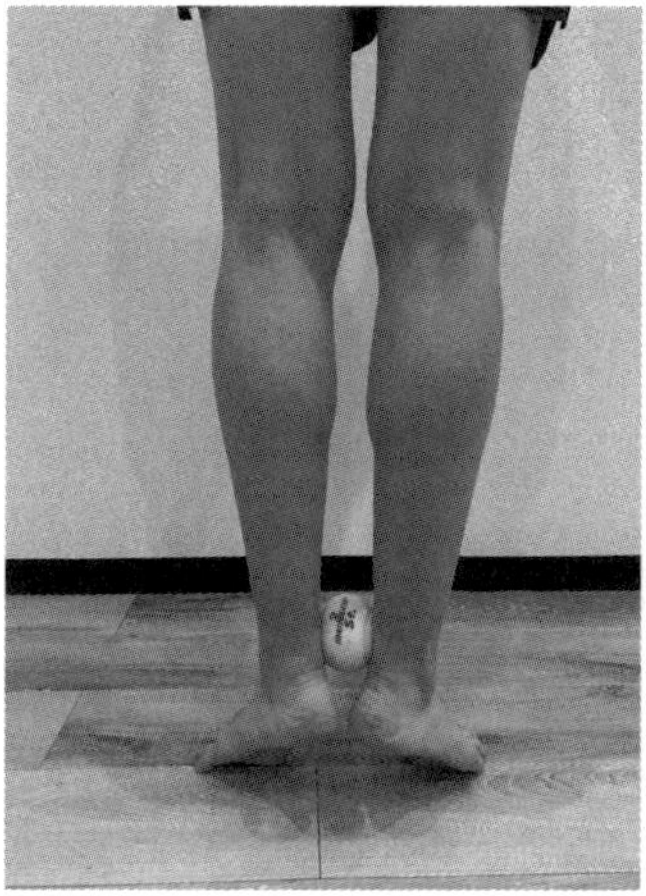

**カーフレイズ（図表94、95）**

①　ふくらはぎ内側の間にボールを挟んで立ちます。かかと同士はつけておきます。

②　ボールを挟んだままゆっくりとかかとの上げ下げを繰り返しましょう。母指球で床を押す意識で地面を蹴りましょう。

10回から20回を目安に行いましょう。

※重心が前に乗りすぎないように注意します。ボールが落ちると重心が外に逃げているということになります。

**上半身と下半身の連動（図表96、97、98）**

骨盤を安定させながら背骨の動きを引き出すことで、上半身の連動をつくります。

〔図表96　上半身と下半身の連動①〕

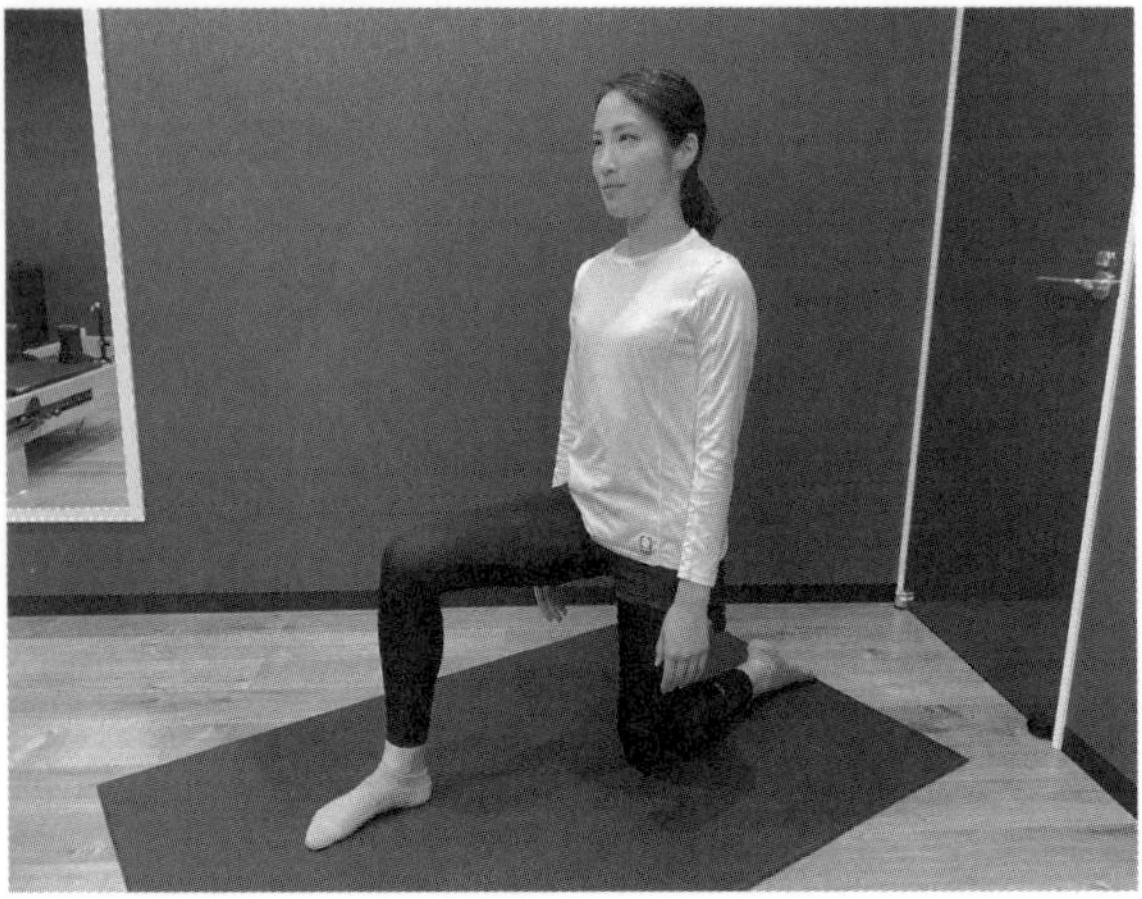

上半身の位置を正しくコントロールすることで、下半身の負担を減らします。結果下半身の筋肉の使いすぎを防ぎます。

① 片膝立ちになり、両方の膝が90度に曲がったポジションを取ります。
このときに、骨盤、膝、人差し指が一直線になるように揃えましょう。

② 脚を腰幅に開き、肩甲骨はニュートラルポジションをキープします。
頭から後ろ側の膝までが一直線になるようにしましょう。

③ 骨盤と肩の高さは平行に保ちます。
手を胸の前で合わせたところから、身体の軸を保ちながら片腕を後ろに開いていきます。

腕のラインが一直線になったところか

〔図表97　上半身と下半身の連動②〕

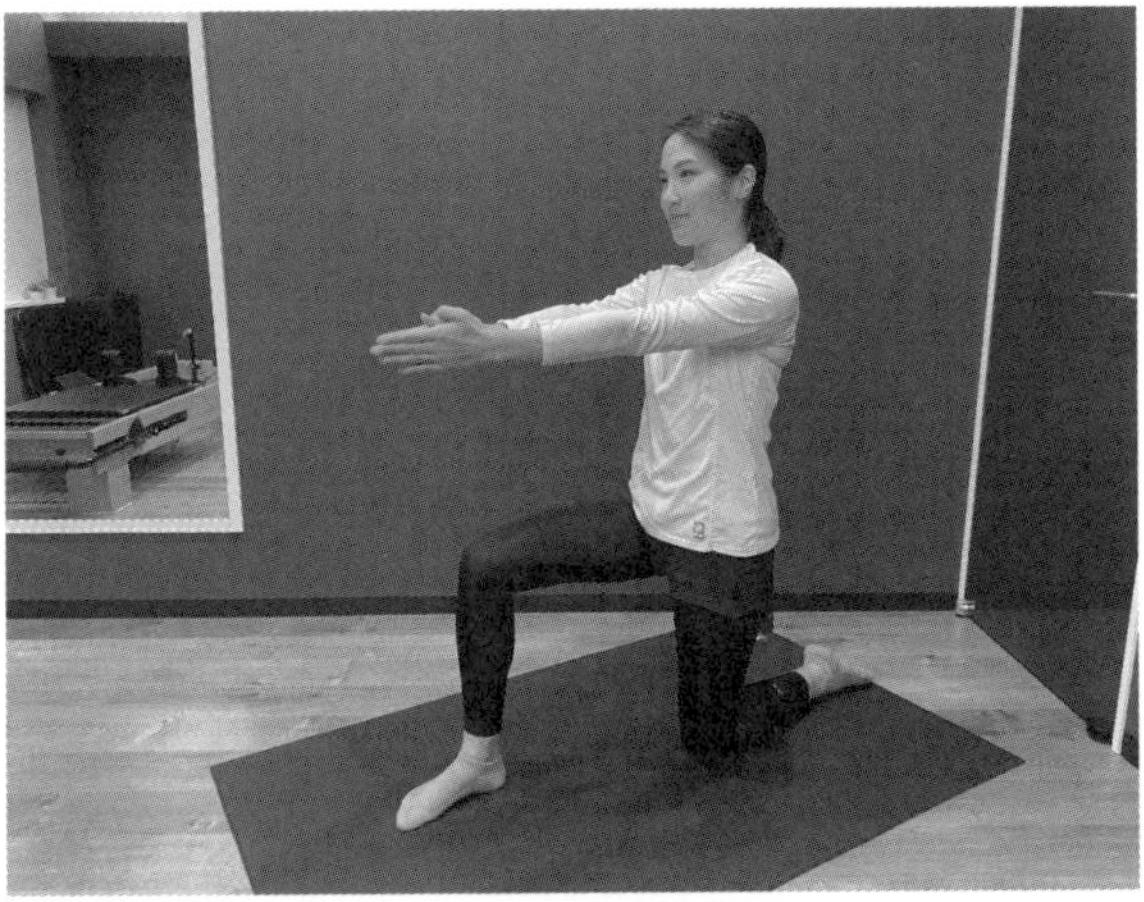

〔図表98　上半身と下半身の連動③〕

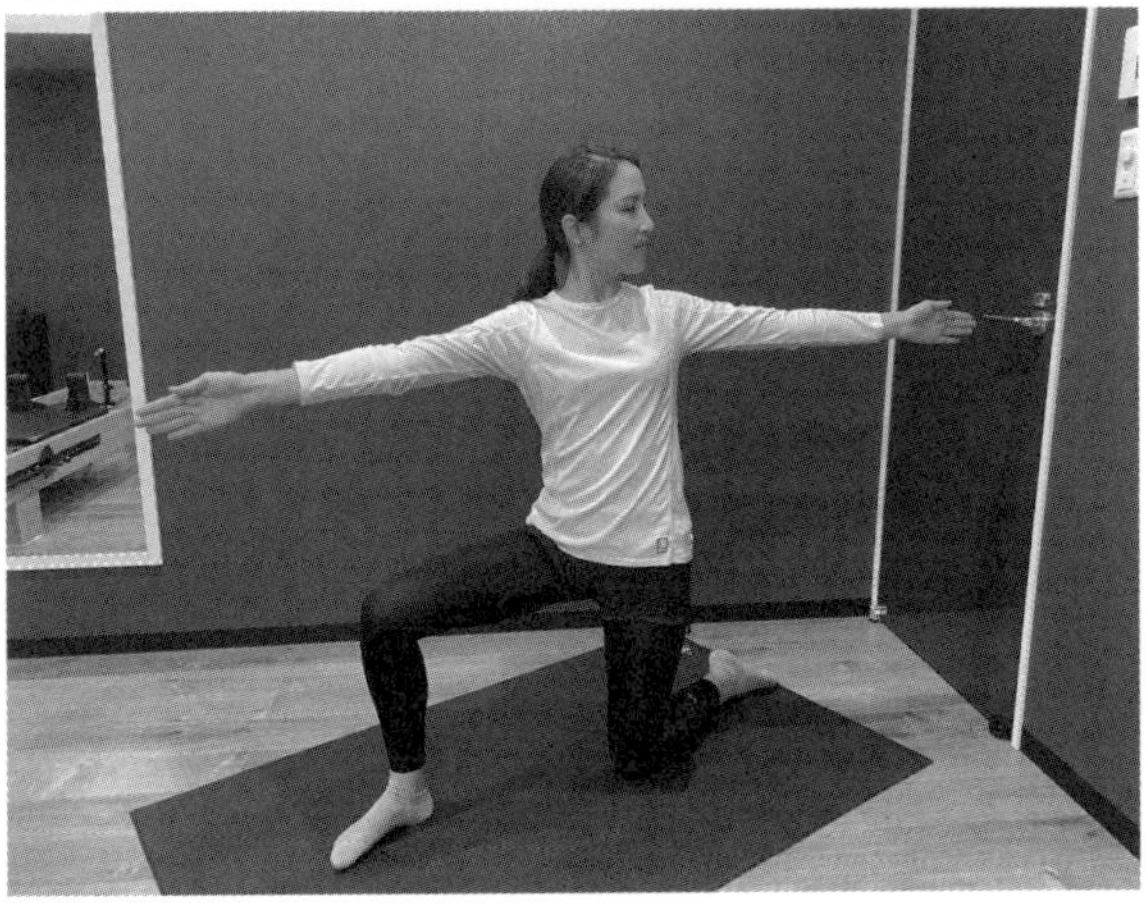

ら元に戻します。

5回から10回繰り返しましょう。
※腰が反ったり肩が上がらないように気をつけましょう。
ここからは、美しい太ももやふくらはぎのラインを手に入れる大切なポイントを解説していきます。

# 下半身太りは筋肉の弱さではない

## 鍛えるほどに下半身がたくましくなる

「太ももの筋肉は身体の中でも大きな筋肉で、トレーニングすることで代謝が上がる、だから下半身のトレーニングをしましょう」「美脚になるために下半身を鍛えましょう」という言葉をよく見聞きしませんか？

王道はスクワット。ジムでも家でも頑張っている方が多いと思います。

スクワットを始め下半身のトレーニングを頑張っているのに脚が細くならない、逆にパンパンになった、むくみが強くなったという方は、一旦ご自身の身体を整える必要があるサイン。

〔図表99　大腿四頭筋〕

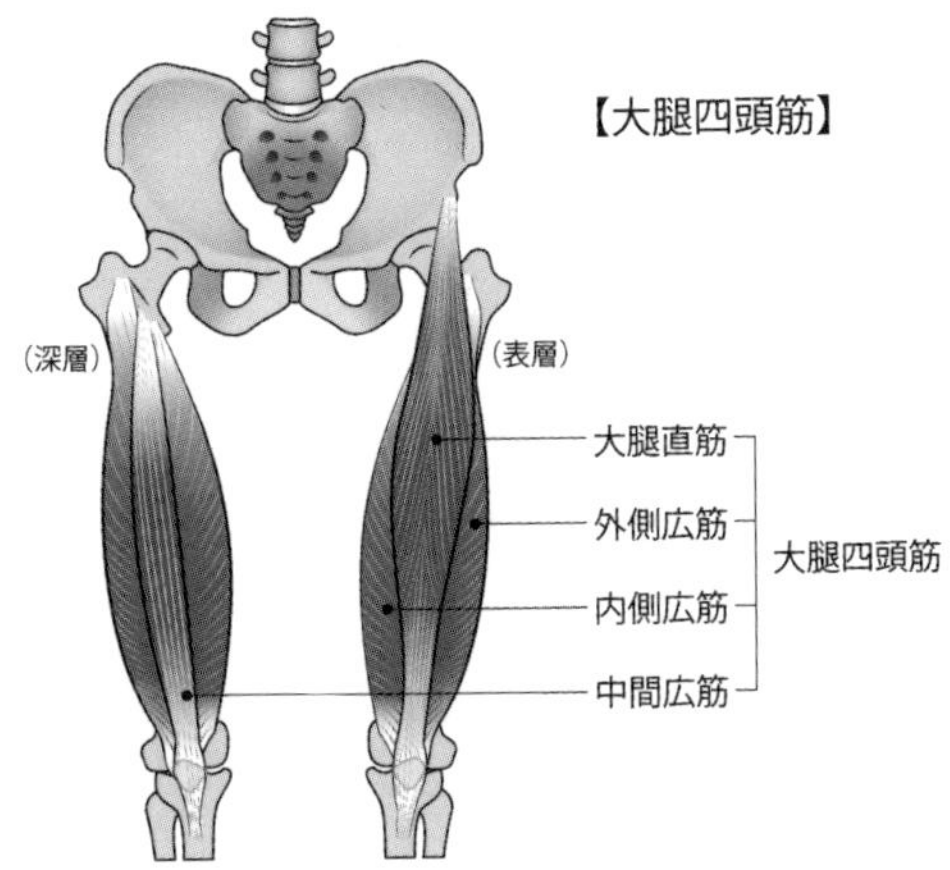


これも、反り腰のままにトレーニングしてしまうということに原因があります。

確かに、太ももの筋肉はカラダの筋肉でもっとも大きい筋肉であり、何もしなければ1年で1％も落ちてしまうという大事な部分です（図表99）。

したがって、下半身をトレーニングすることは大切です。むしろしていただきたいのです。

しかし、これが必ずしも美脚に繋がるかといわれるとそうではありません。下半身の筋力があることと、下半身の使い方が美しいということは別物なのです。両方を兼ね備えることが理想的ですが、多くの日本人は筋力という点に偏りがちです。

## 下半身太りは背骨の硬さ

ここで下半身について触れる前に、最も重要なポイントをご紹介します。それは背骨です。

一見下半身の話で上半身は関係がないように思われますが、はじめに上半身の見直しが必要不可欠です。

私たちは床から反力という力を受けています。

その力を吸収する部分が背骨です。

しかし、その背骨が固ければ（言い換えると背骨のS字カーブが少ないということです）、吸収しきれない力は筋肉で吸収することになってしまいます。

それが太ももやふくらはぎといった下半身の筋肉です。

背骨が硬い分、地面からの衝撃を受けるたびに太ももやふくらはぎの筋肉が受け止めるため、そこがパンパンに張ってきます。

着圧ソックスを履いているのにむくみが改善しないという方も、結果として下半身がむくんでいるのであって、原因は背骨の硬さということが考えられます。

背骨を硬くする原因は？　まさに反り腰ですね。やはり反り腰筋を整え、呼吸を整えることが必要不可欠です。下半身を見直す前にまずは上半身を見直しましょう。

## 腕を振るから脚は前に出る

下半身太りの方は腕をうまく振れていません。

歩くときにもちろん腕を振ると思いますが、どこから振っているでしょうか？

実は腕は振らされている状態にあり、背骨（胸椎）を捻ることにより腕が振られて脚が前に出ています。これは身体の連動です。

しかし、胸椎の捻りが出なければ、腕の振りも小さく、足幅も狭くなってしまいます。結果として上半身からの連動を使えずに脚ばかり振り上げて歩くことになるので、下半身の筋肉が頑張りすぎて筋肉がつきやすくなります。

まずは胸椎の捻りが出ているかを見直しましょう。

ちなみに、胸椎の捻りを出すためには、呼吸に関わる肋骨に加え、肩甲骨の位置が重要です。

肋骨が前に開きっぱなし、肩甲骨が前方化していると胸椎の捻りは出ません。この動きが出にくい場合は2章のエクササイズを実施しておく必要があります（86〜98頁参照）。

また、自身の上半身に改善の余地があるのかを知りたい場合は、1章のしゃがみこみテスト、腕の輪通しテスト、ロールオーバーチェックを実施してみましょう。できない動きがあれば上半身からの見直しが優先です。

# 下半身太りになる身体の使い方

## 鍛えるよりも関節の使い方を見直すことが大切

下半身太りは筋力よりも身体の使い方に原因があります。

トレーニングの前に、関節が正しい役割を果たしているかを確認しましょう。下半身に関わる関節は、股関節、膝関節、足関節（足首）です（図表１００）。

〔図表100　下半身の関節〕

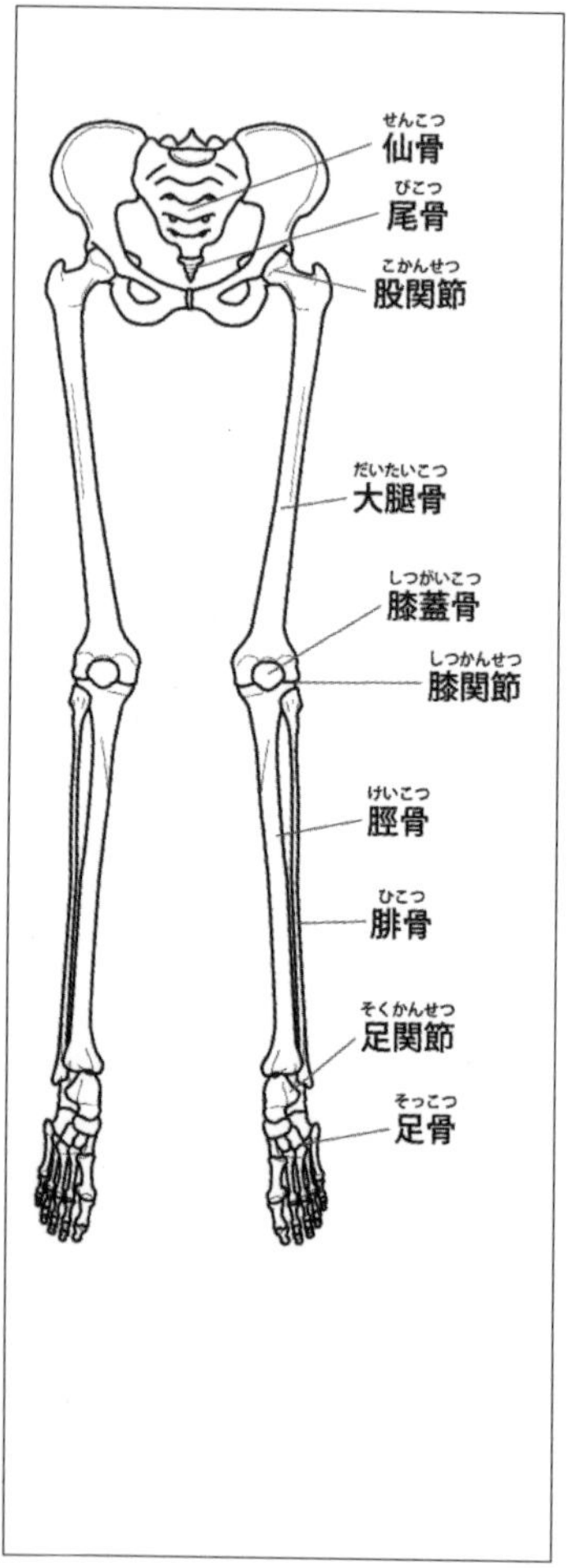

〔図表102　正しいスクワット（正面）〕

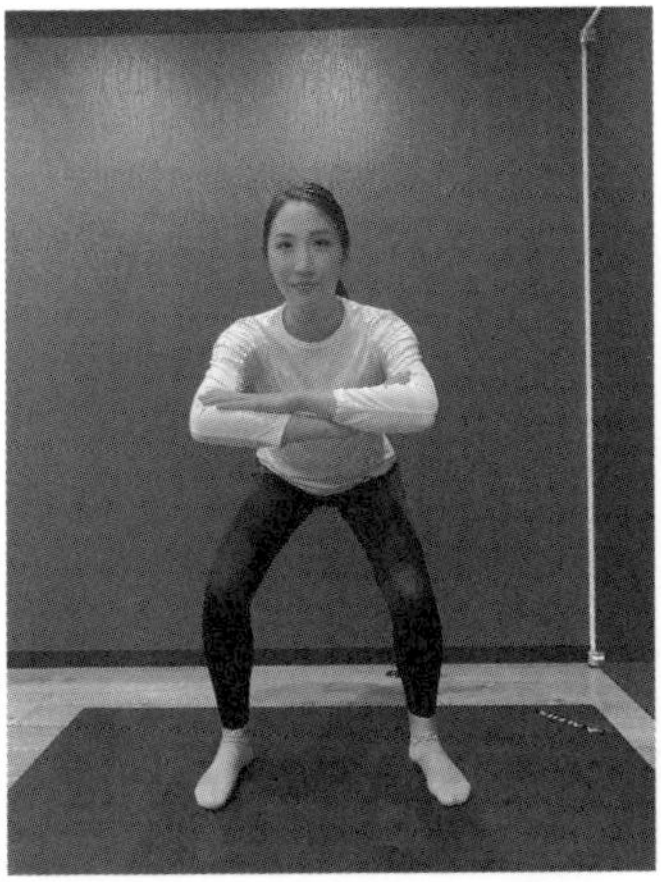

〔図表101　関節が正しく使えていないスクワット（正面）〕

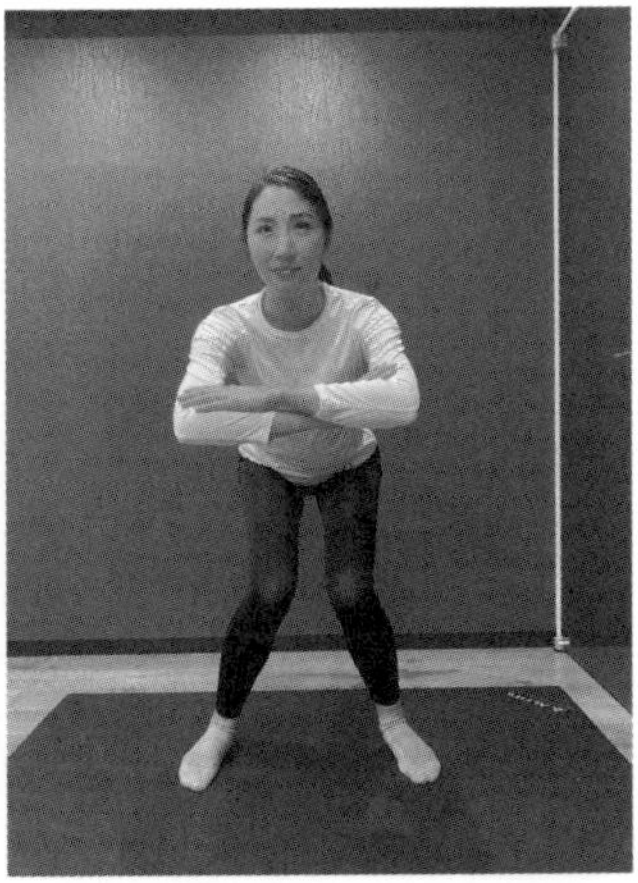

〔図表104　正しいスクワット（横）〕

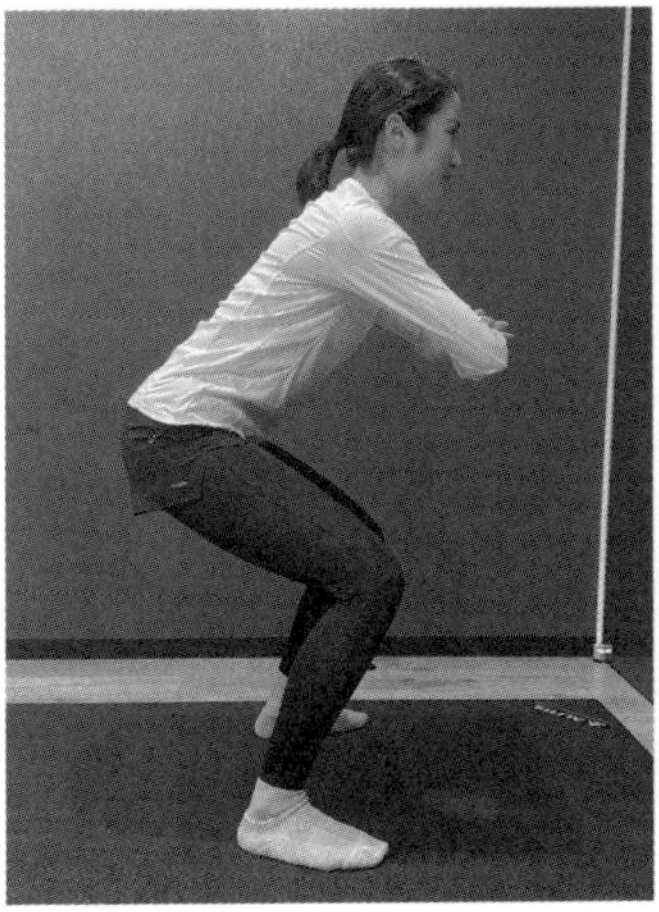

〔図表103　関節が正しく使えていないスクワット（横）〕

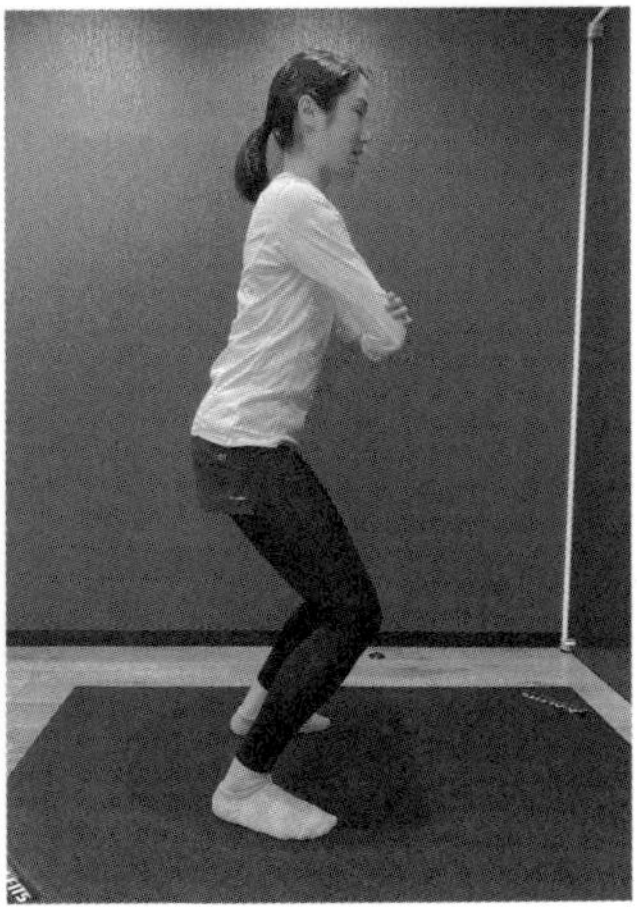

関節の動きは互い違いになっており、股関節は動きが出る、膝は安定している、足首は動きが出るという役割を果たしています。

しかし、下半身太りの方はこれが逆転しているケースが多いのです。股関節が固まり、膝は不安定で動きすぎ、足首が固まっているという状況になっています。

スクワットをチェックしてみましょう。正しい関節の動きは出ていますか？

また別で下半身の筋力と連動性を確かめるチェックがあります。本来はロコモティブシンドローム（運動器症候群）という将来介護が必要になるかもしれないことを確認する1つのチェックですが、ここで下半身の使い方の癖を見ることができます。

理想的なスクワットは正面から見ると膝と人差し指が揃います（図表102）。

膝と人差し指が揃っていない例です（図表101）。

横からみると理想的な姿勢はスネと背中が並行になります（図表104）。

次はスネと背中が平行になっていない例です（図表103）。

**下半身の連動性チェック（図表105、106）**

イスに座って脚を90度より少し深く曲げておきます。片足を前に伸ばします。手を胸の前に組みましょう。

〔図表105　下半身の連動性チェック①〕

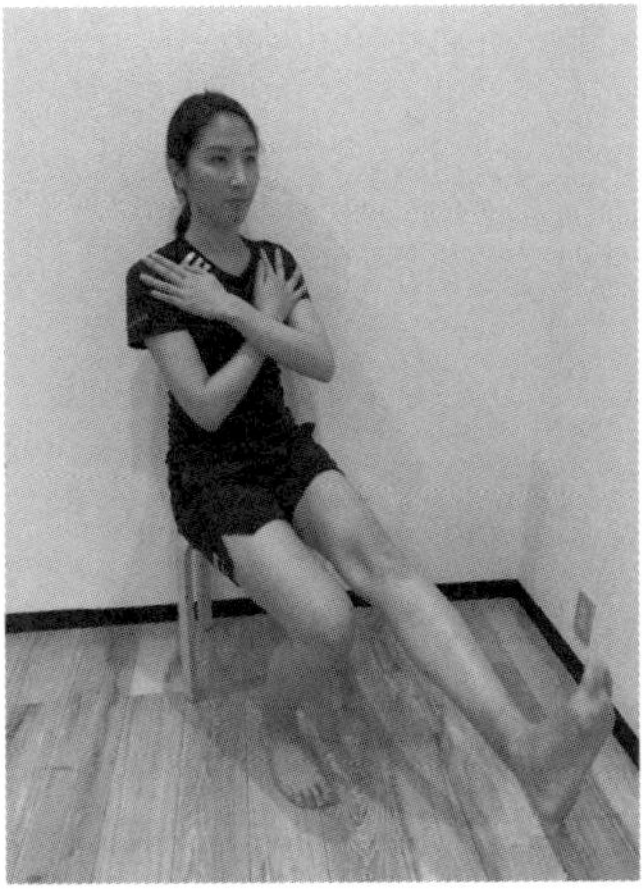

〔図表106　下半身の連動性チェック②〕

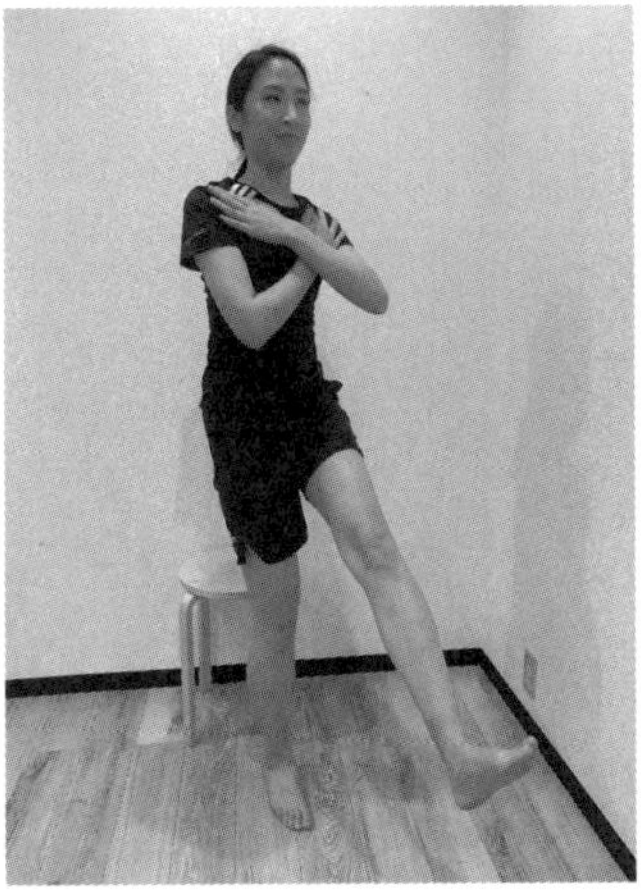

そこから片足で立ち上がり、３秒静止します。

立ち上がることができなかった、立ち上がっても３秒静止することができなかった場合は自分の身体を下半身でコントロールができていない可能性があります。

## 下半身太りに多いニーイントゥアウト姿勢

先ほどのチェックでよくありがちなパターンは膝が内側に向いてつま先が外側に向くという傾向です（図表１０７）。

本来は骨盤、膝、人差し指が一直線に並びます（図表１０８）。

これは、どこかの各関節が正しい役割を果たせていないがゆえの結果とも言えます。

〔図表108　理想的な脚のライン〕

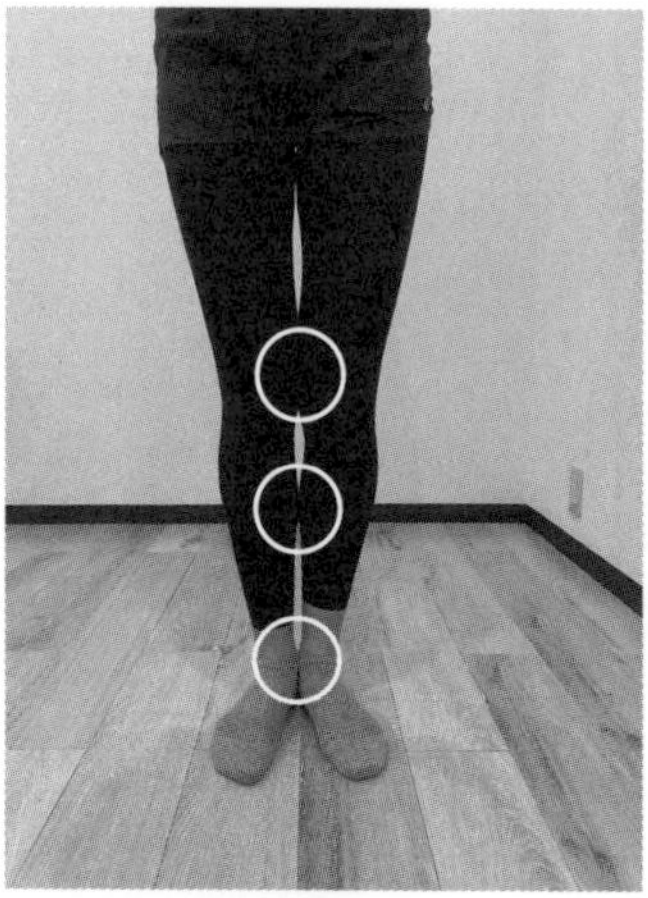

〔図表107　ニーイントゥアウト姿勢〕

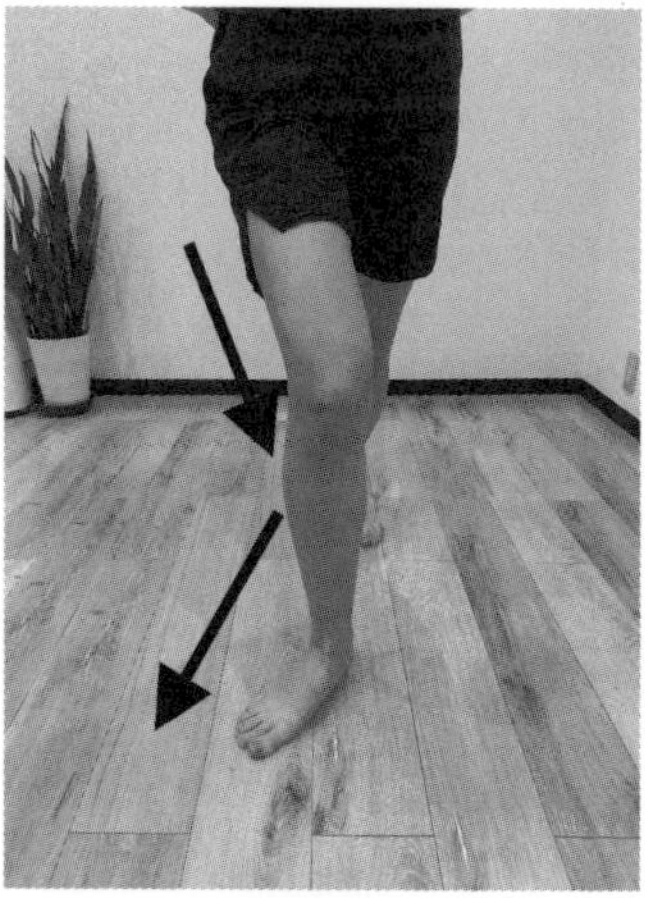

〔図表111　O脚〕

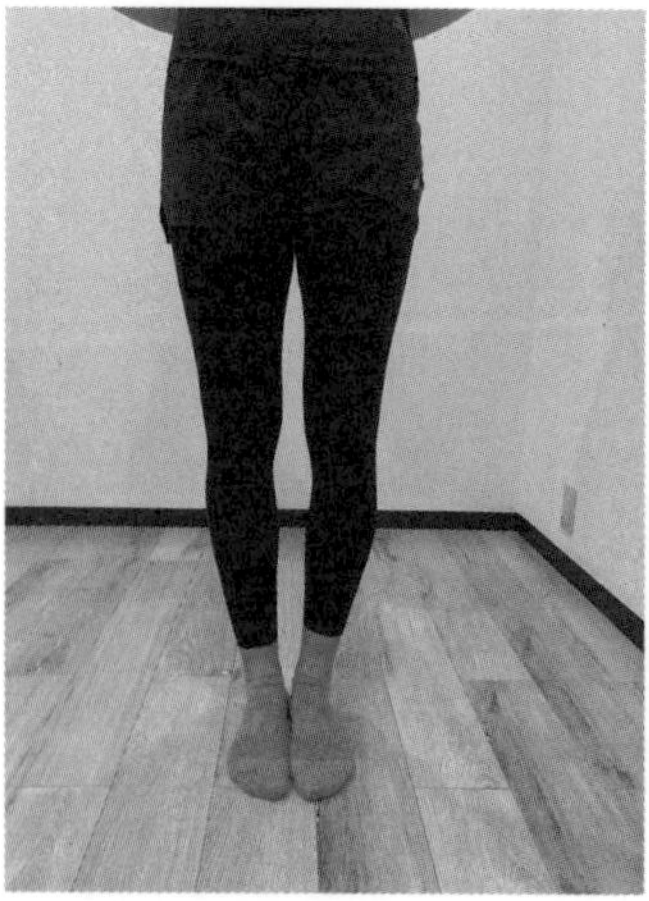

〔図表110　X脚〕

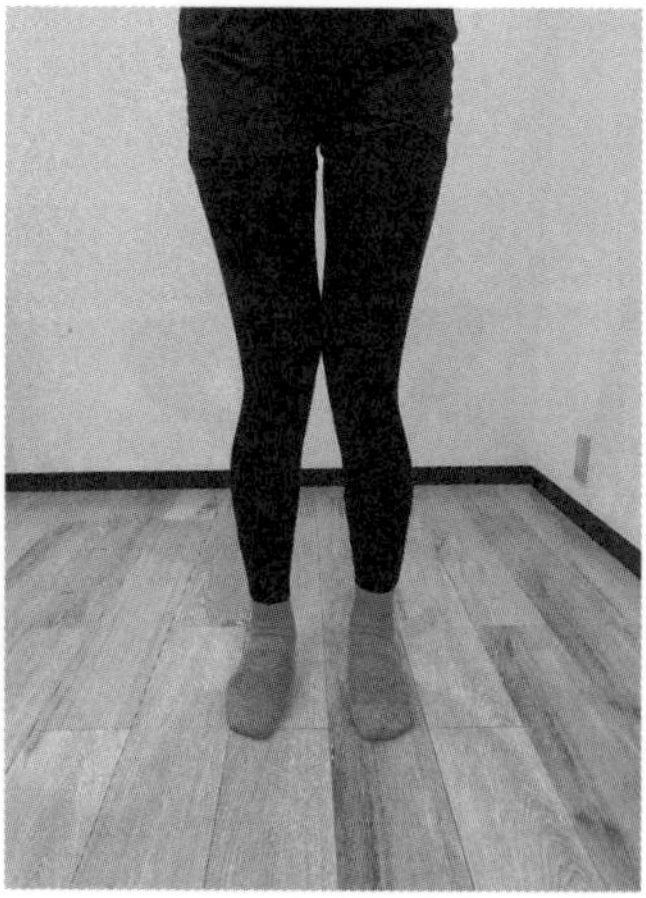

### ニーイントゥアウト

これをきっかけにO脚やX脚に繋がり、脚のシルエットが崩れます。

本来は脚を閉じたときにくるぶし、ふくらはぎ、膝がついている状態が理想的ですが、ニーイントゥアウト傾向になると、膝、ふくらはぎ、くるぶしのどこかまたはすべてが離れてO脚やX脚傾向になります（図表110、111）。

### 反り腰からの下半身太りのメカニズム

反り腰になってしまうと、骨盤が前傾し、股関節が曲がったままで固まります。そのせいで、太ももの前や外の筋肉が縮みっぱなしになります（図表112）。

これらは股関節を曲げる筋肉なので、股関節屈筋と呼ばれています。

何度もお伝えしているように、筋肉は伸び縮みで正しい動きが出ます。

縮みっぱなしでは筋肉が固まり、血流の流れが滞るのでむくみます。

また、脚のつけ根には鼠蹊リンパ節という老廃物を流すためのゴミ箱があります（図表114）。足指の間から鼠蹊部に向かって老廃物が上がってくるわけですが、反り腰で骨盤が前傾することで、脚のつけ根が曲がります。

さらに外側の太ももは股関節を内側に捻ってしまう作用もあるため、二重で老廃物が流

〔図表112　骨盤の前傾と股関節の屈曲〕

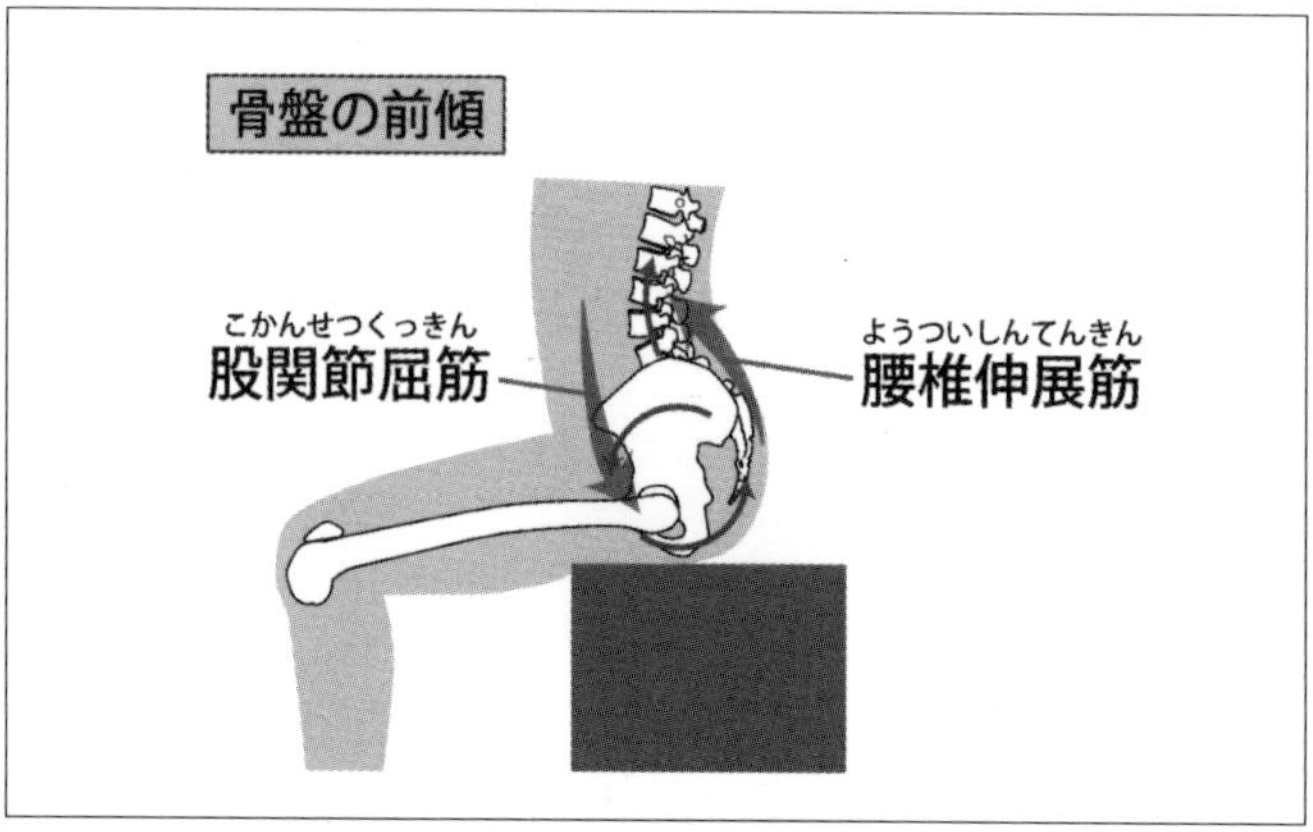


〔図表113　股関節の内旋〕

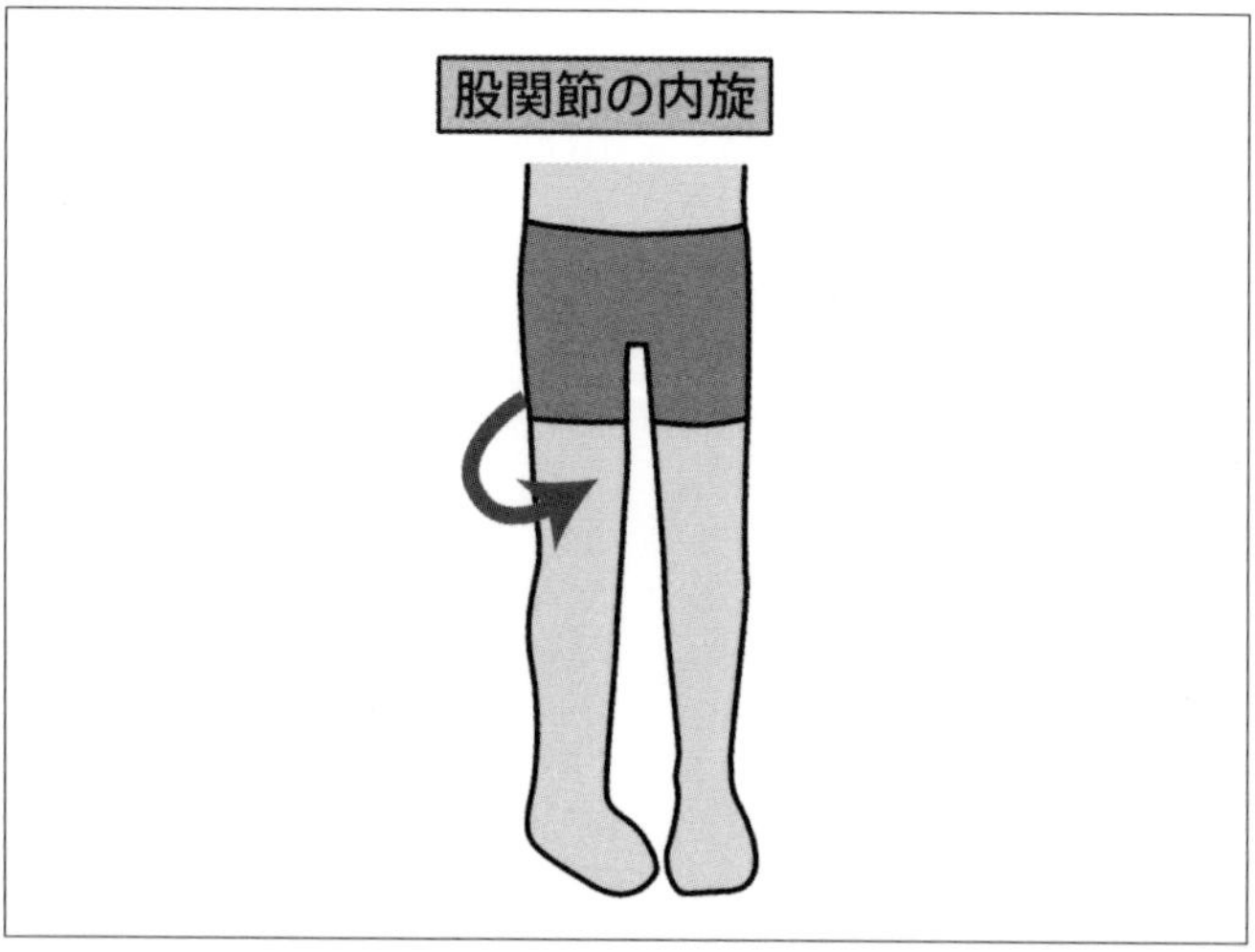

〔図表114　主なリンパ節〕

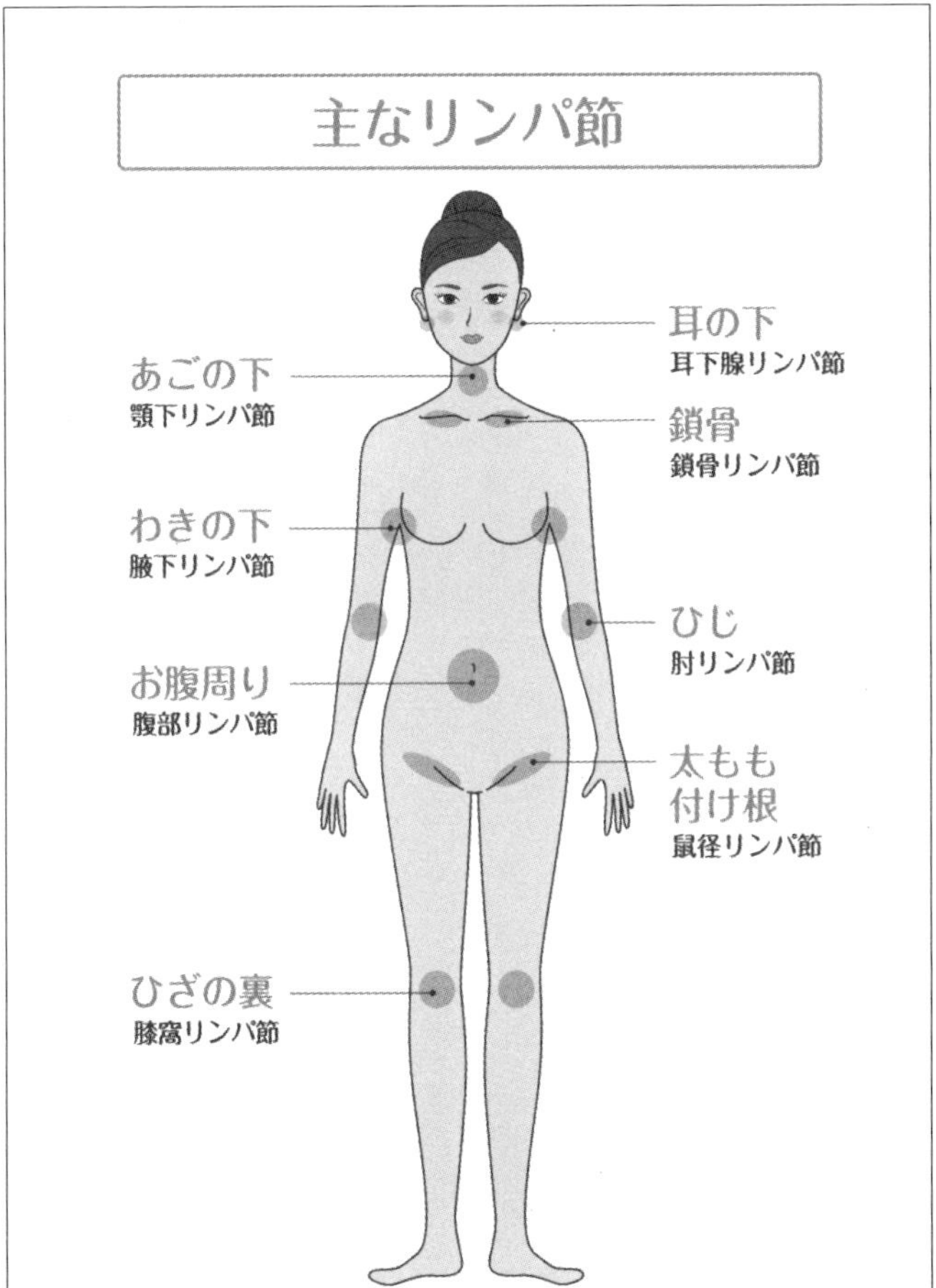

れにくい状況をつくります（図表１１３）。

そのまま太もものトレーニングをすると、さらにリンパを流れる疲労物質がたまり、それが流れ出せないのでむくみによる下半身太りを助長してしまいます。

近年下半身太りというワードを巷で見ることが多くなったのは、やはりデスクワークによる影響が大きいと考えられます。

座るという姿勢は脚のつけ根をずっと曲げっぱなしですので、鼠蹊部が詰まりやすく、むくみやすいのです。

股関節が固まってしまうとその下の膝は不安定になります。膝は曲がったときにだけ内外に捻れるという特徴があり、股関節が内に捻れやすいぶん、膝下は外側に捻れていきます。

さらに、膝からアキレス腱についているふくらはぎが固まることで足首の動きが出なくなってしまいます。

ふくらはぎの筋肉は足首を底屈（つま先を下に向ける）させる筋肉のため、背屈（つま先を上に向ける）が出なくなります（図表１１５）。

第2の心臓とも言われるふくらはぎが固くなれば、末端からの老廃物を上に流すことができないため、むくみも強くなります。

足首の背屈という動きは、歩行時に10度、走行時に20度必要な動きになります。その動

〔図表115　足関節の背屈と底屈〕

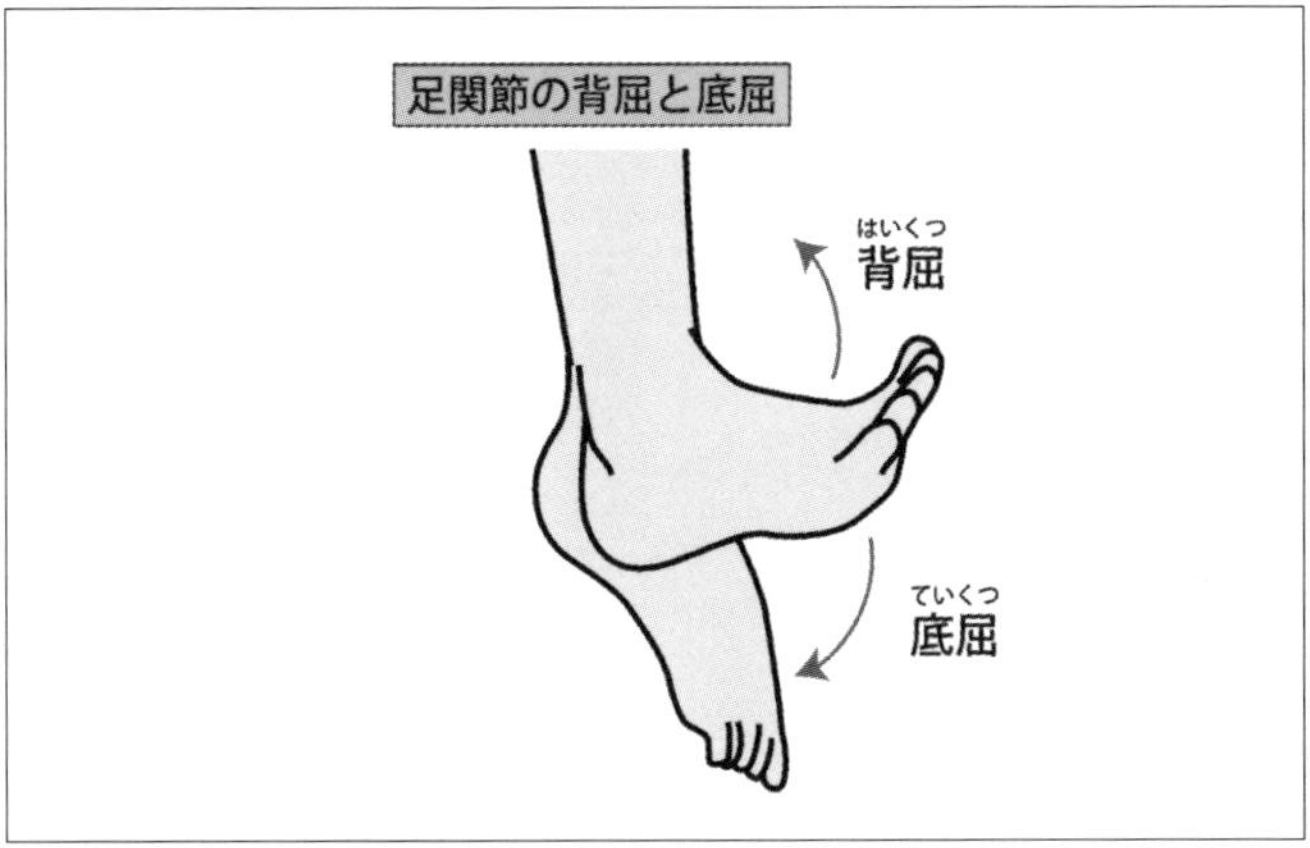


〔図表116　足部の回外・回内〕

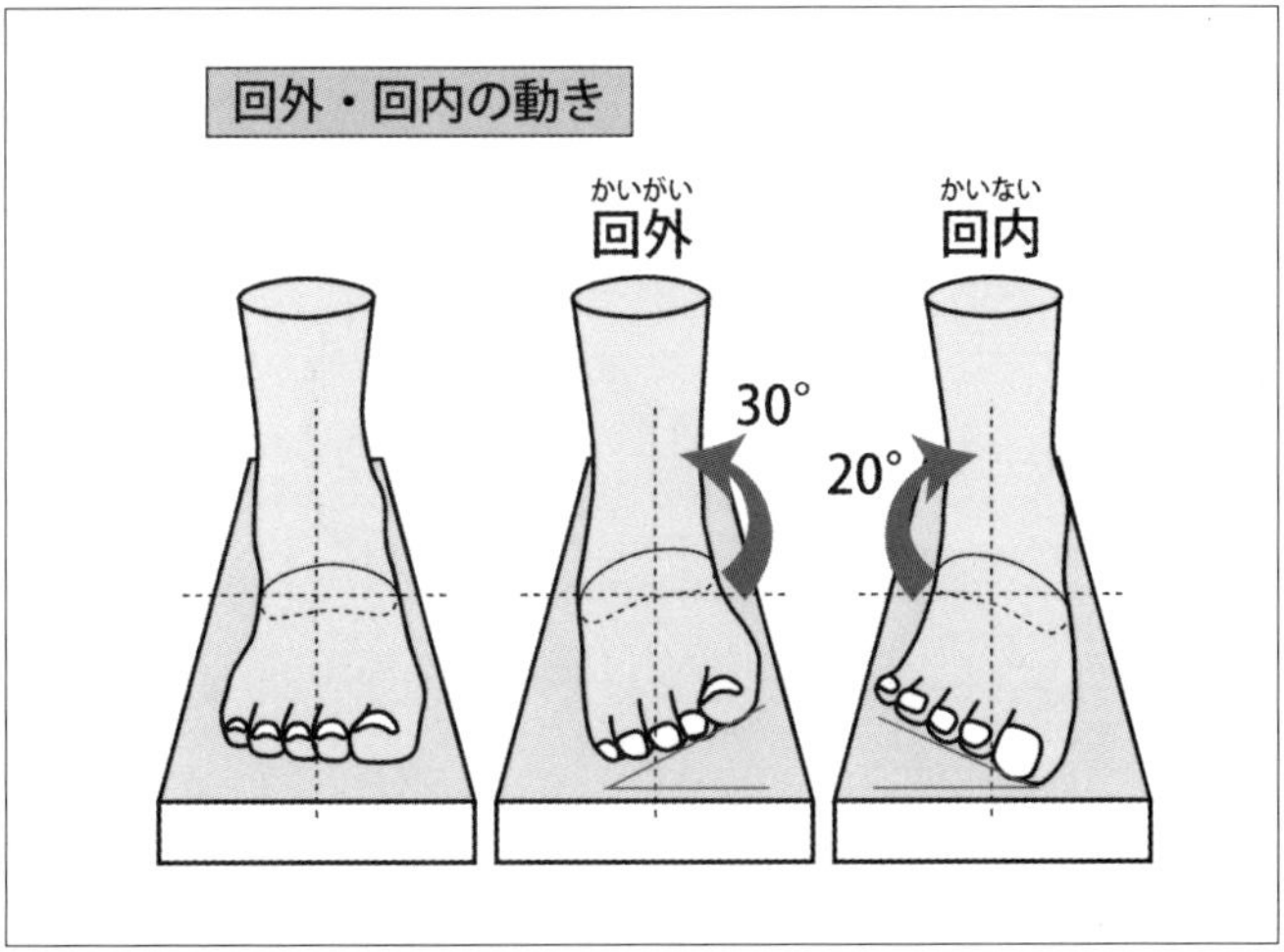

〔図表118　足首背屈チェック②〕

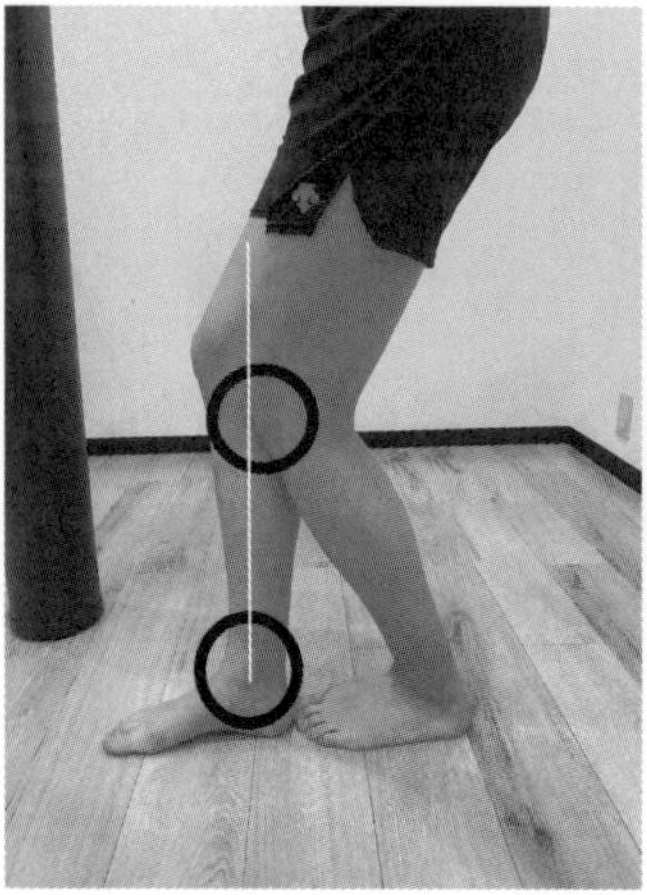

〔図表117　足首背屈チェック①〕

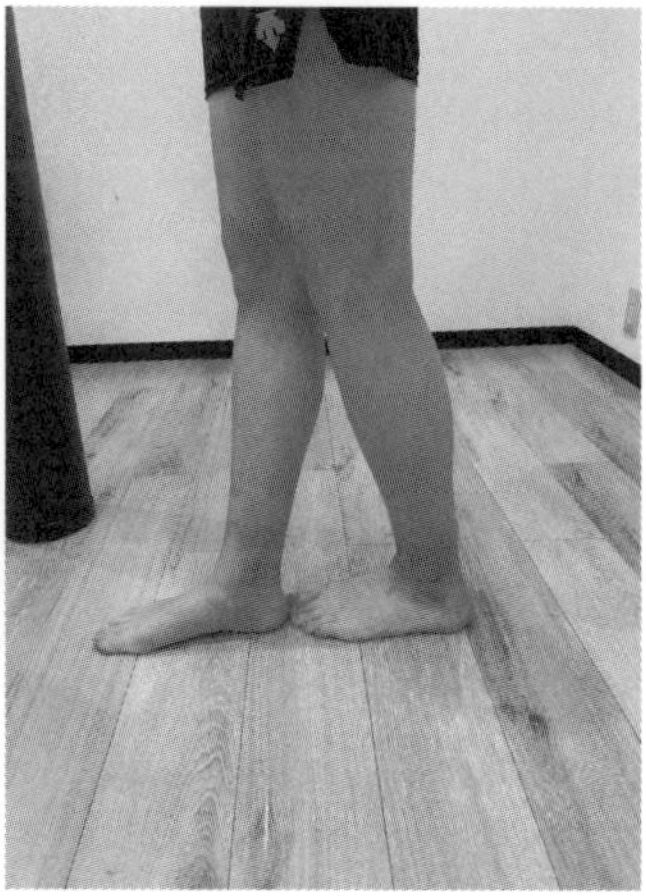

〔図表119　３本の足裏アーチ〕

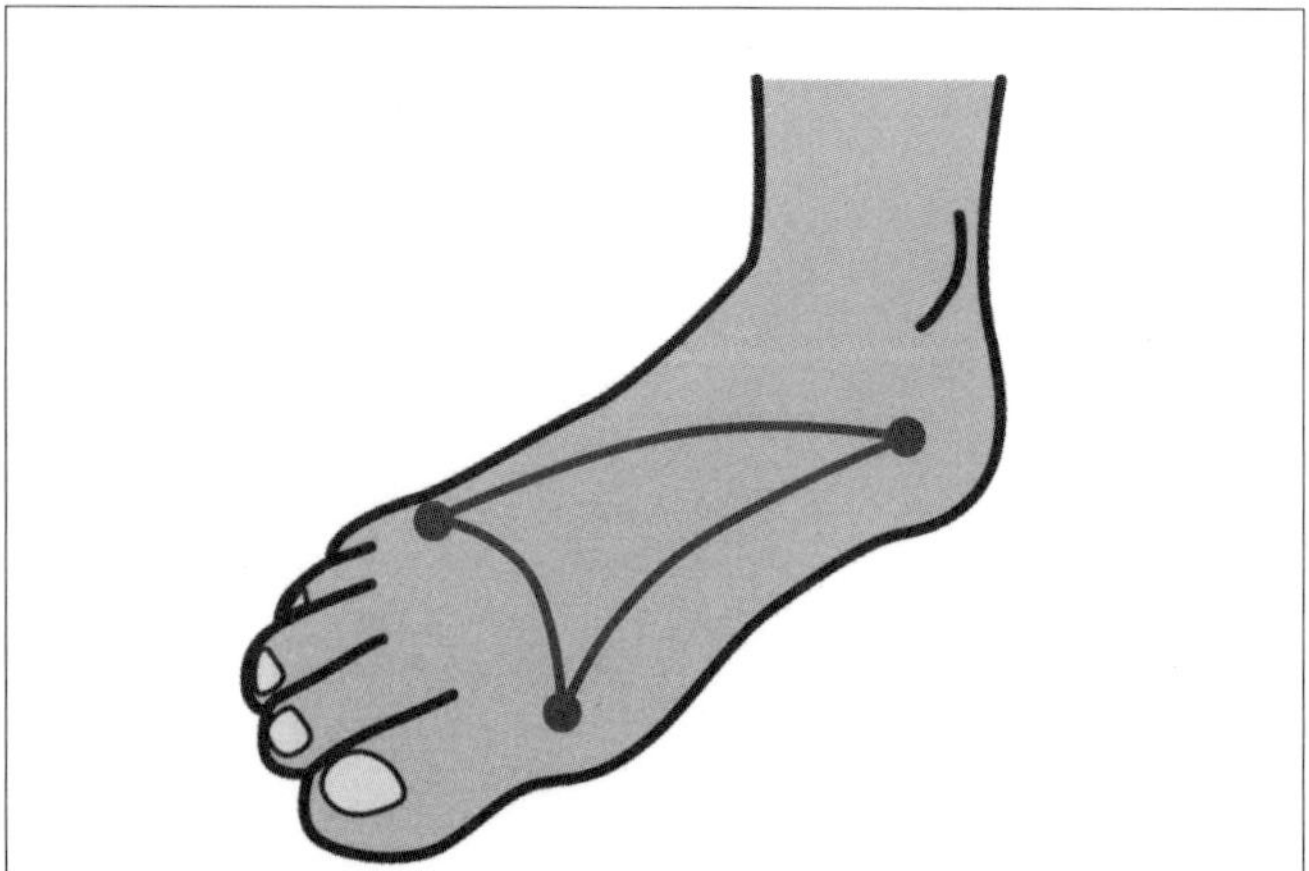

きが出なければ、毎回べた足で歩くことになり、脚への衝撃が大きくなります。それを吸収するためにも、さらに筋肉が頑張ることとなり、太さを誘発します。

加えて、背屈が出ないごまかし、代償動作として足首を内側にねじる癖がつきやすくなります（同内。図表116）。

これが扁平足や外反母趾を引き起こす要因にもなっています。

あなたの足首の背屈が正しく出ているのかチェックしてみましょう（図表117、118）。足を一直線上に揃え、前足のかかとと後ろ足の指をつけます。このときに後ろ足の人差し指がまっすぐになるようにしてください。

そこから後ろ足のかかとは地面につけたまま膝を曲げていきます。このとき、後ろ膝が前足の内くるぶしを越えてくるのかを確認しましょう。

内くるぶしを越えてこなければ、背屈に制限があることになります。

もちろん、ヒールをずっと履いている方は足首が底屈（つま先が下向き）のままのため、足元から上に向かって崩れていくというケースもあります。結果、足裏のアーチが崩れ、より衝撃吸収しにくい身体となり、脚は太くなっていきます。

本来、私たちは外側縦アーチ、横アーチ、内側縦アーチという3本のアーチを足に持っています（図表119）。

外反母趾や内反小趾、開帳足といった足指の変形により、アーチが崩れてしまうことで衝撃吸収がうまくいかず、ふくらはぎや太ももで吸収するケースが多いです。

ご自身の足指、足裏を確認してみましょう。

足指はしっかり開きますか？　足指でグーをしたときに拳は出てきますか？

当てはまる数が多いほどに足裏アーチが崩れてしまっている可能性が高くなります。

## 下半身太り対策の流れ

### まずはリンパの流れを改善する

まずは詰まりっぱなしの股関節を動かし、老廃物の流れやすい身体に整えましょう。ターゲットになるのは使いすぎている太ももの筋肉やふくらはぎの筋肉のストレッチです。

また、ストレッチとは別に、前ももの反対側の筋肉である裏ももの筋肉を働かせることで、前ももの緊張を取ることができます（図表120）。

筋肉には表と裏の関係があり、一方の筋肉を縮めることで反対の筋肉が伸ばされるという性質があります。それを利用して前ももの張りを改善しましょう。裏ももの筋肉は、骨盤を後傾させる筋肉なので、結果として反り腰の改善につながります。

〔図表120　ハムストリングス〕

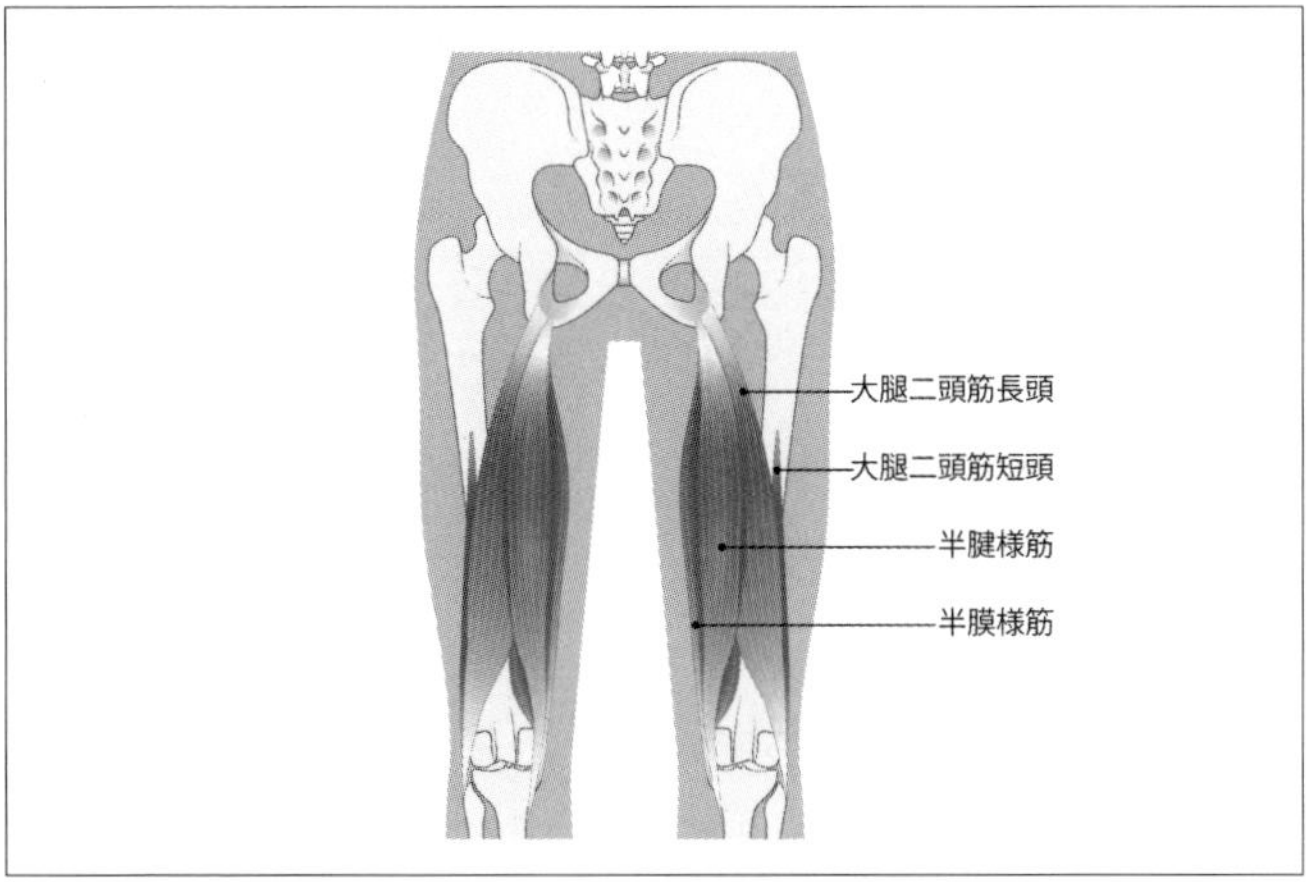


〔図表121　大腰筋〕

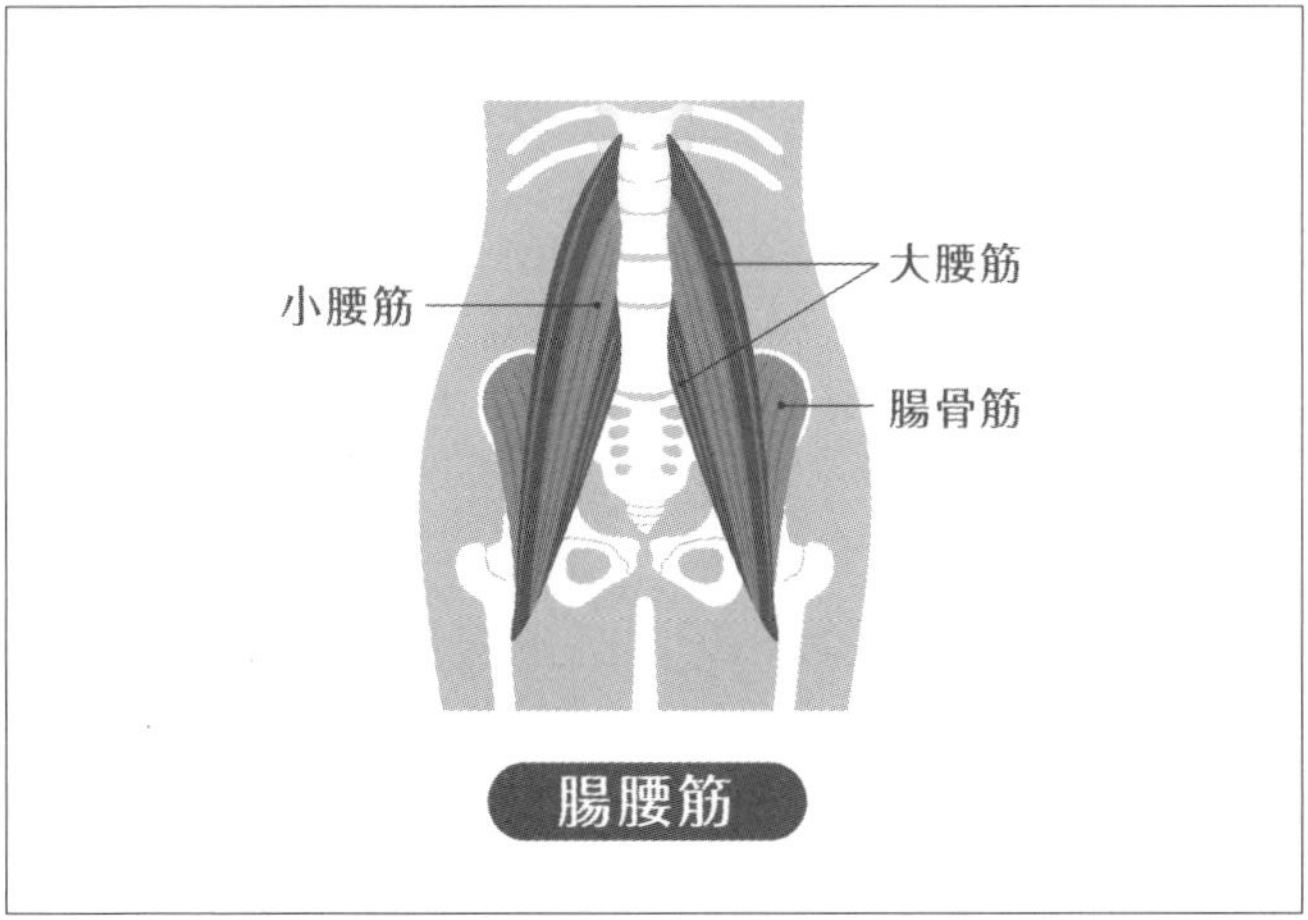

〔図表122　大腰筋機能チェック〕

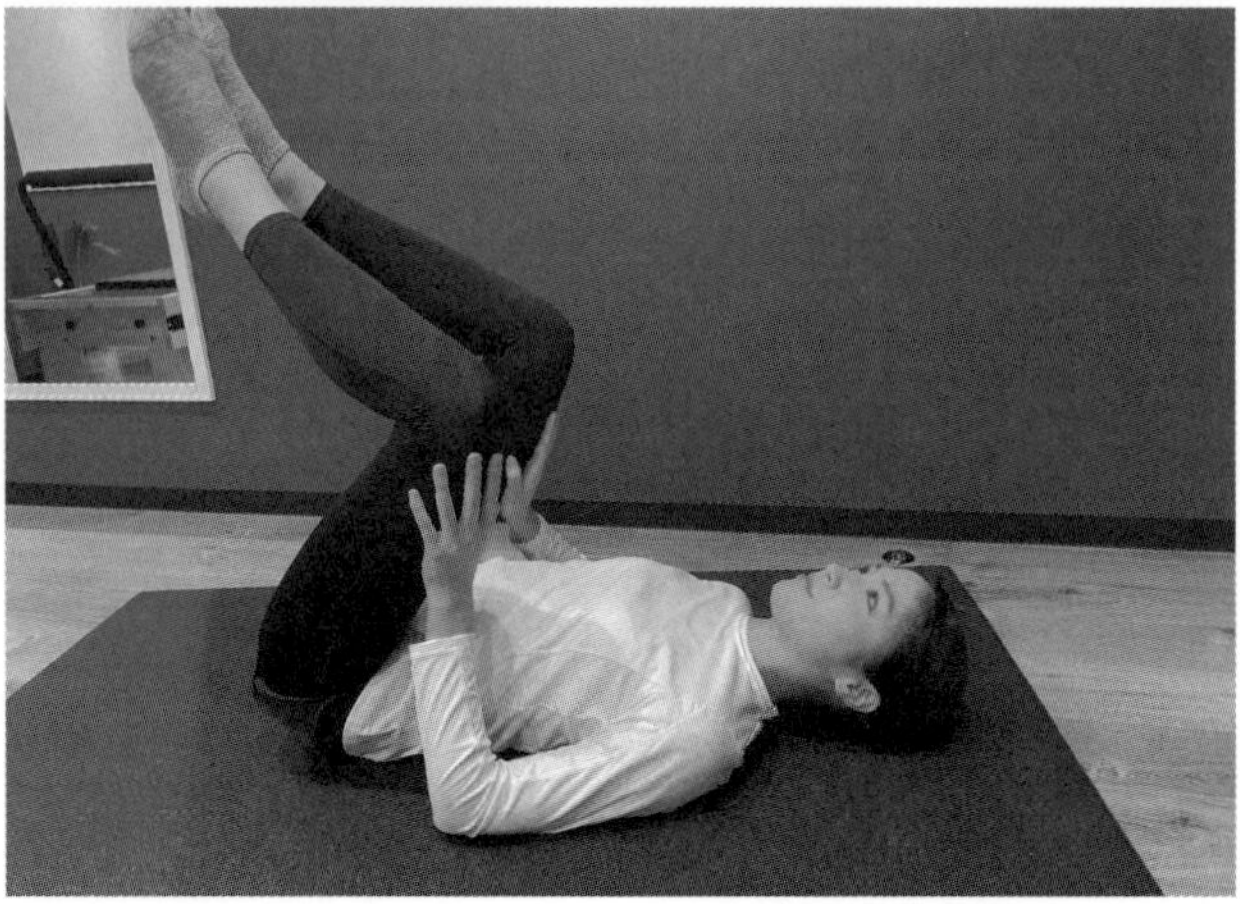

## 美脚をつくる大腰筋

本来、脚を動かす上で主役として使いたいのが大腰筋という筋肉です（図表121）。大腰筋、腸骨筋、小腰筋をまとめて腸腰筋と呼び、股関節を曲げる動作を担います。

大腰筋は唯一上半身と下半身をまたぐ筋肉であり、身体の深層にある筋肉です。まさにインナーマッスルですね。太ももメインで脚を持ち上げるということは本来の動きではありません。あくまで太ももの筋肉はサポート役なのです。

大腰筋で脚を持ち上げられていれば、太ももをたくさん使う必要はないので脚は太くなりません。

しかし、反り腰になってしまっていると、太ももの前ばかりを使って脚を持ち上げるため太ももは太くなります。

それは、大腰筋が背骨につく筋肉だからです。反り腰で背骨が固いということは大腰筋も硬く、うまく働きません。歩いていると脚がすぐ疲れてしまうという方も大腰筋がうまく働いていない可能性があります。

仰向けで股関節を持ち上げてみましょう（図表１２２）。

そのときに太ももを触ってみて硬さがあれば太ももを使って脚を持ち上げていることになります。

太ももが柔らかければ大腰筋が使えているということになります（あくまで仰向けでのチェックであり、立ったときには他の色々な要素が入ります。ただ、この時点で太ももが硬いということは、他の運動でも太ももを優位に使う傾向になります）。

## 大腰筋は呼吸とともに働く

「大腰筋を使えばいいのね」、と脚を股関節から持ち上げるエクササイズがよくありますが（図表１２３）、その前に大事なことがあります。それは背骨を整えることです。

大腰筋は背骨から大腿骨という脚の骨に向かってついています。その背骨の部分には横隔膜も一緒についているのです。

〔図表123　大腰筋のトレーニング〕

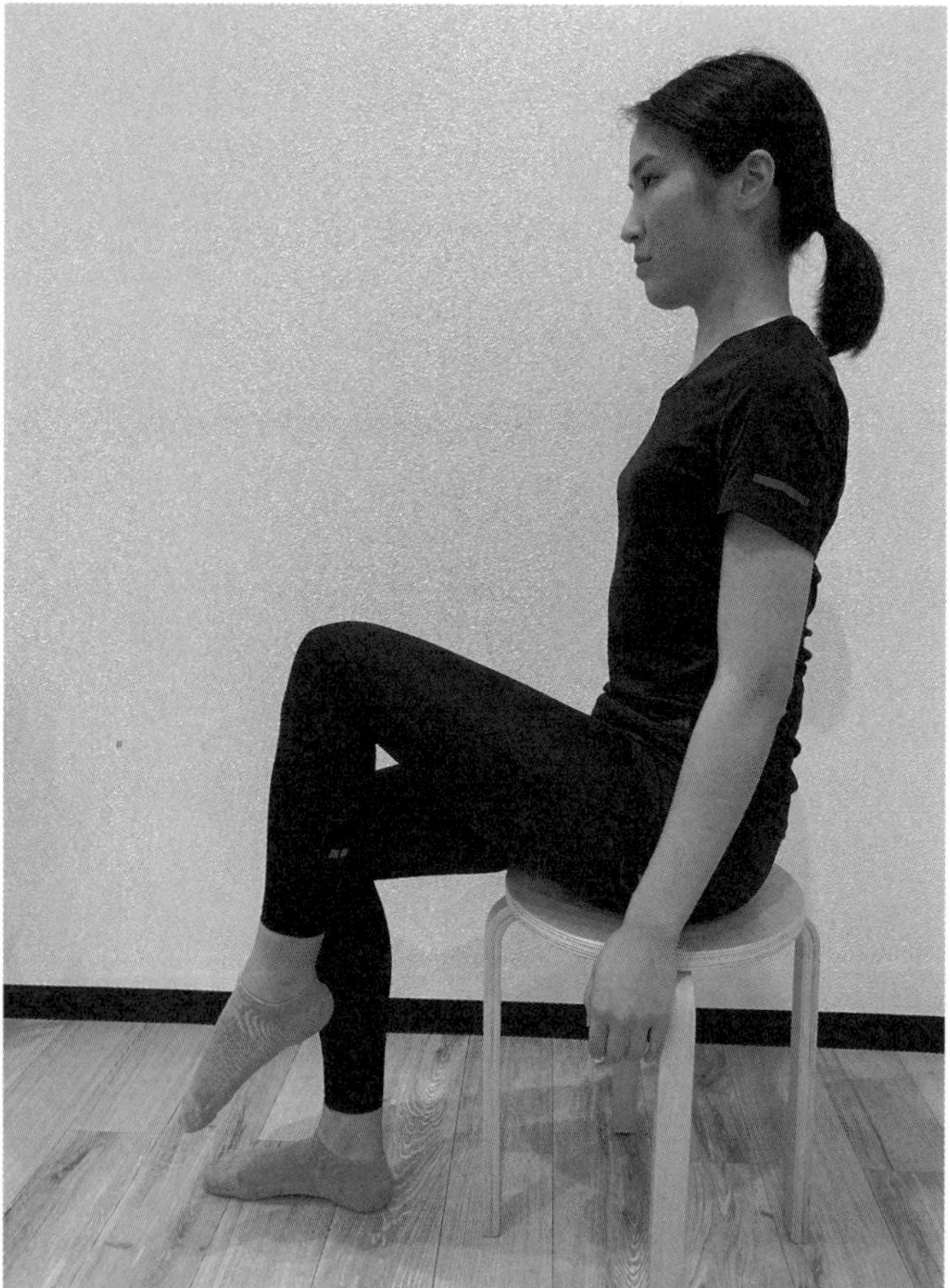

つまり、横隔膜がうまく働いていなければ大腰筋もうまく働くことはできません。横隔膜は前章であったように呼吸筋でしたね。まず呼吸を整え、背骨をコントロールできるようになってから大腰筋で脚のコントロールができるようになりましょう。

## 脚のねじれを整える

前後のアンバランスにアプローチできたら、次は内外のねじれにアプローチです。股関節は内捻り、膝から下は外捻りになっているわけですので、逆に動かせばいいということになります。

股関節は外捻りの動きを、膝関節は内捻りの動きを取り戻しましょう。

ここで重要になってくるのが、それらの動きにおいて、代償動作を最小限にできるかどうかです。例えば、膝の内捻りエクササイズをする際に重要になってくるのが足首です。足首の背屈が正しくできていれば、膝の内捻りは正しくできますが、背屈ができない場合、足首だけの捻りで見せかけの内捻りをつくってしまうのです。また、股関節の動きづくりにおいても、股関節ではなく腰で捻るという見せかけの代償動作が起きやすいため、呼吸でお腹を活性化しておくことも重要です。もし、動きにぎこちなさを感じた場合は、その点を一度見直してから再度エクササイズしてみましょう。

## 上半身と下半身を連動させる

部分的に関節を整えることができたら、最終的にはそれらの関節をつなげて使えるようになりましょう。そこで重要になってくるのが重心をコントロールすることです。「骨で立つ」という言葉があるように、骨が正しく積み木のように重なっていれば、筋肉を無駄遣いすることはありません。反り腰になってしまうことで、重心は前に偏ったままになります。

それを引き止めておくために、常に筋肉を使って立ち姿勢を保持する習慣がつきます。このときに使われているのがアウターマッスルです。立っているときにはもちろん脚の筋肉が中心となって重心が崩れるのを防ぎますので結果として脚はパンパンになるわけです。

したがって、正しい重心を保持したままに背骨（胸椎）の捻りを使って脚を前に出すことができれば、太ももの前側を使う割合が少なくなり、脚痩せに繋がります。詳細には、足裏の上に骨盤が乗り、その上に背骨を乗せた上で腕の振りを出せるかどうかです。反り腰の方は骨盤を前に突き出して背骨は後ろに反らせ、頭を前に出して重心を取る癖があるので、それを整えてアウターマッスルの無駄使いを防ぎましょう。重心を正しく取れるようになることで、関節を安定させる役割である身体のインナーマッスルを優位に使います。

姿勢保持にはインナーマッスル、動きにはアウターマッスルと関節が正しく役割を果たしてくれることで、キレイな動きをつくり、脚のラインが美しくなります。

第5章

# お尻を
# 締めるのを
# **やめたら**
# **ヒップアップする**

近年流行している美尻トレーニング。海外のモデルのようなお尻を目指して普段からお尻を締めるのを頑張っている方が多いのですが、これも逆効果になることも。本来のお尻の使い方はいかに締めるかよりもいかに伸ばせるかです。

本来のお尻の働きを取り戻せば、歩いているだけでお尻に刺激が入るようになります。

ご自身がお尻に力を入れ続けなくてもお尻を使えているのかチェックしたい方、お尻の正しい使い方を知ってからエクササイズしたい方は１７９頁からの文章をお読みいただいてからエクササイズに入りましょう。

**多裂筋で仙骨の角度を正しい位置に**

お尻の形を決めるのはお尻の筋肉以前に骨盤の形です。

その中でも重要な仙骨の角度を決める多裂筋を働かせましょう。詳しくは、１８９頁を参照ください。

**多裂筋ストレッチ（図表124）**

① 横向けに寝て、膝を45度曲げておきます。

② 上側の膝を抱えて、太ももを胸に近づけます。そのまま30秒から60秒呼吸を繰り返し

〔図表124　多裂筋ストレッチ〕

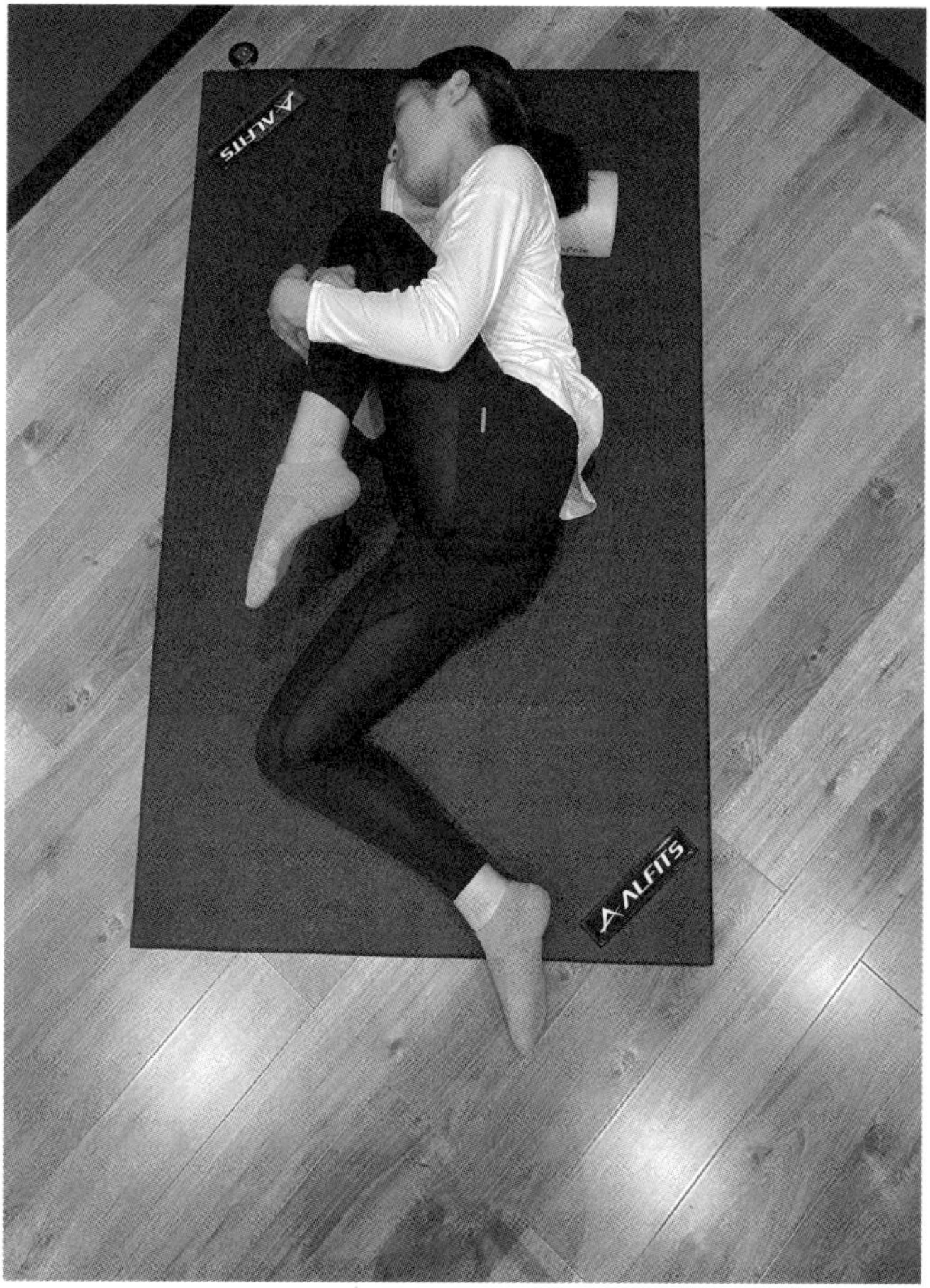

〔図表125　多裂筋エクササイズ①〕

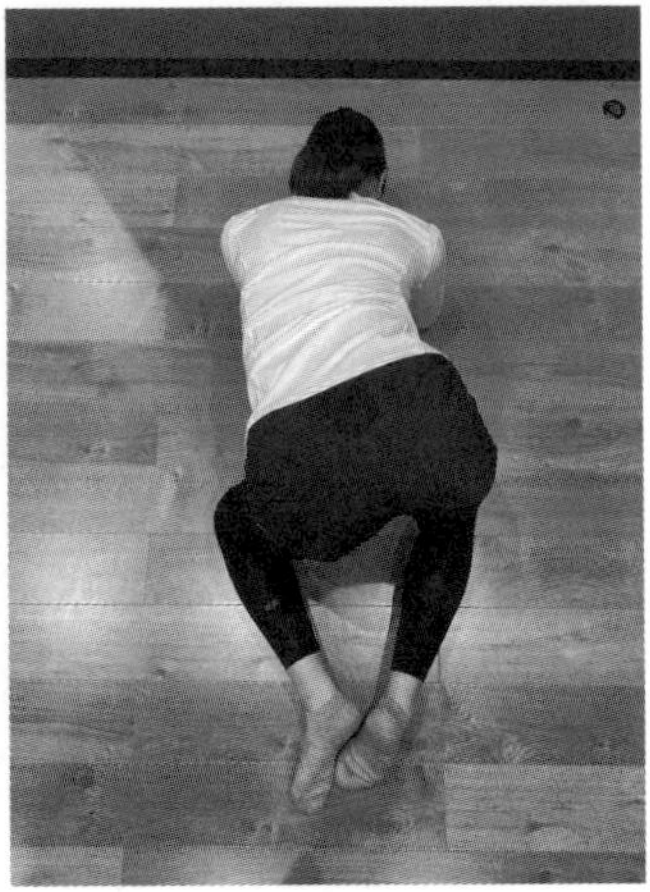

〔図表126　多裂筋エクササイズ②〕

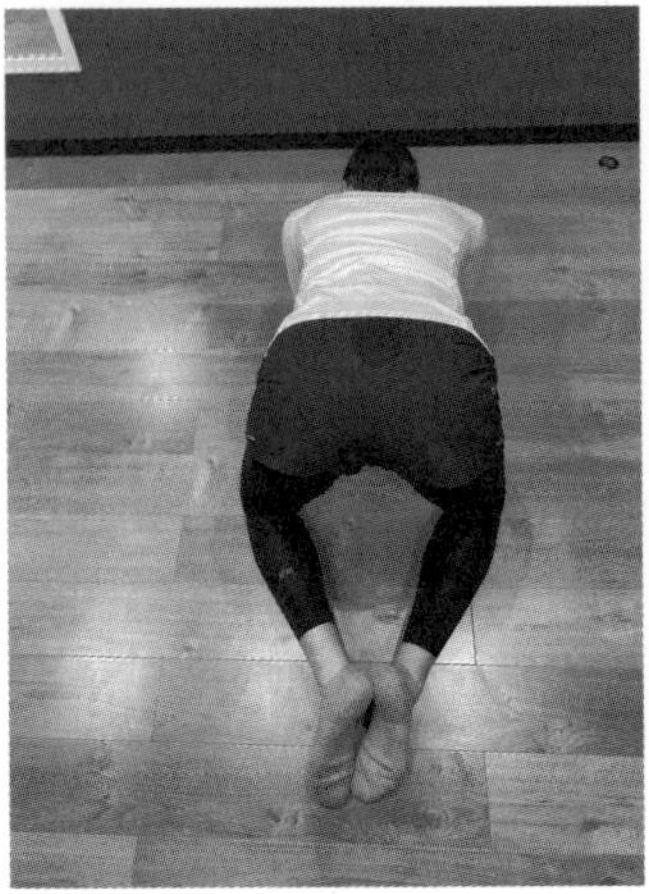

ます。

**多裂筋エクササイズ（図表125、126）**

① 四つ這いから肘をつきます。

② 片側の骨盤を頭の方に引き上げるように動かします。元に戻したら反対も引き上げましょう。

5往復から余裕があれば10往復繰り返しましょう。

※肩を横に傾けてしまわないように気をつけましょう。

また、最も簡単な多裂筋を働かせる方法は普段からバランスボールに座ることです。

ボールからの反力が仙骨を起こしやすくしてくれ、そこからさらに深い呼吸をすることで多裂筋が働きやすくなります。

多裂筋が働いていなかった方は、お尻のトレーニングをせずとも仙骨を整えるだけでヒップアップを感じていただくことができます。

## お尻のインナーマッスルで股関節を正しい位置にはめ込む

お尻の深層にある深層外旋六筋という筋肉たちが、股関節を正しい位置に留めてくれています。太ももの骨が外に回転しているのを感じながら股関節を動かしてみましょう。

## クラムシェル（図表127、128）

① 頭とウエストの下にクッションなどをセットして、頭からお尻までを一直線で横向きに寝ます。膝を曲げ、かかと同士をくっつけ、身体と床が直角になるようにしましょう。

② かかと同士はつけたまま、息を吐きながら上側の脚を開き、脚を閉じます。

これを10回から20回繰り返しましょう。

※腰や足首をひねって脚を開かないように気をつけましょう。

※肋骨を前に突き出して脚を開かないようにしましょう。

※クッションがない場合は下側の脇腹を手の平１枚分浮かせておきましょう。

〔図表127　クラムシェル①〕

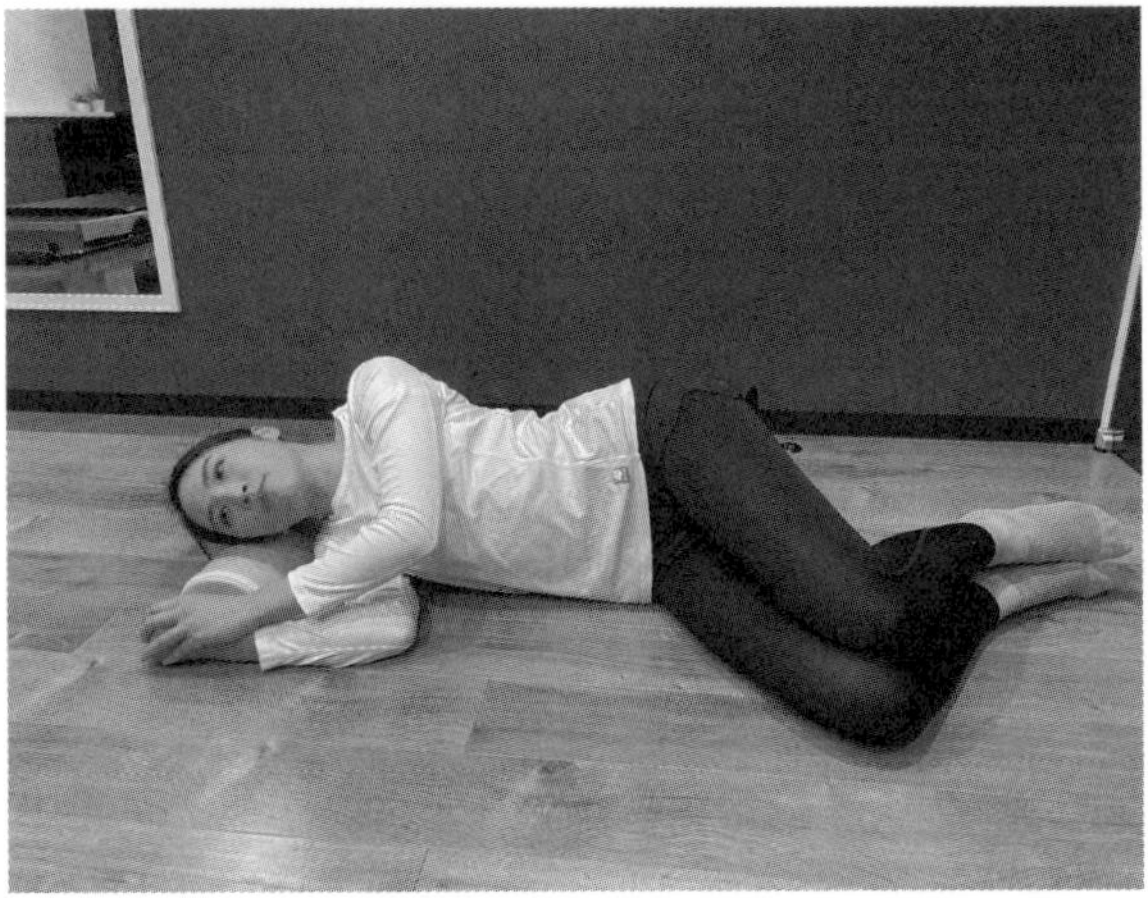

〔図表128　クラムシェル②〕

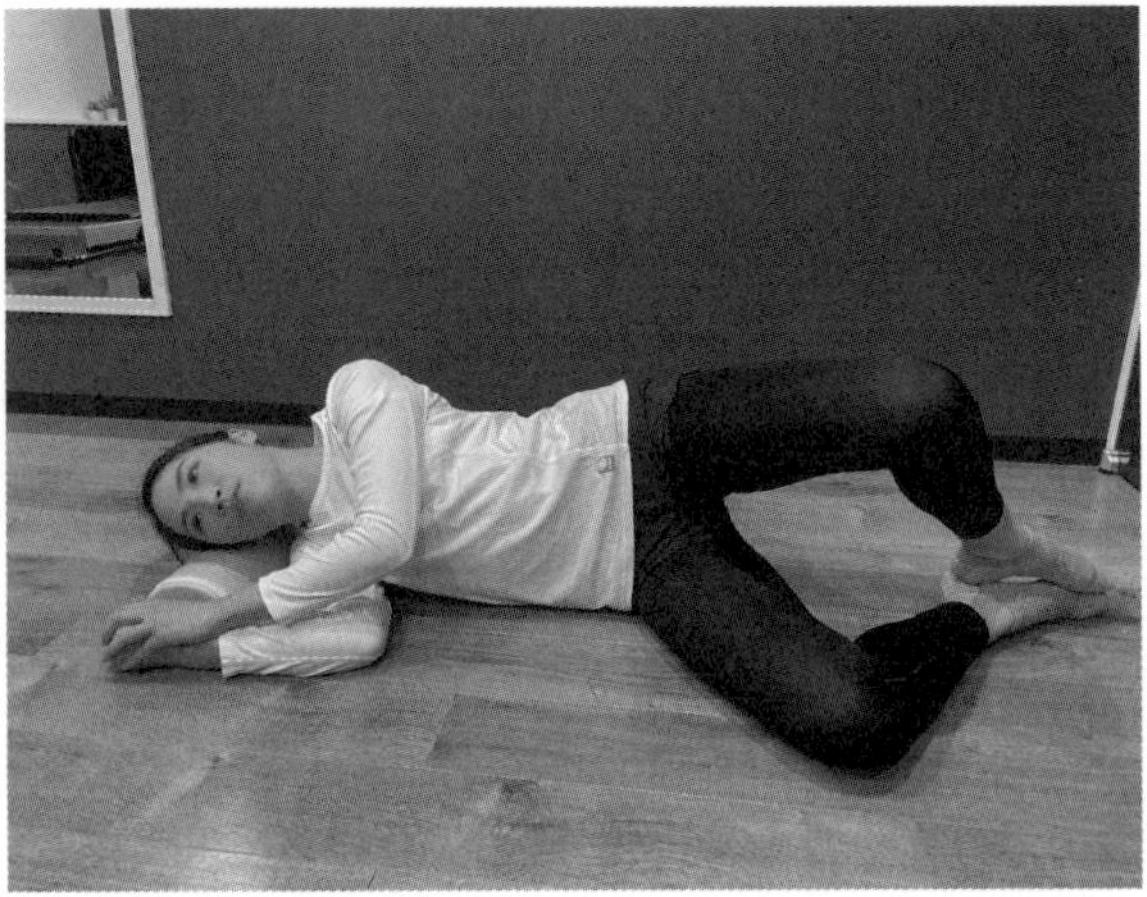

## 片脚立ちの場面でお尻の安定をつくる

片脚立ちの場面で外側にブレないために股関節を安定させているのが中殿筋、小殿筋と内転筋の引っ張り合いです。

まずは個別に筋肉の動きを感じてから、より片脚立ちに近い姿勢で両方の筋肉を活性化させましょう。

## インナーサイ（図表129、130）

① 頭～お尻を一直線に横向きに寝ます。下側の脚を伸ばし、上側の脚は立てて前に置きましょう。頭－お尻－脚が一直線になっていることを確認します。

② 息を吐きながら、下側の脚を伸ばしたままで真っすぐ上に持ち上げます。膝を伸ばしたまま下ろします。

10回から20回繰り返しましょう。

※脚を前に振り上げてしまわないように気をつけましょう。下側の脇腹を手のひら１枚ぶん浮かせたまま行いましょう。

※脚を捻って持ち上げてしまわないように気をつけましょう。内ももが天井を向いたままで脚を持ち上げます。

〔図表129　インナーサイ①〕

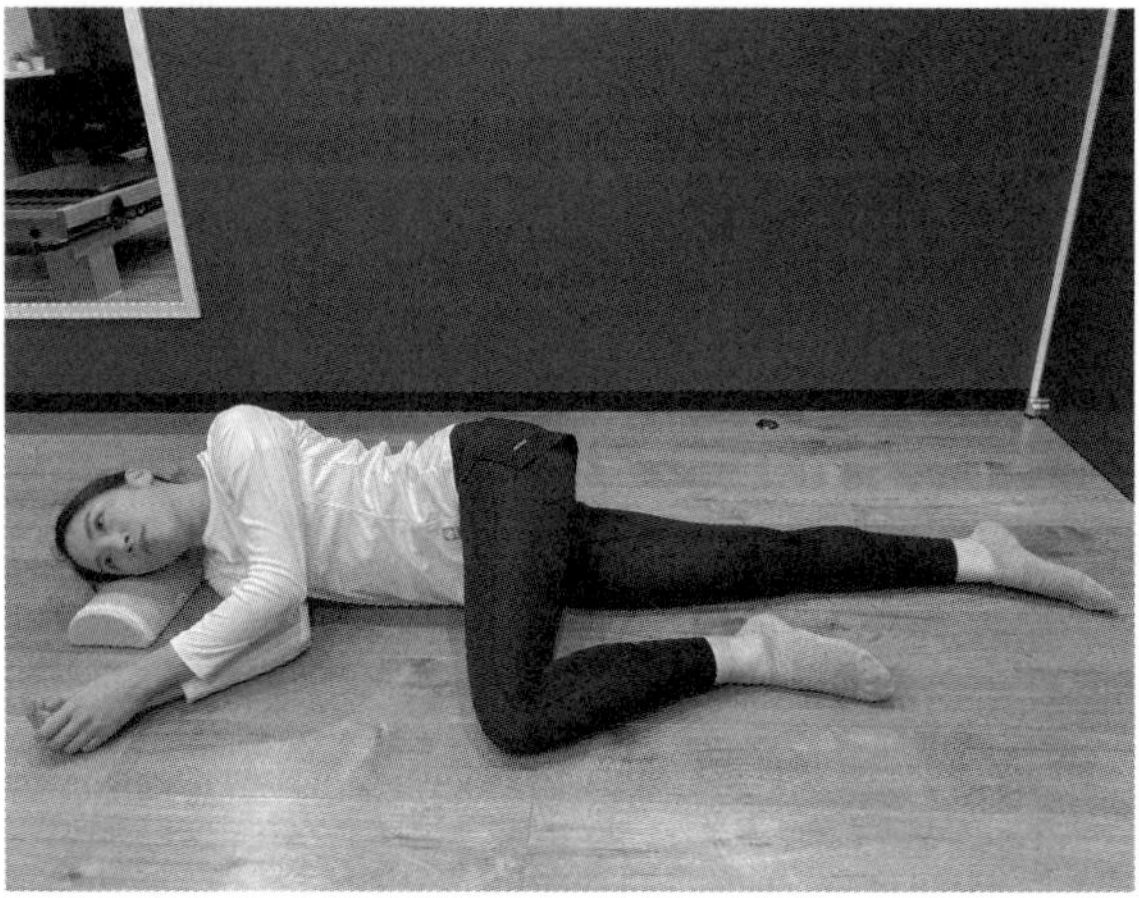

〔図表130　インナーサイ②〕

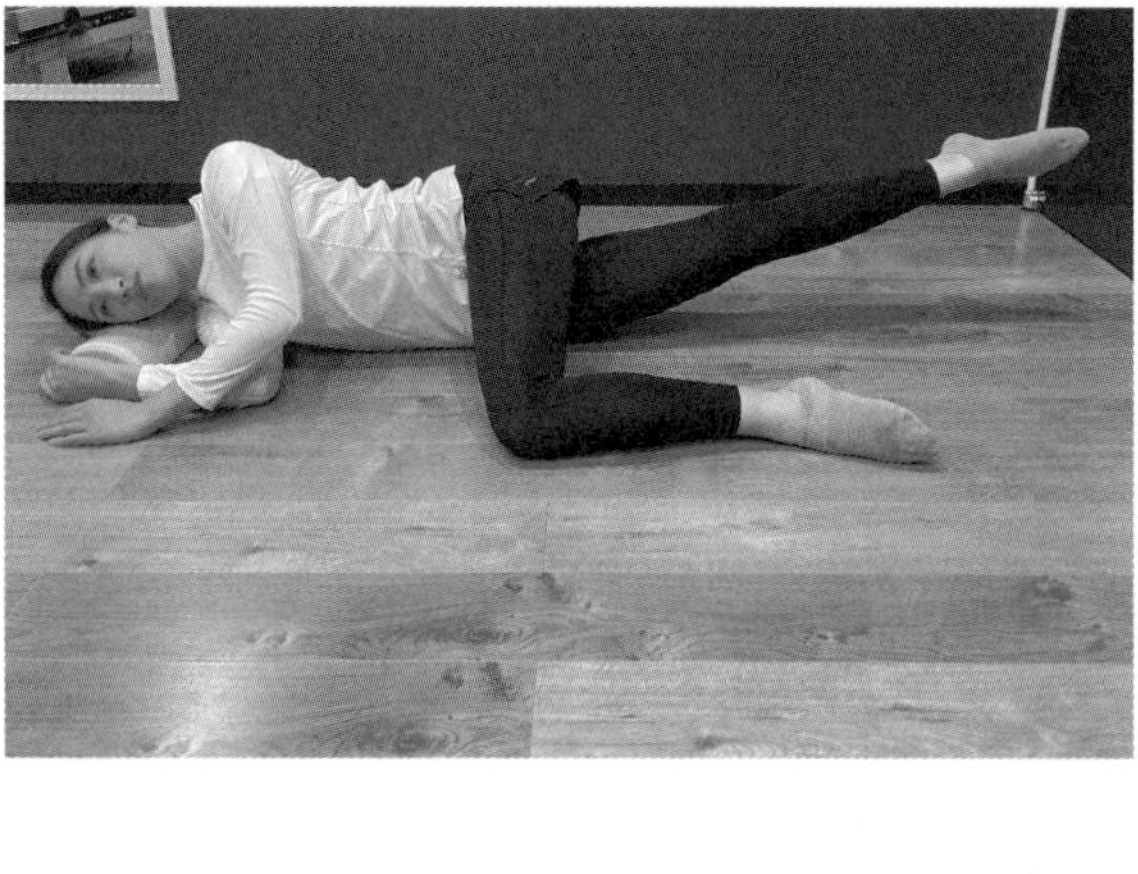

〔図表131　アウターサイ①〕

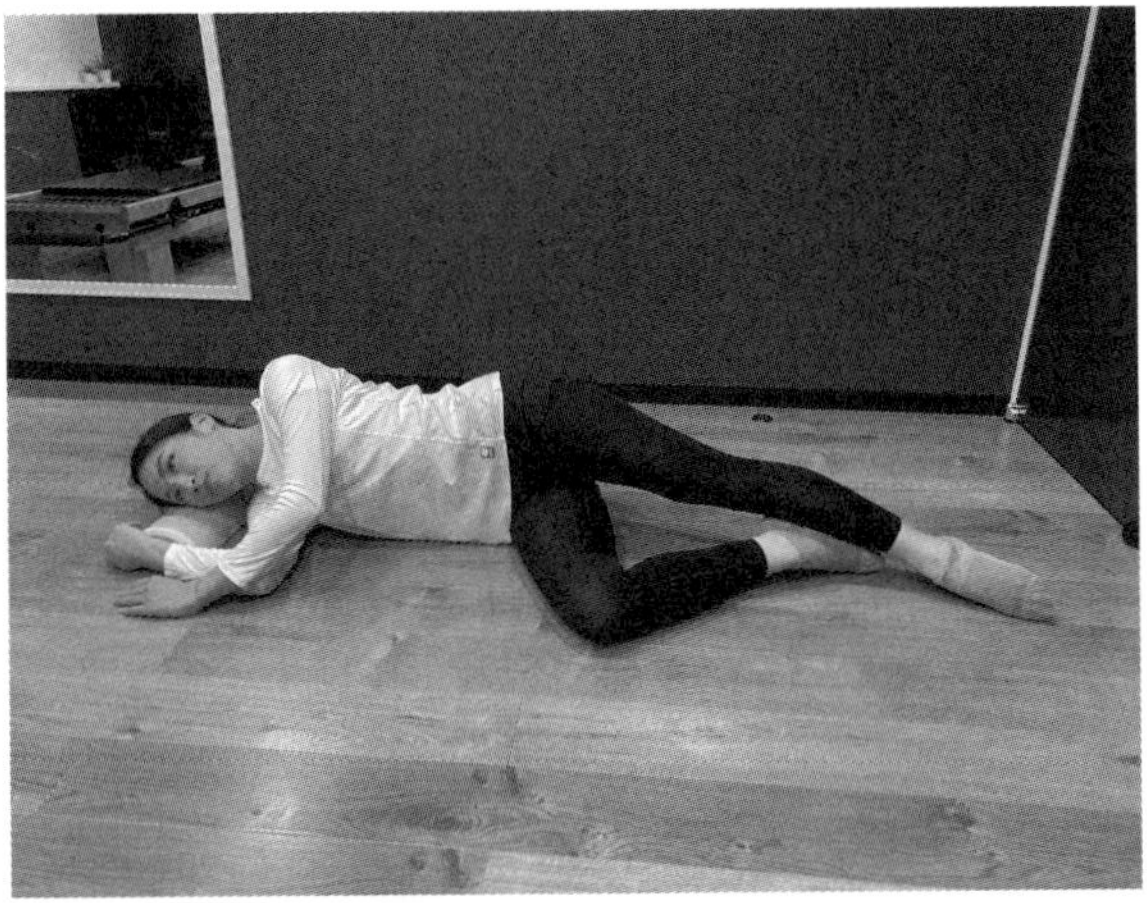

〔図表132　アウターサイ②〕

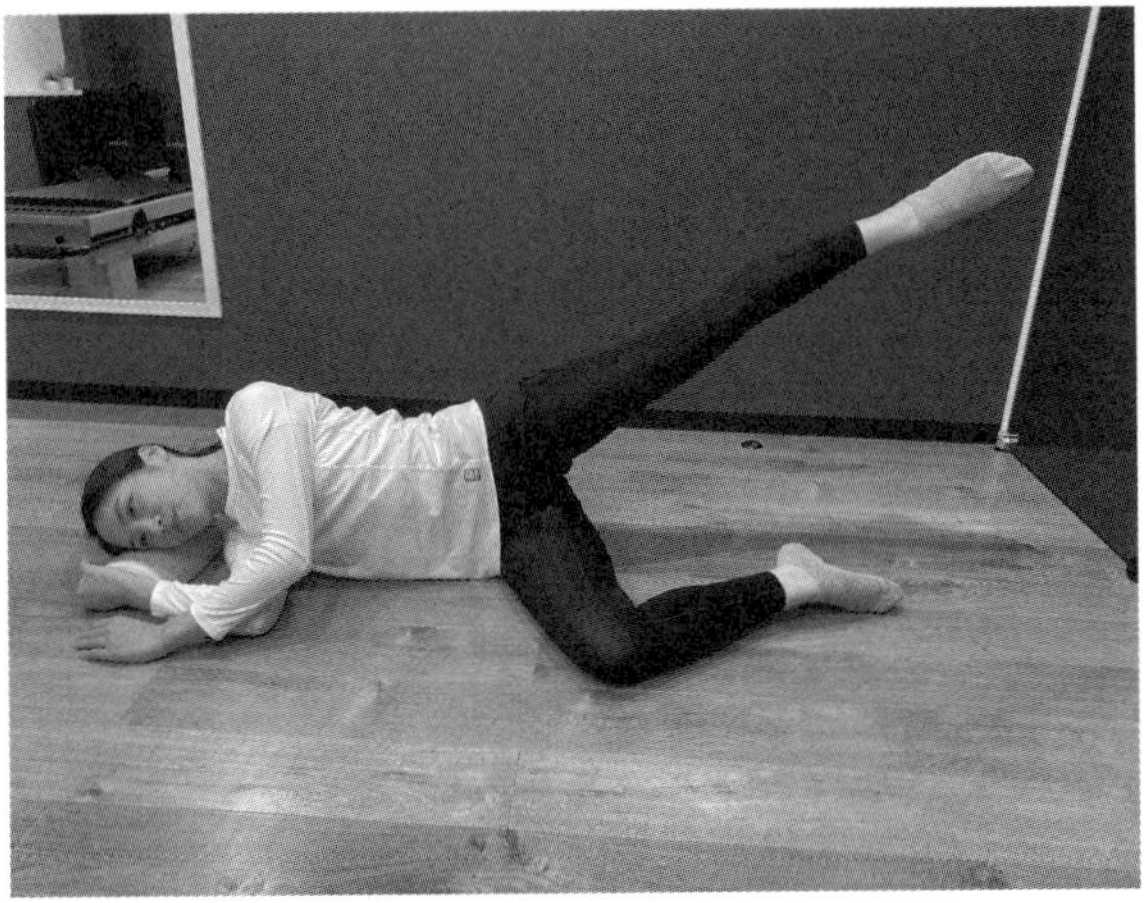

## アウターサイ（図表131、132）

① 頭～お尻を一直線に横向きに寝ます。下側の脚は90度曲げておき、上側の脚は床と平行の高さまで真横に伸ばします。頭―お尻―脚が一直線になっていることを確認します。

② 息を吐きながら上側の脚をさらに持ち上げ、床と平行の場所までおろします。10回から20回繰り返しましょう。

※身体のラインよりも前側で脚を待ちあげてしまうと、外太ももに刺激が入るため、真横もしくは少し後ろ寄りで持ち上げましょう。下側の脇腹を手の平1枚分を浮かせたまま行いましょう。

ただし、これだけにとどまってしまう方が多いのですが、大事なのはこれからです。実際に使う場面は片足立ちになった場面、つまり脚が床についている場面ですから、そのときにもこれらが働くためのエクササイズが必要です。これらはあくまでもその筋肉を意識するためのものと捉えてください。

私たち人間は歩く生き物です。歩いているときにこれらの筋肉が使えていなければ、エクササイズするときにしかその筋肉は使えません。日常使いができてこそ普段の日常動作がお尻への刺激となり、ヒップアップの近道となります。

サイドプランク

## 中殿筋がターゲットのサイドプランク（図表133、134）

①　横向けに座り、片肘を肩の真下につきます。
　上側の脚はまっすぐ伸ばし、下側の脚は90度になるようにセットします。
　肩と骨盤を真正面に向けておきます。

②　骨盤を真上に持ち上げ、身体が一直線のラインになるようにキープします。

## 内転筋群がターゲットのサイドプランク（図表135、136）

①　横向けに座り、片肘を肩の真下につきます。
　上側の脚はまっすぐ、下側の脚は45度曲げて、脚で４の字をつくるような姿勢を取ります。

②　骨盤を真上に持ち上げ、身体が一直線のラインになるようにキープします。

※両エクササイズ共に骨盤が落ちていないか、重心が横に変わっていないか、肩の真下に肘をキープできているかに気をつけて行いましょう。
　肘で床を押し続けることで肩甲骨と首が安定します。上側の足で地面を蹴ることで内転筋を感じましょう。

〔図表133　中殿筋がターゲットのサイドプランク①〕

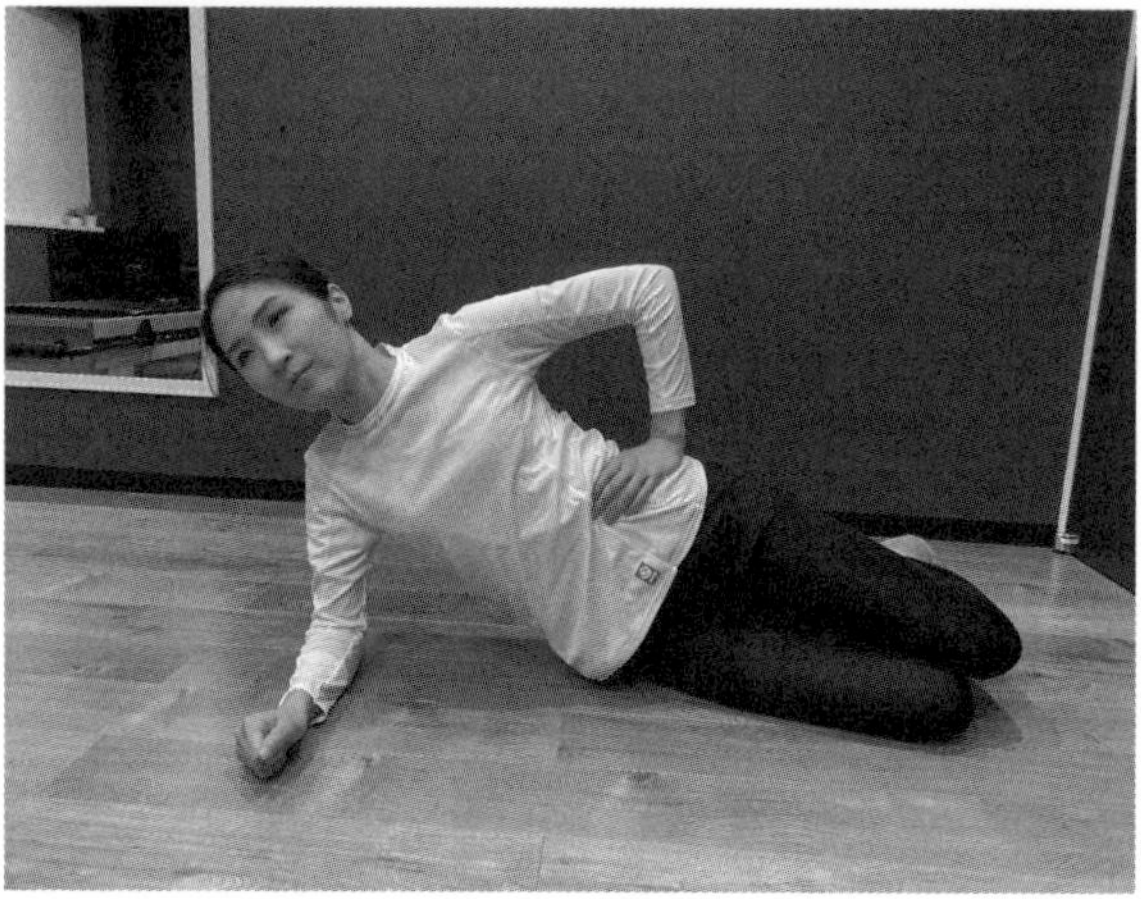

〔図表134　中殿筋がターゲットのサイドプランク②〕

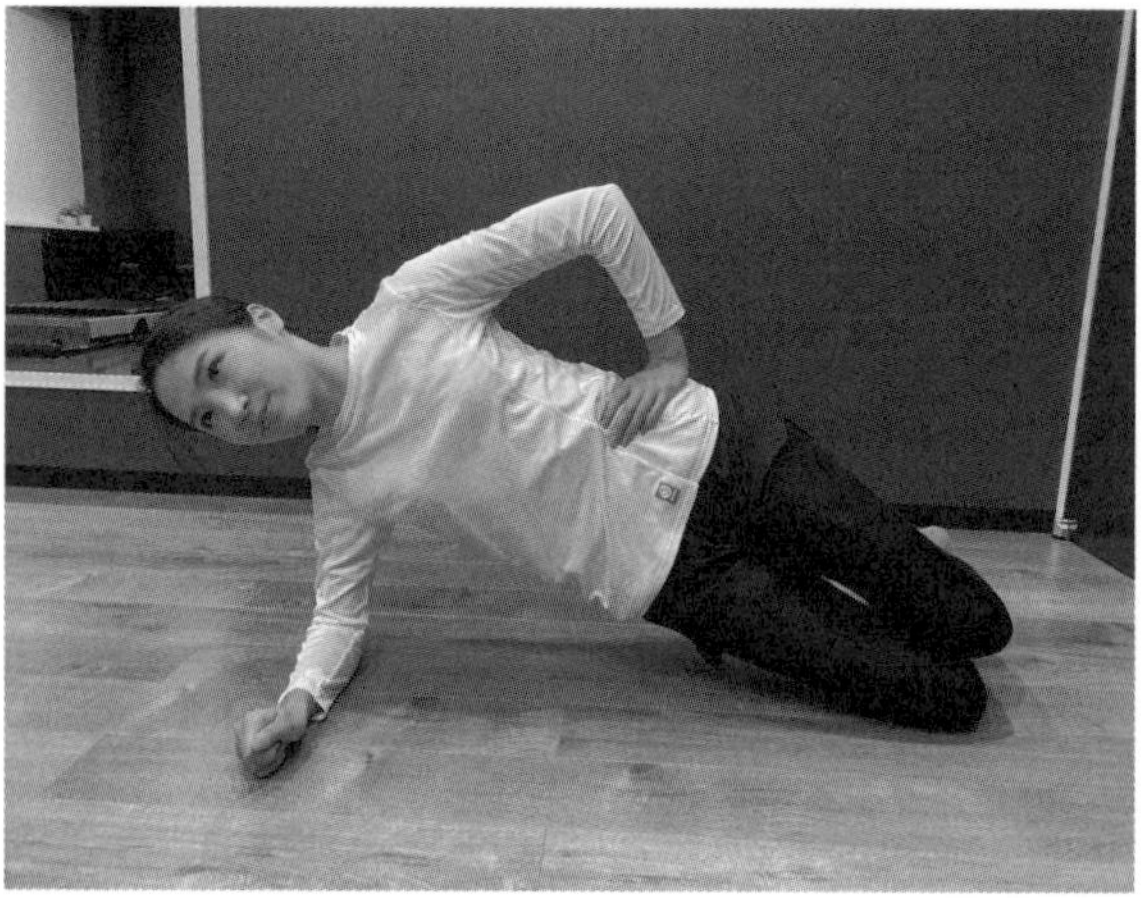

〔図表135　内転筋群がターゲットのサイドプランク①〕

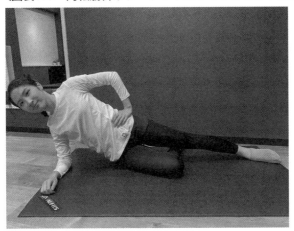

〔図表136　内転筋群がターゲットのサイドプランク②〕

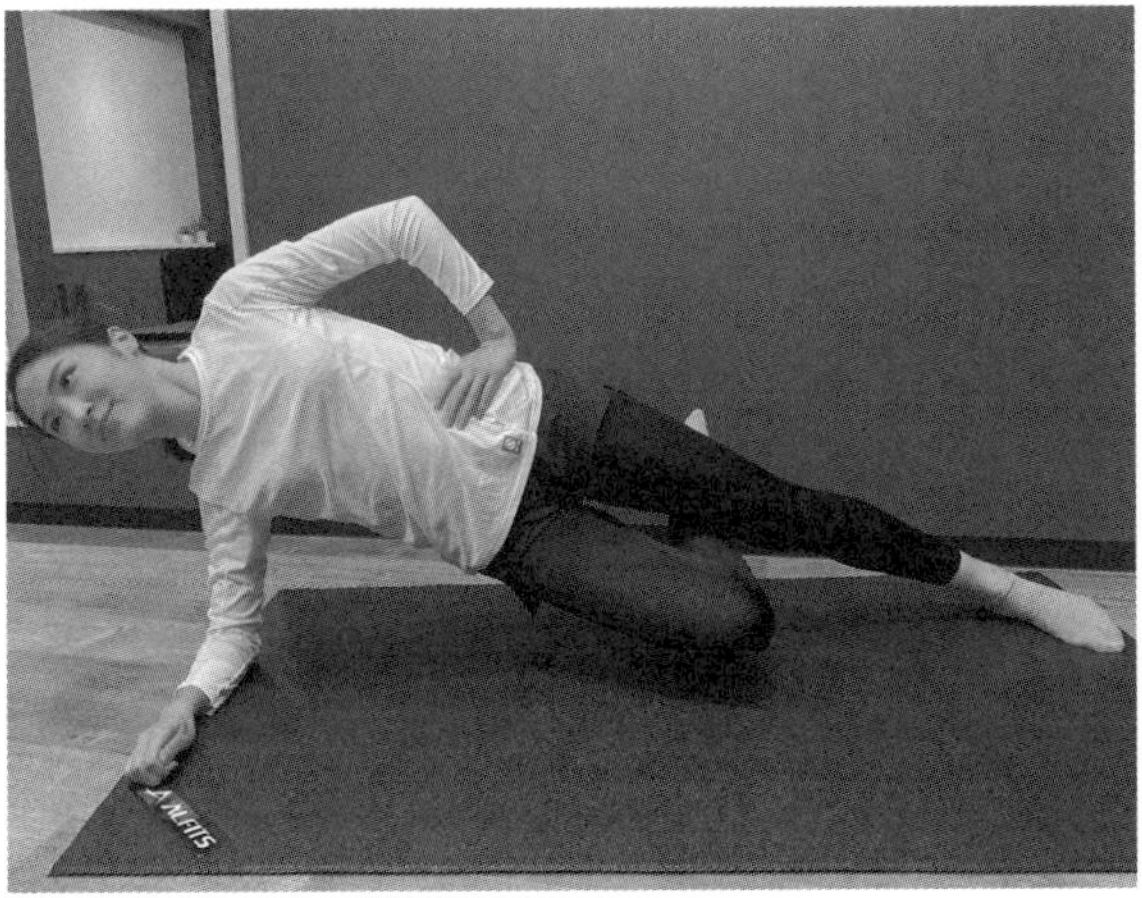

**お尻は最大伸ばしてから縮める**

大殿筋を最大限に使うためには締めることよりもまずは伸びを感じることが重要です。

**オブリークツイスト（図表137、138）**

① 横向きに座り、前後の脚を90度のポジションにします。肩の真下、そこからやや前方に肘を置きましょう。反対の腕を天井に向かって持ち上げておきます。

② おへその向きを斜め下に向けるように骨盤を回しながら、上に伸ばしている腕を脇の下に通していきます。このときに息を吐き、息を吸いながら元のポジションに戻ります。

※目線も動かす腕を追いかけましょう。回してきたときに胸が床方向に落ちてしまわないように、下側の肘で床を押し返しておきます。

**2つをつなげて最大限縮めるお尻のストレッチ（図表139、140）**

① 脚を前後に開いて座ります。前側も後ろ側も90度に曲げておき、前側の脚はスネが真横を向くようにしておきます。

② 股関節から折りたたんで身体を前に倒していき、前側のお尻にストレッチを感じます。

〔図表137　オブリークツイスト①〕

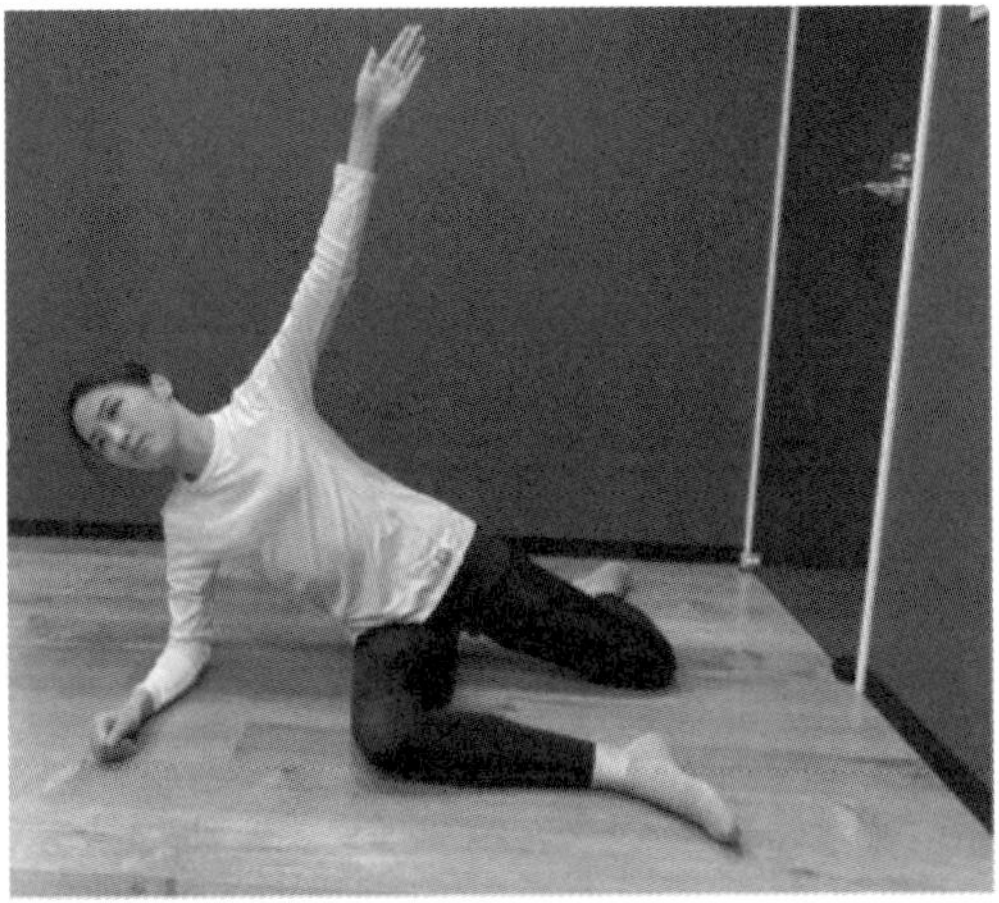

〔図表138　オブリークツイスト②〕

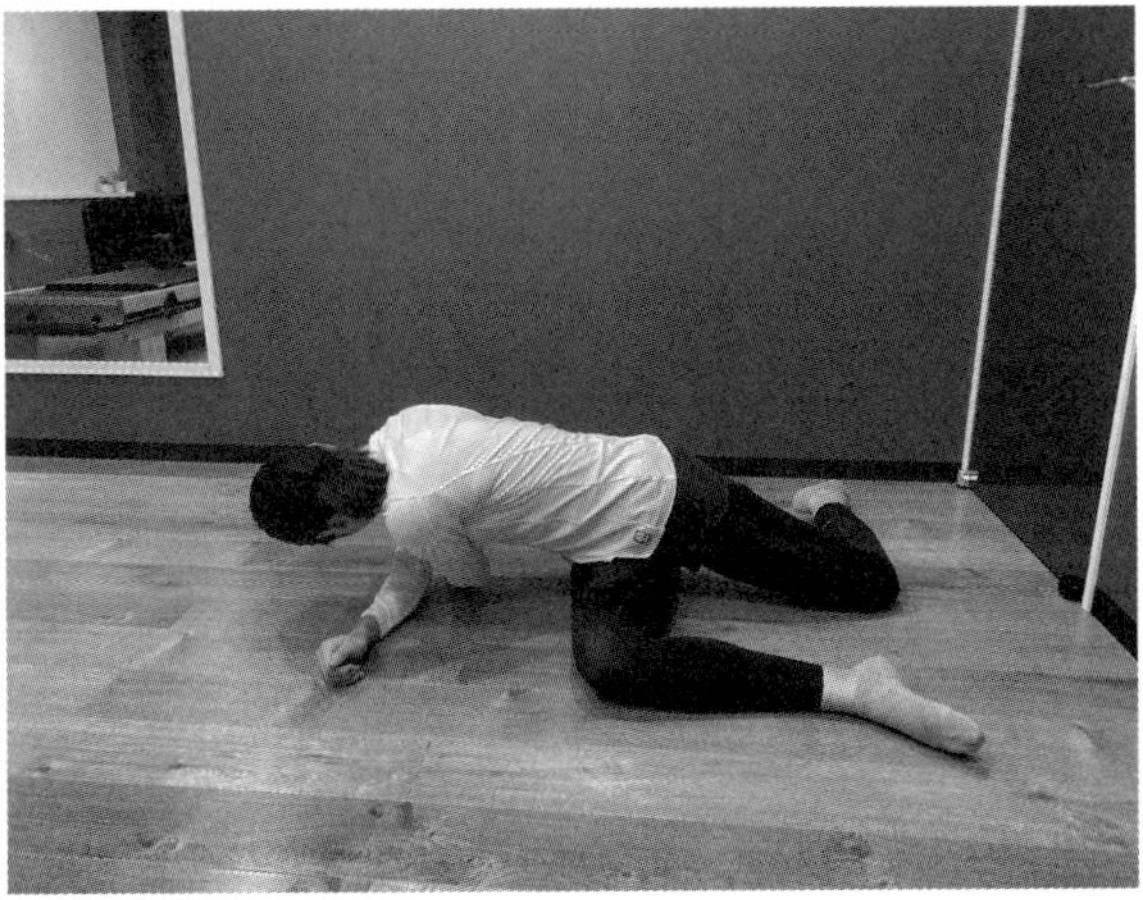

〔図表139　お尻のストレッチ①〕

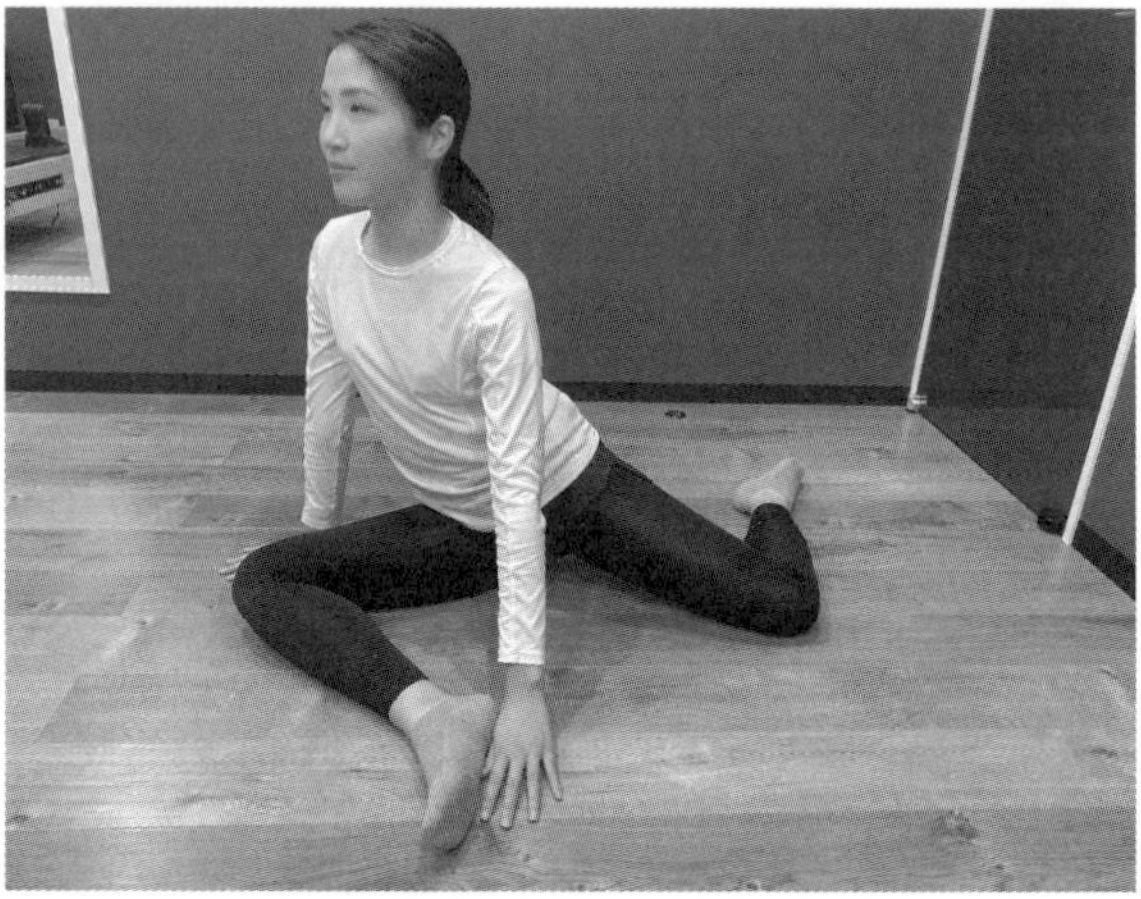

〔図表140　お尻のストレッチ②〕

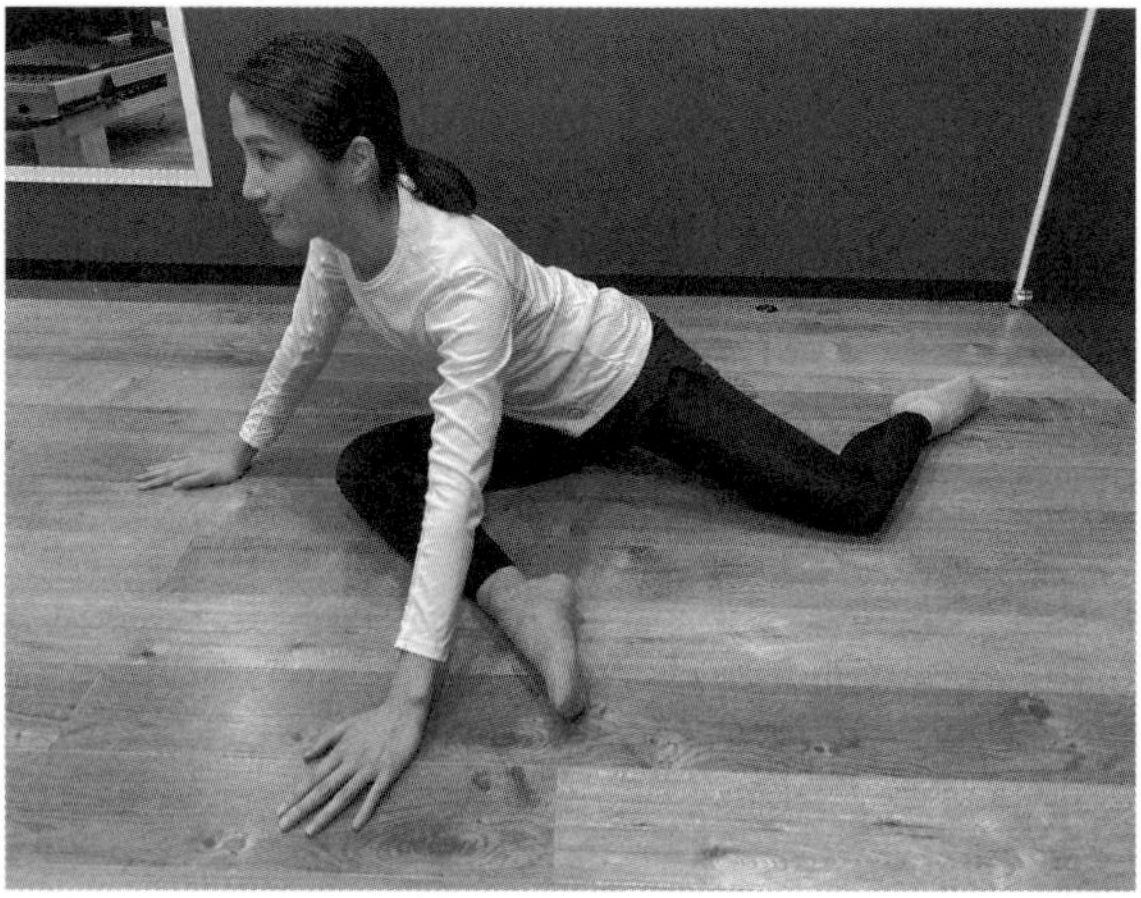

〔図表141　ヒンジ①〕

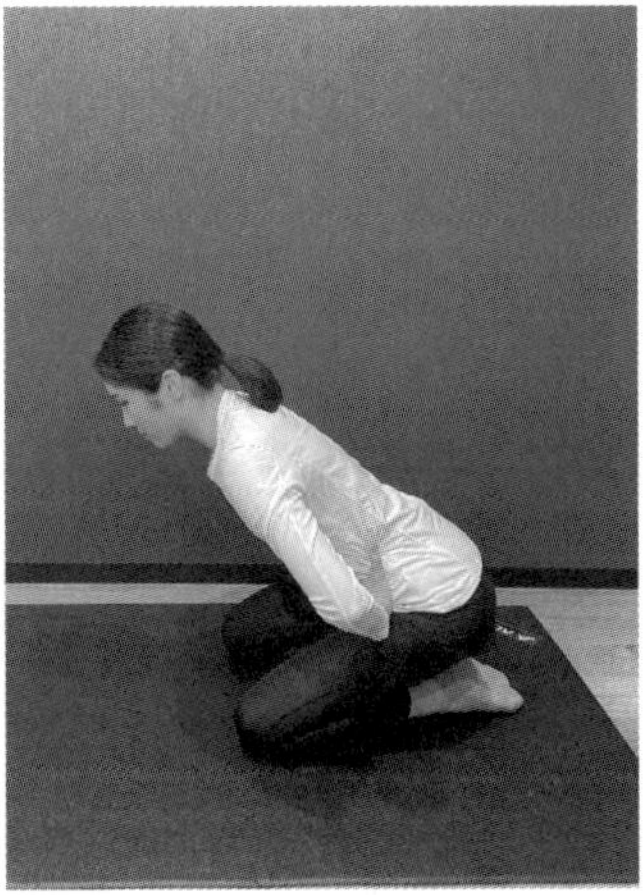

〔図表142　ヒンジ②〕

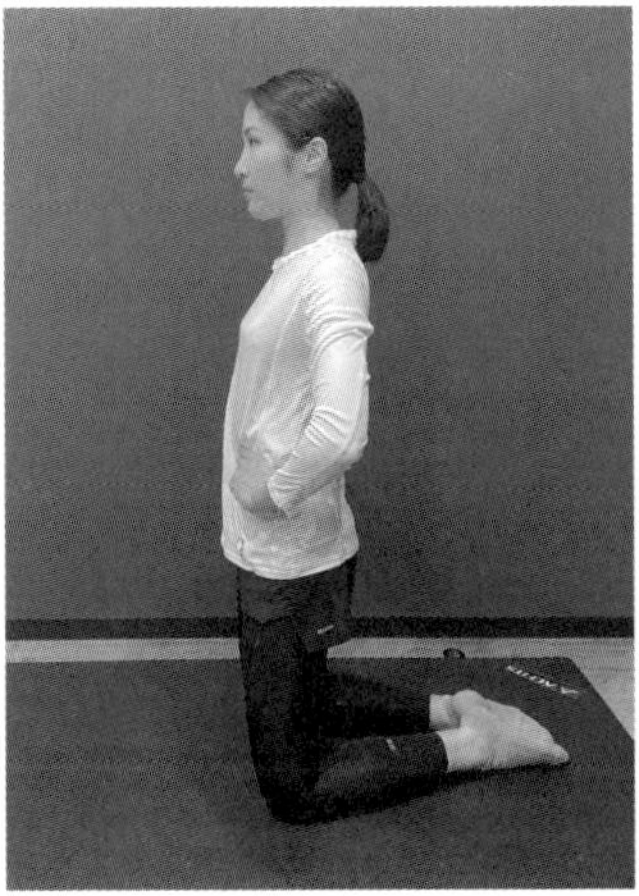

30秒から60秒呼吸を繰り返しましょう。

※腰が丸まってしまわないように気をつけましょう。丸まってしまうのであればその手前で止めておきます。

## ヒンジ（図表141、142）

① 両膝立ちになり、手を股関節に当てておきます。

② 股関節から折りたたんで、お辞儀をするようにお尻をかかとに近づけて戻します。10回から20回繰り返しましょう。

※頭からお尻までが一直線を保ったまま行いましょう。

※目線を遠くに保ちましょう。

〔図表144　片足デッドリフト（横）②〕

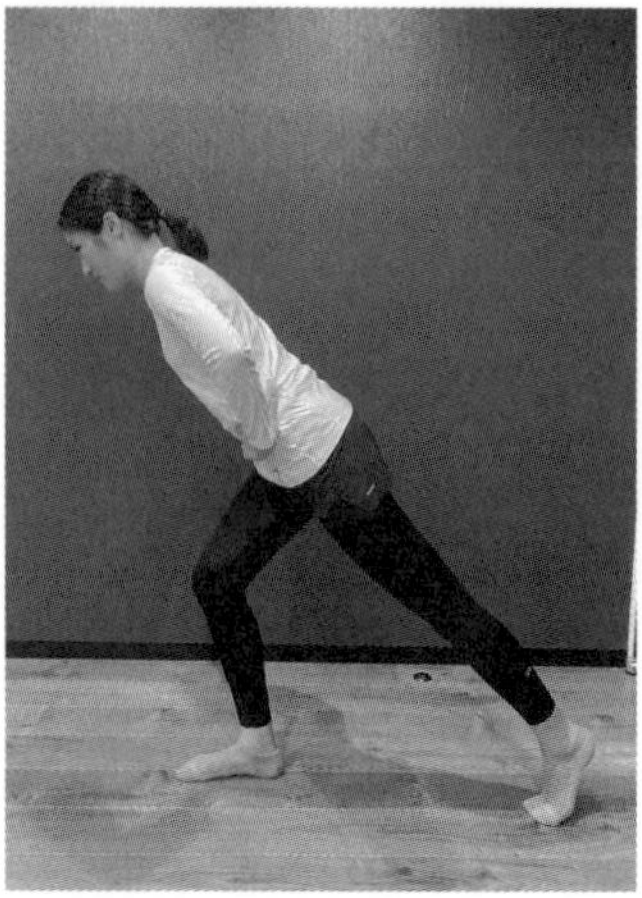

〔図表143　片足デッドリフト（横）①〕

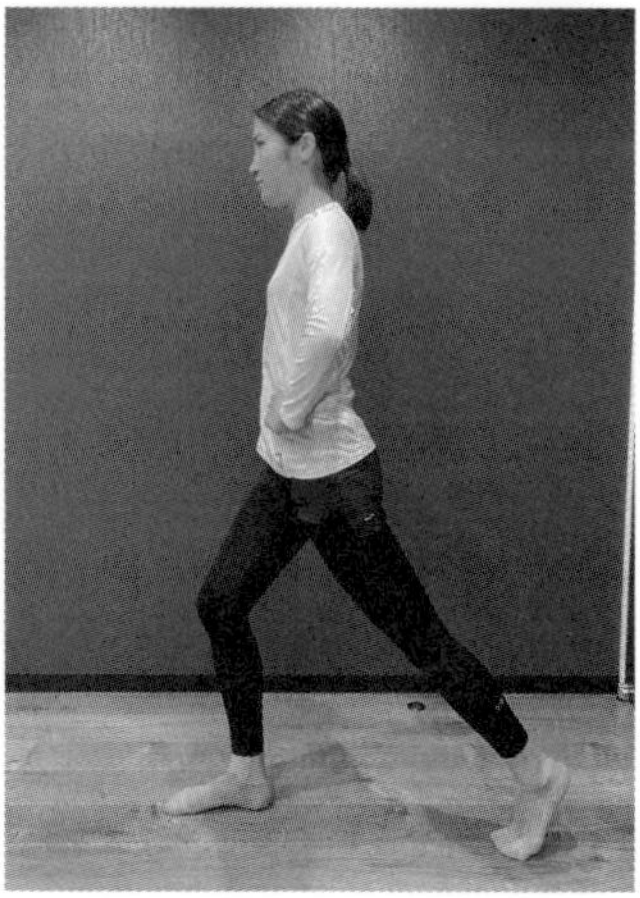

〔図表146　片足デッドリフト（正面）②〕

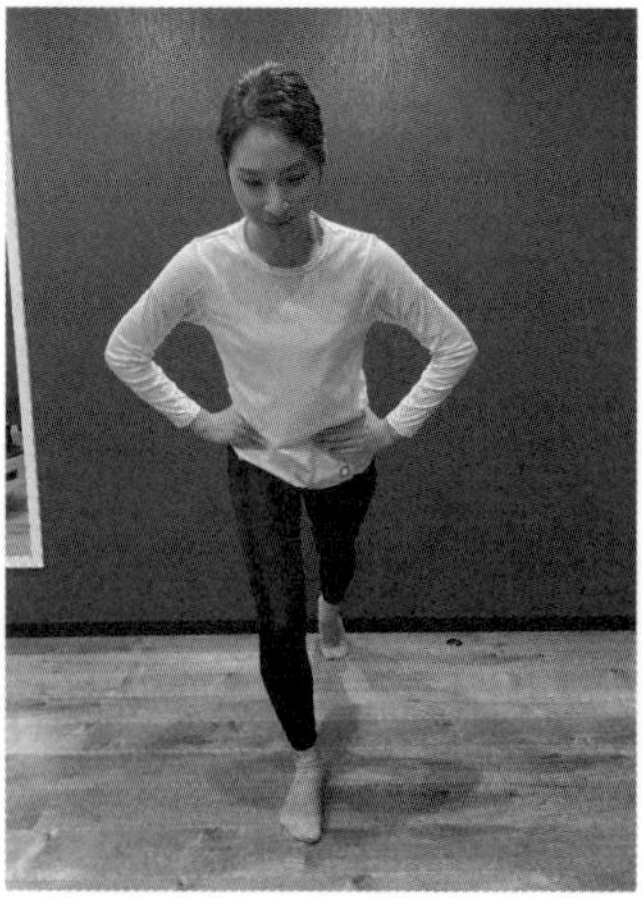

〔図表145　片足デッドリフト（正面）①〕

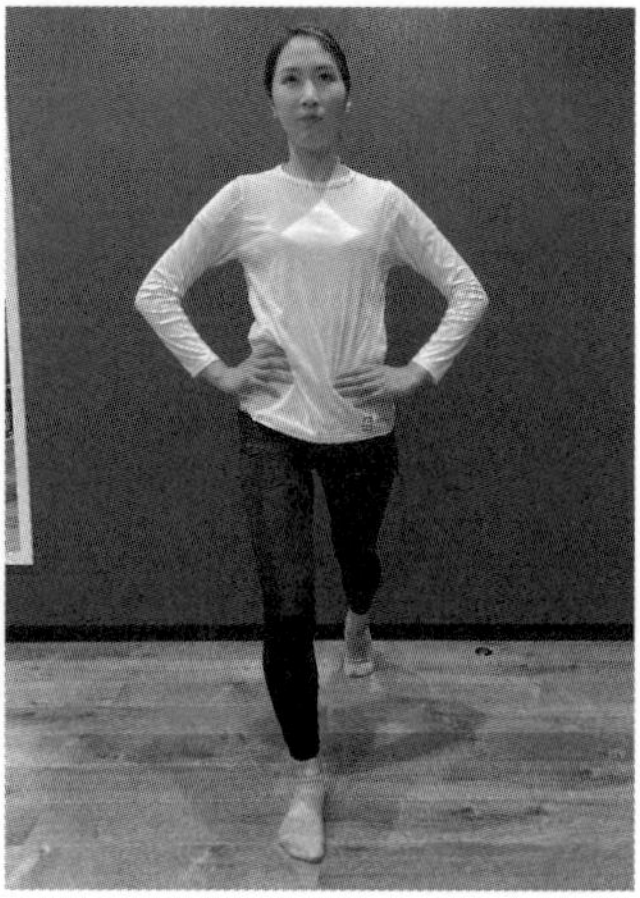

**片足デッドリフト（図表143、144、145、146）**

①足幅を腰幅に開いたところから前後に開きます。後脚の膝は伸ばし、前脚の膝は軽く緩めておきましょう。

②前側の脚の骨盤、膝、人差し指を一直線に保ったまま股関節から折りたたみ、先ほどのヒンジと同じ角度まで上体を下げます。かかとで床を押しながら元の位置に戻します。お尻に伸び感を感じながら上体を傾け、戻すときにお尻の締まりを感じましょう。10回から20回繰り返します。

※背中の丸まりや、腰が反りに気をつけながら行いましょう。膝が内側にねじれないように気をつけましょう。

**バックランジ　バックツイストランジ図表147、148、149、150）**

①脚を腰幅に開き膝を軽く緩めておきます。

②上半身は一直線のまま、片脚を後ろに引き、両脚の膝が90度になるところまで下げます（後ろ膝は浮かせたまま）。

③前脚のかかとで床を押してスタートの位置に戻ります。10回から20回繰り返しましょう。

〔図表147　バックランジ①〕

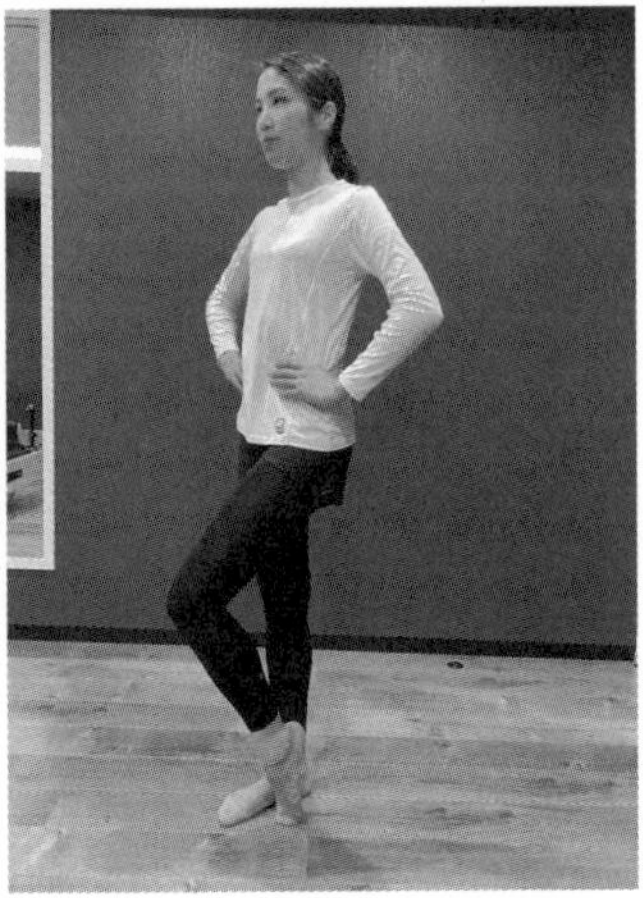

〔図表148　バックランジ②〕

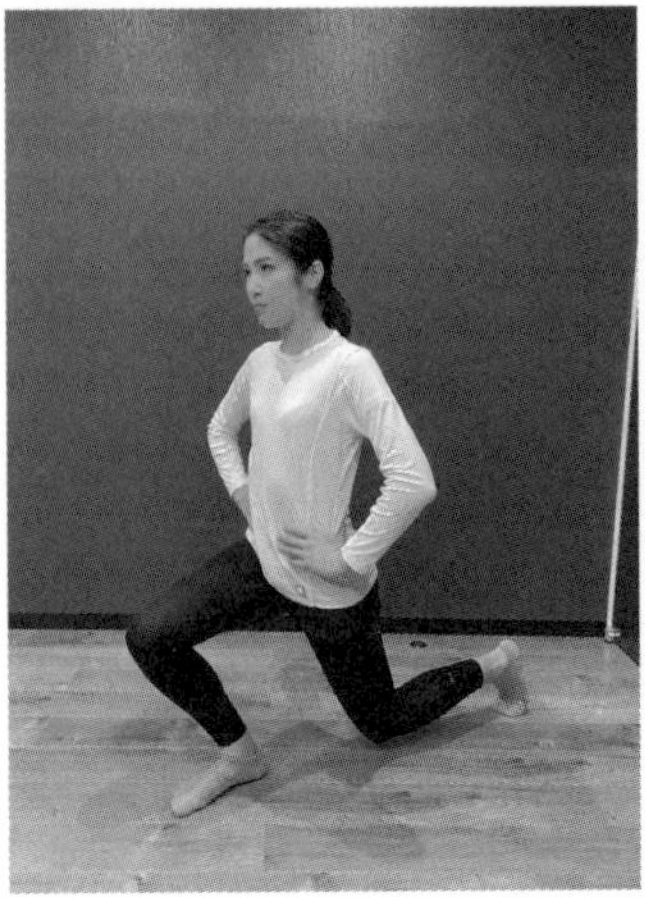

〔図表149　バックツイストランジ①〕

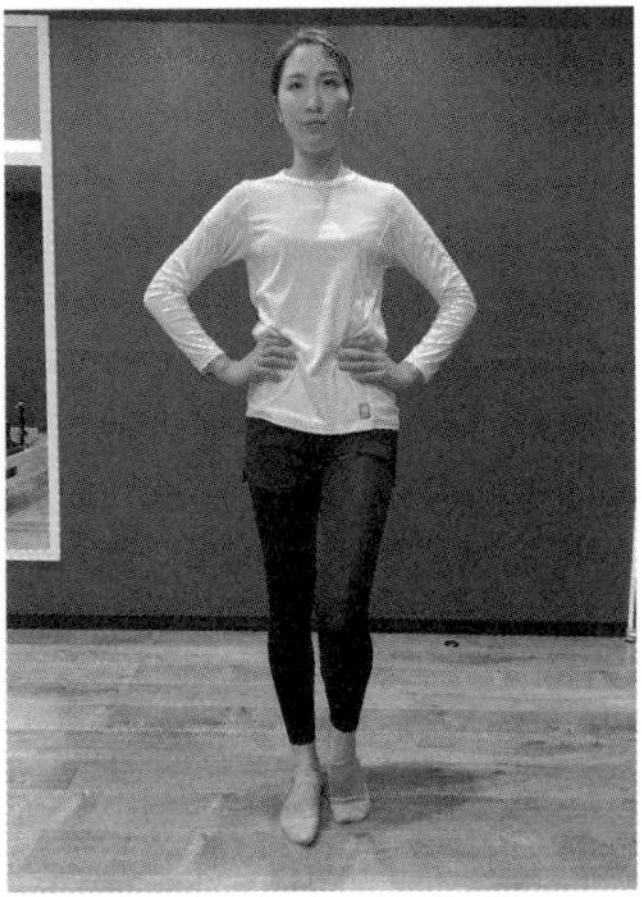

〔図表150　バックツイストランジ②〕

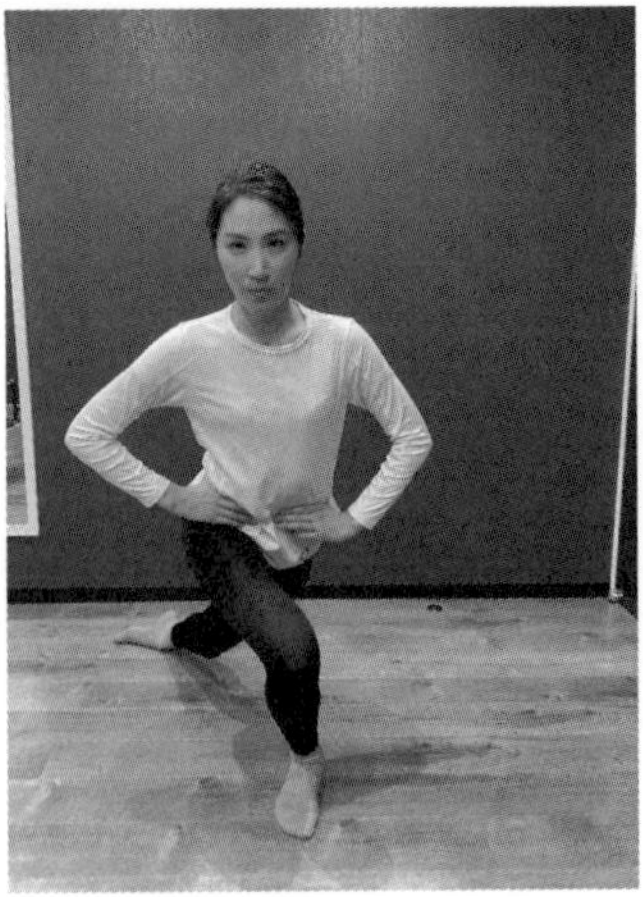

④ チャレンジできる方は、後ろ足を斜め後ろに引いたところからスタートポジションまで戻ります。

斜めにすることで最大限大殿筋が伸ばされます。

※前脚の膝は常につま先と同じラインを保ちましょう。重心は前側の脚に残して後ろ足は地面を極力擦らせるように動かしましょう。

ここからは、美しいお尻をつくるための大切なポイントを解説していきます。

## 反り腰のままお尻のトレーニングは非効率

### お尻を締める場面は日常であまりない

美尻ブームで様々なお尻のトレーニングを見かけますが、よくある言葉は「お尻を締めて」というものです。

それはもちろんお尻を締めたほうがお尻のラインは綺麗になります。

ただし、ここにも落とし穴があるのです。お尻の上部は締まっていても下部が締まっていない方が多い。つまりお尻と太ももの境目がわからないというお悩みが多いのです。

世の中には締めるトレーニングばかり流行しています。お尻のトレーニングを頑張って

〔図表151　大殿筋の上部と下部〕

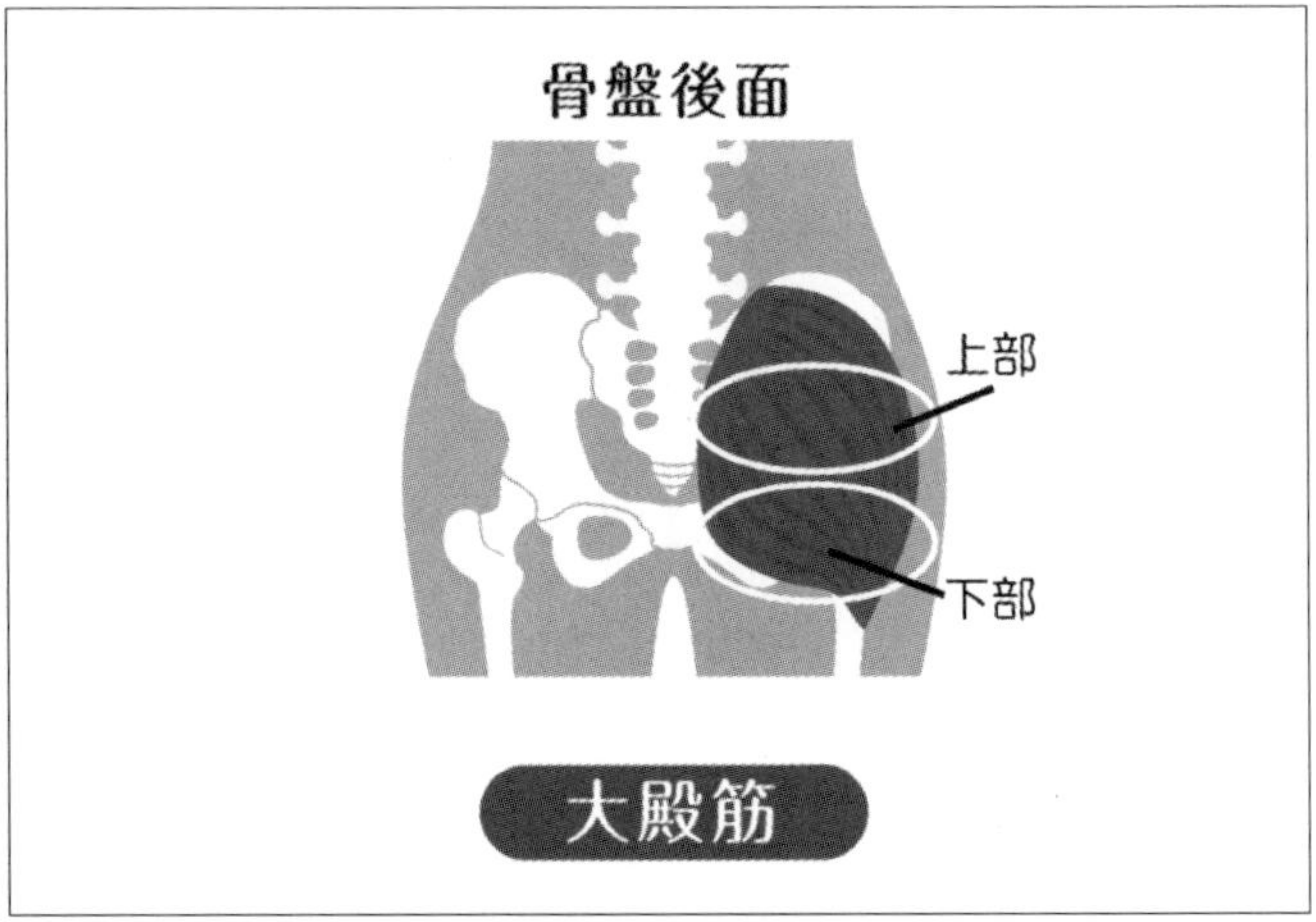


〔図表152　股関節の伸展に関わる筋肉〕

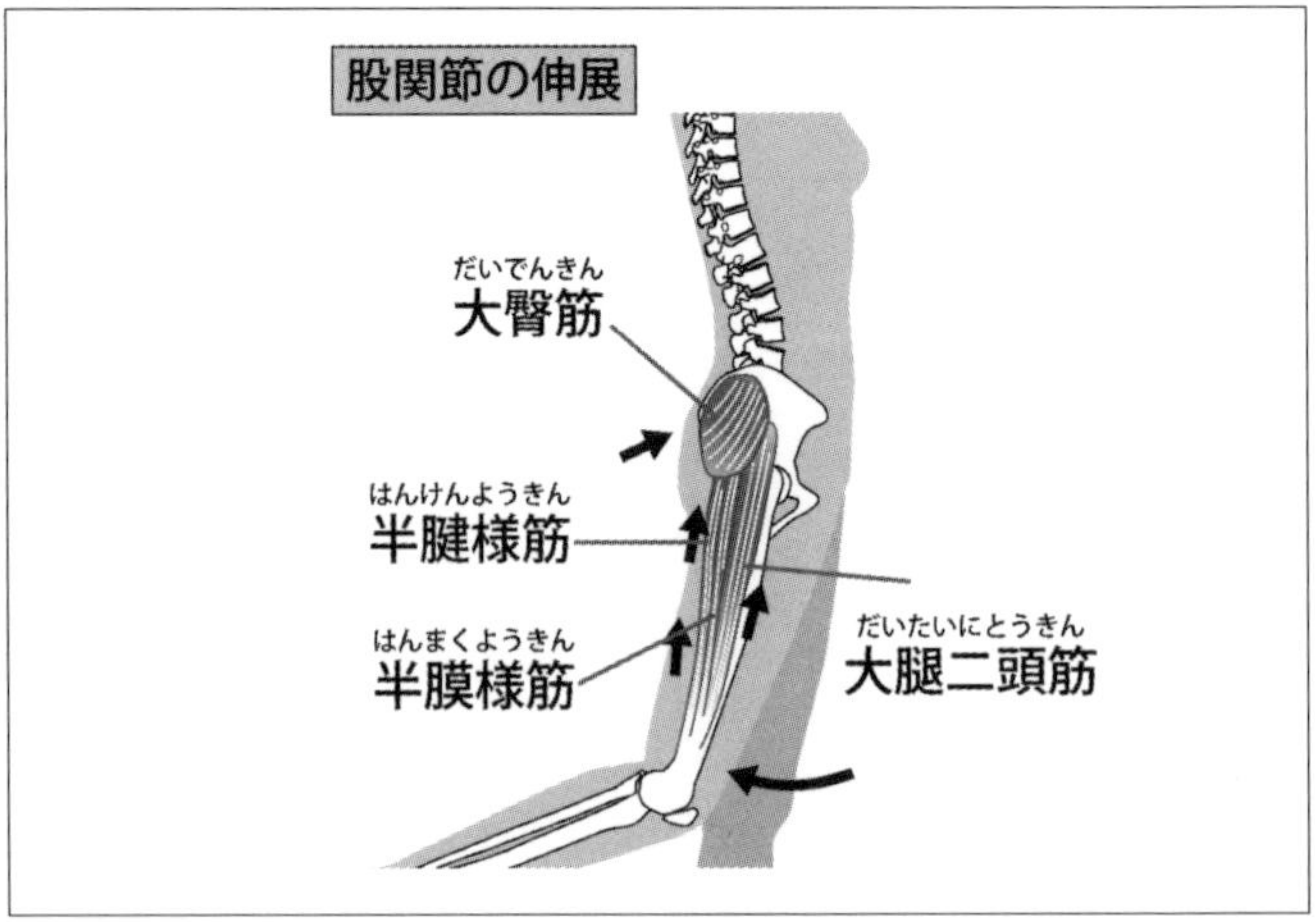

もヒップアップした感がない方は締めすぎが原因かもしれません。

先述の通り筋肉は伸び縮みできてこそ十分な動きが出ることになります。締めたら伸びも必要なのです。

締める意識が強いのは、お尻が股関節を伸展という後ろに伸ばす役割を大きく果たしているからです（図表１５２）。これがお尻の表面にある大殿筋という筋肉です（図表１５１）。

股関節が伸びれば、お尻は間違いなく縮む方向に働きます（図表１５３）。

しかし、日常生活でこのような動きを意識して行う場面はあるでしょうか？　おそらくないでしょう。

例えば、歩く際に脚を一歩前に出すと反対側の股関節が伸びている必要がありますが、そこを意識して歩くことはしません。

お尻の筋肉が十分に使える重要な場面は、お尻を閉めたときではなく、お尻が引きのばされたときです。

歩行時で言えば、脚を一歩前に踏み出して踏み込んだときになります（図表１５４）。

写真で言えば右脚のお尻がしっかり伸びて地面を蹴り上げたときにお尻が伸展することでお尻の筋肉は最大使われます。

しかし、多くの方が締めるトレーニングばかり頑張って、伸ばすということは忘れがち

〔図表153　お尻が縮む場合〕

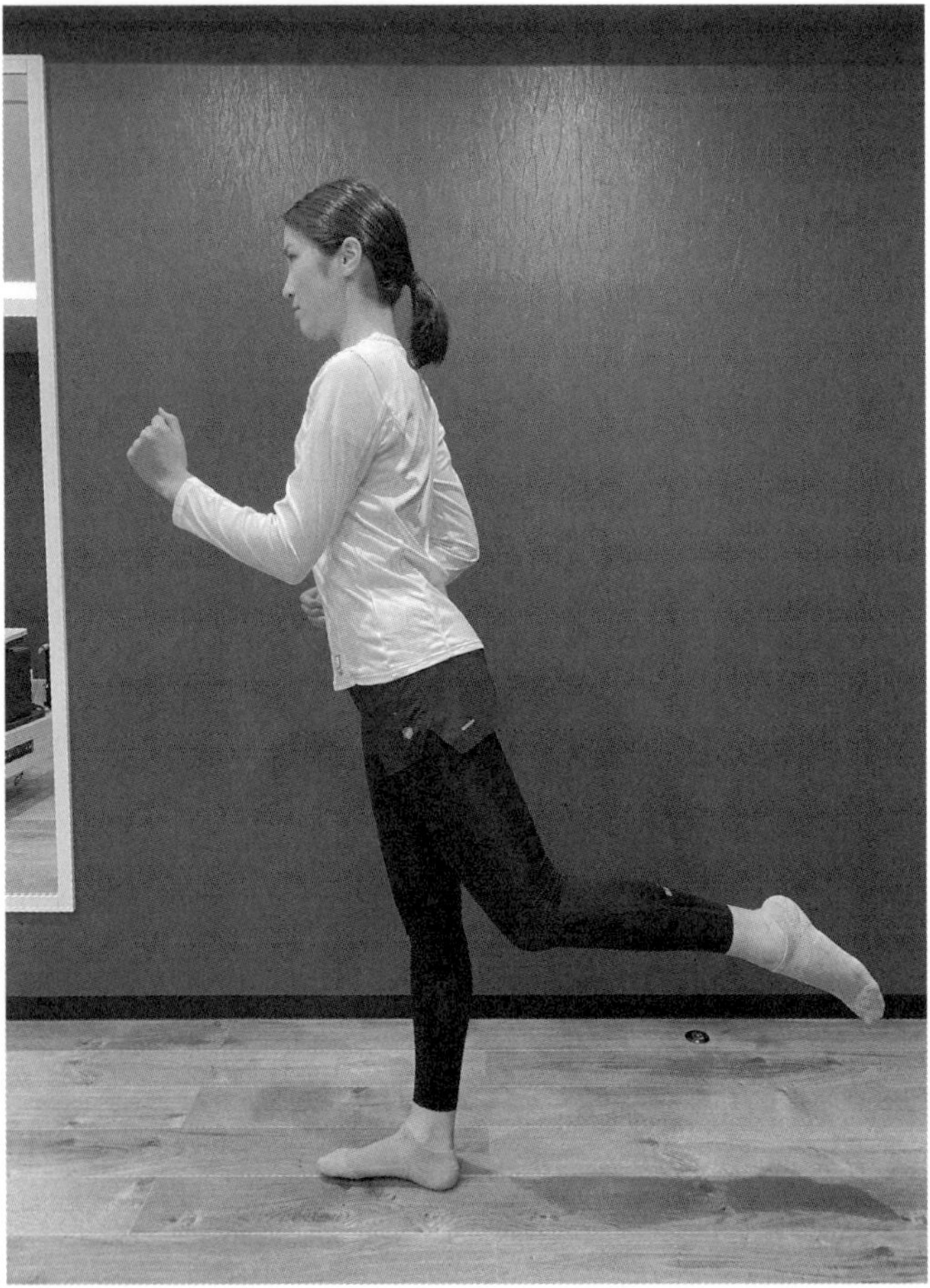

〔図表154　お尻が伸ばされる場合〕

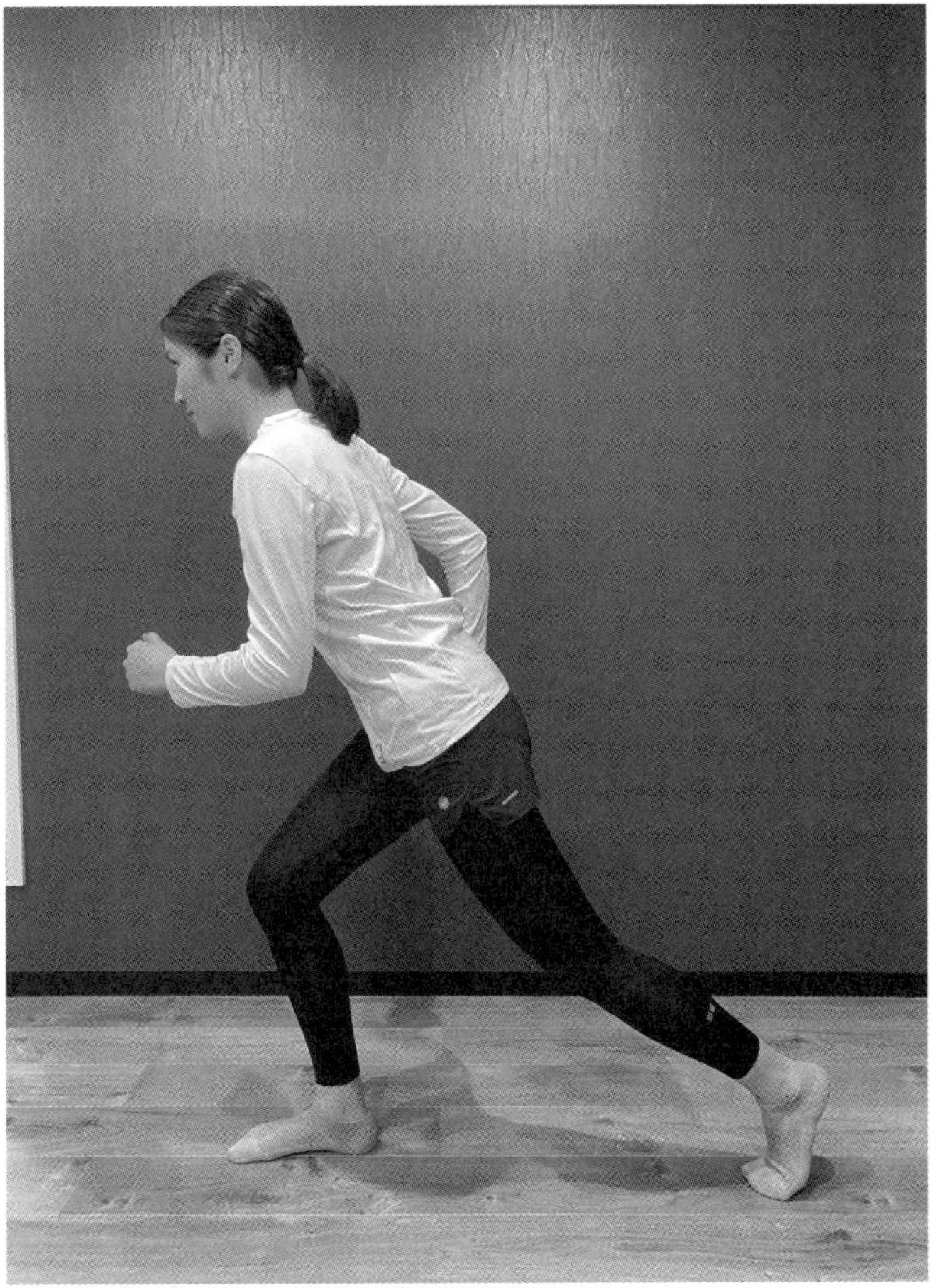

〔図表155　骨盤の前傾〕

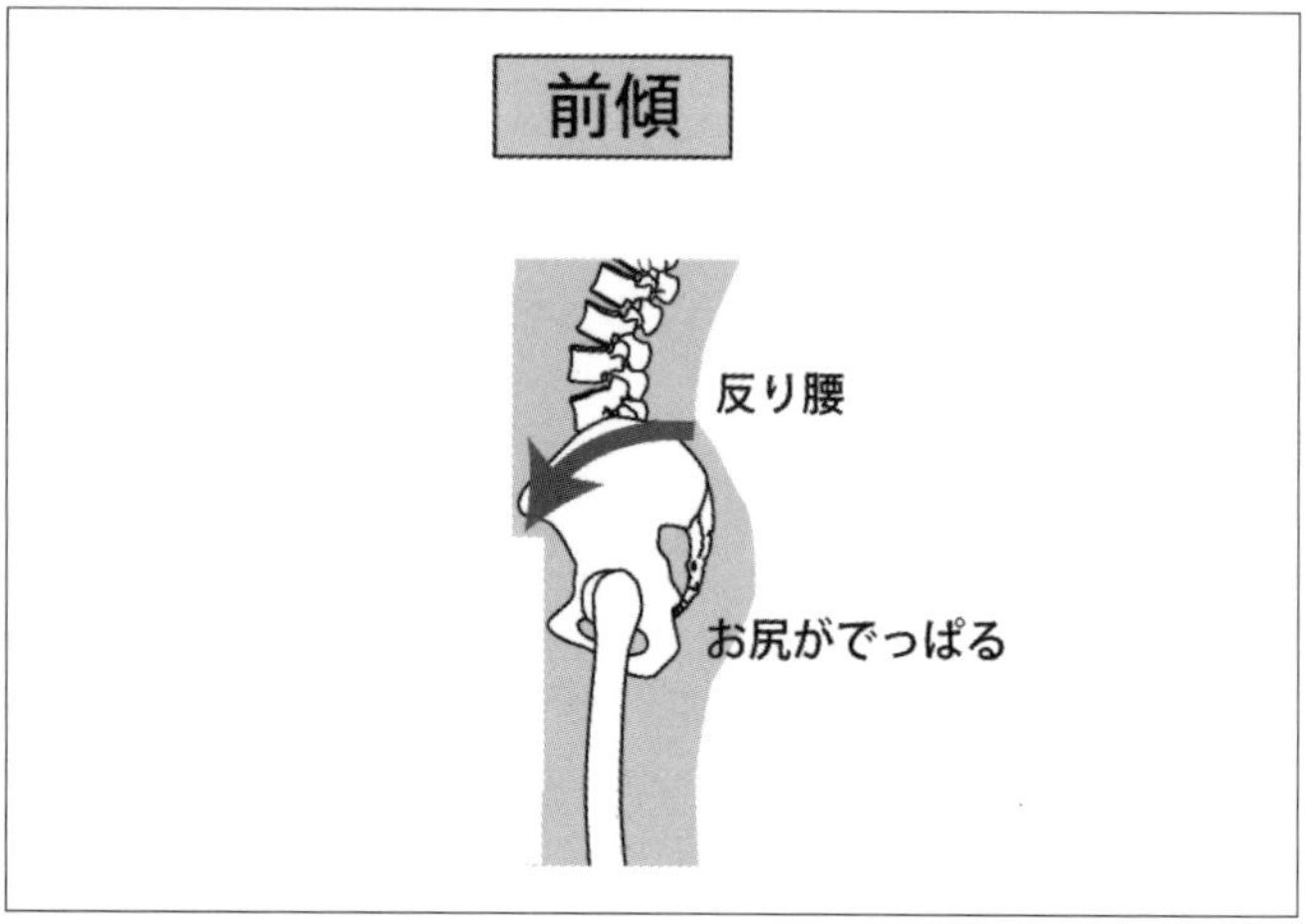


になっています。

## お尻のトレーニングなのに腰が辛い

お尻を締め続けている方に多いのが腰痛です。これは締める意識が強すぎて腰が反る方に多い傾向にあります。

お尻の筋肉は股関節の動きをつくる筋肉のため、働かせるためには股関節の正しい動きが必要です。先ほどの股関節の伸展が必要ということです。

しかし、反り腰になると股関節は固まりやすかったですね。反り腰ということは股関節が曲がりっぱなしですので、お尻の仕事である股関節伸展ができません（図表155）。

そもそもお尻の力が抜けているのです。そのままお尻を締めるトレーニングをして

〔図表156　正しいお尻トレーニング〕

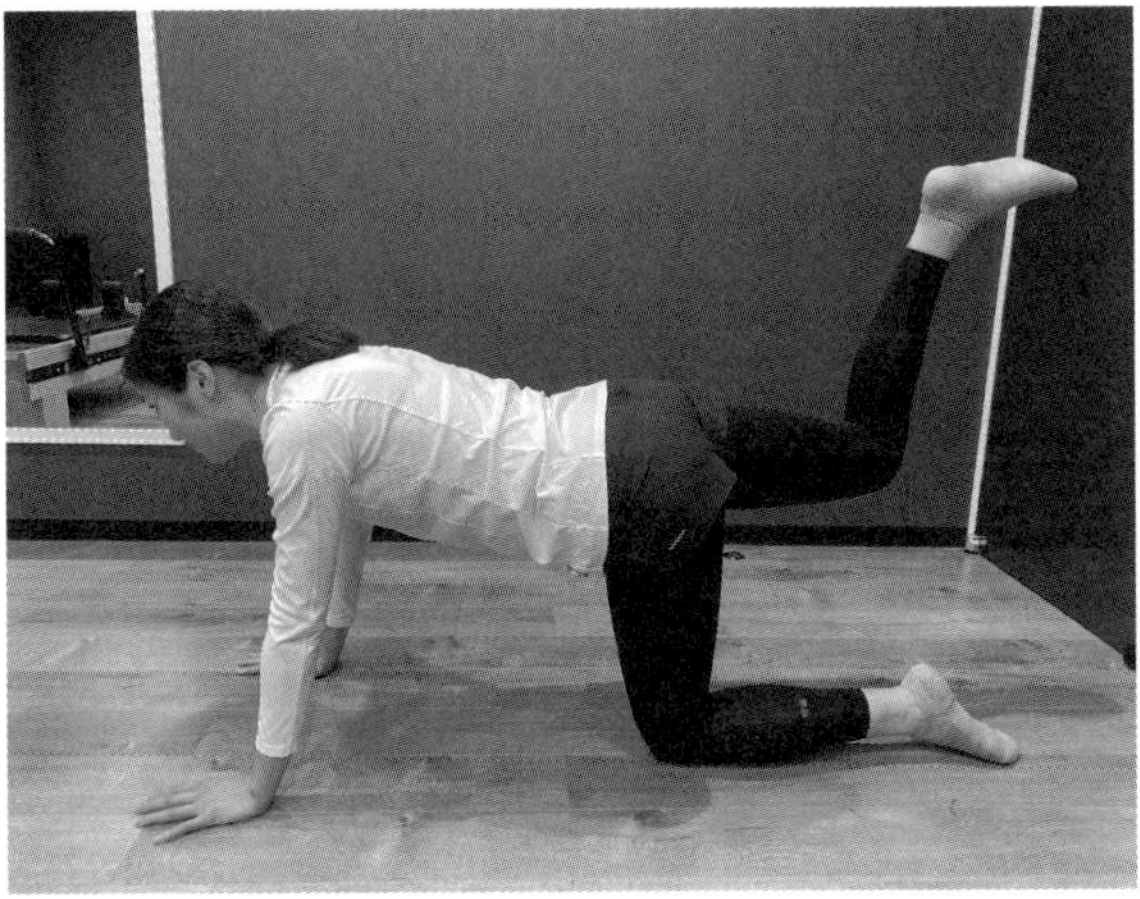

〔図表157　股関節が伸びず腰が反っているパターン〕

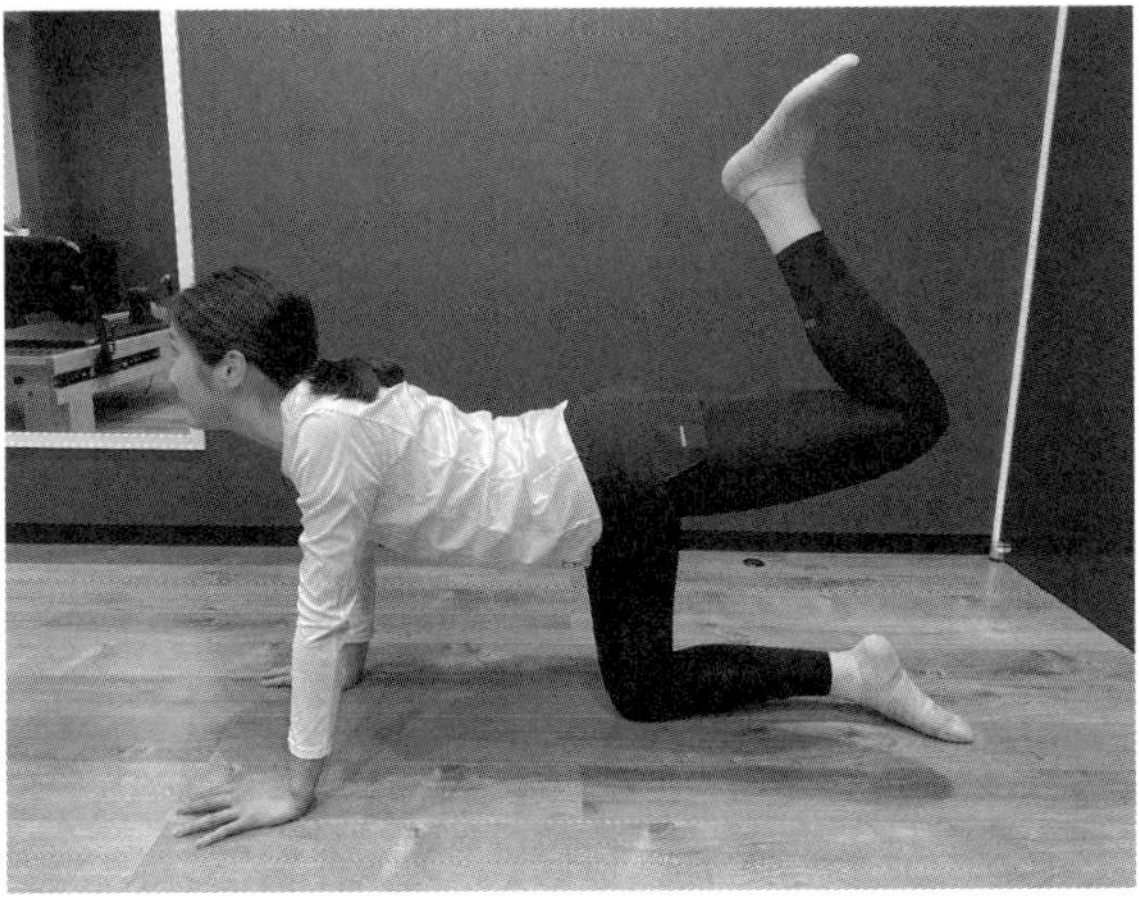

〔図表158　仙骨〕

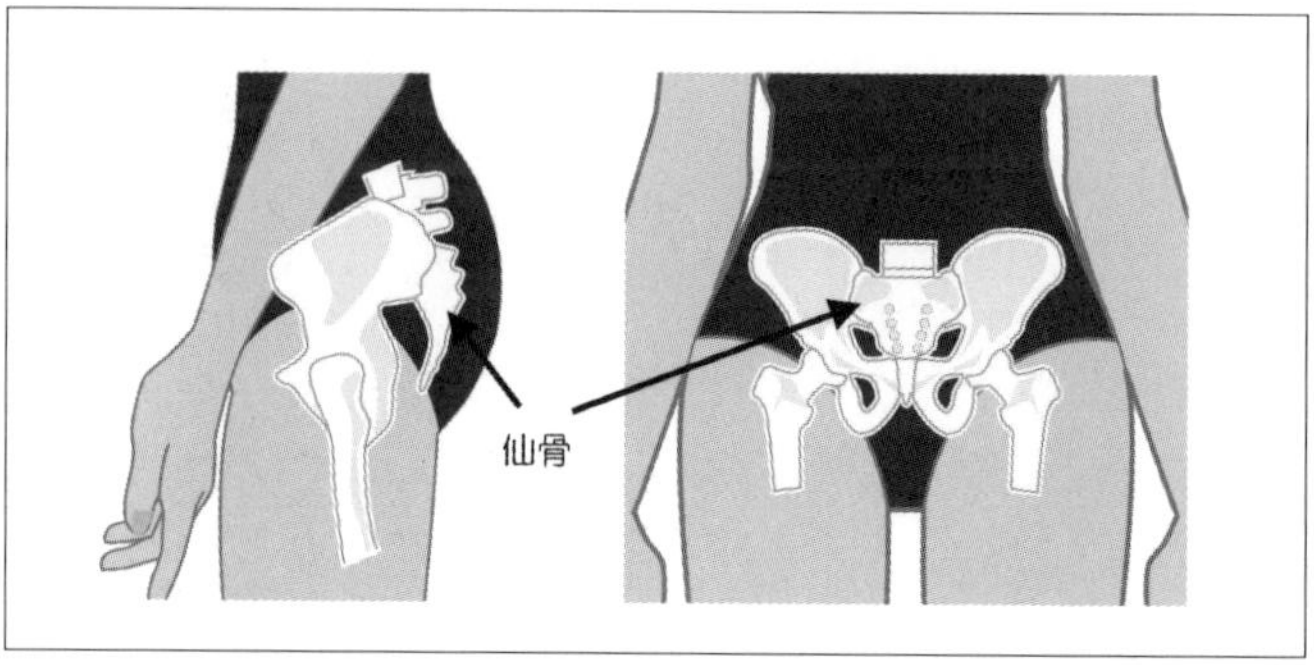


も、股関節の動きが出ていなければ、腰の反りで動かす癖がついてしまいます。つまり代償動作ということになります。

股関節が硬い方は腰を反らせて動きをごまかす癖があります（図表１５６、１５７）。

## お尻のトレーニング以前に見直すべきこと

### お尻トレーニング以前に大切なのは骨盤の形

お尻に目を向ける前に、お尻の形を決める大前提として抑えていただきたいポイントを述べさせてください。

外国の方でお尻がプリッと上がったモデルさんの写真を見ることが多いと思います。

なぜ日本人に比べて外国の方はお尻が上がっている方が多いのか？

それはお尻の筋肉が強いわけではありません。骨盤

〔図表160　仙骨が起きている座り方〕

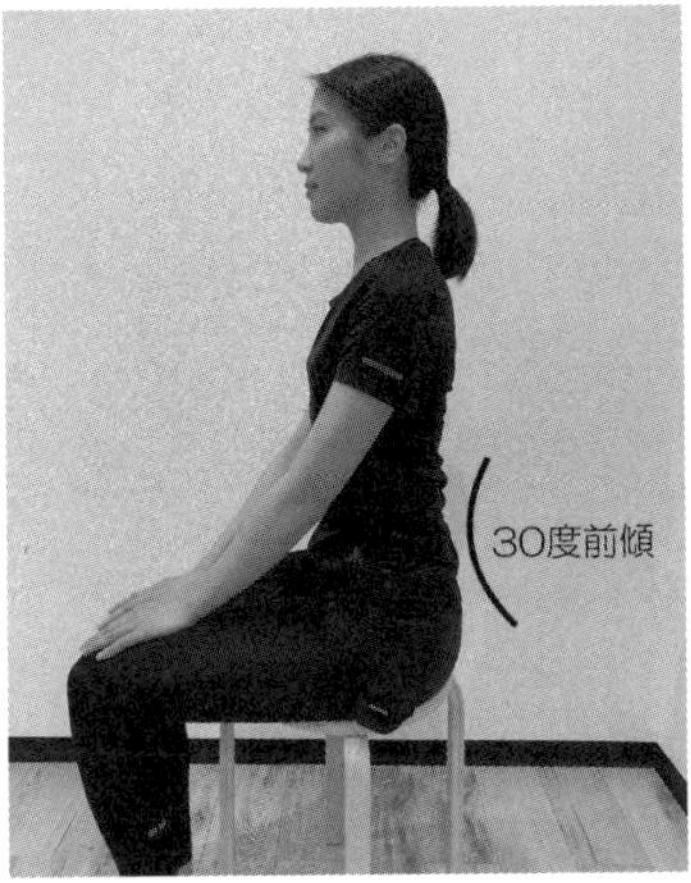


〔図表159　仙骨が正しい傾きをとれていない人の座り方〕

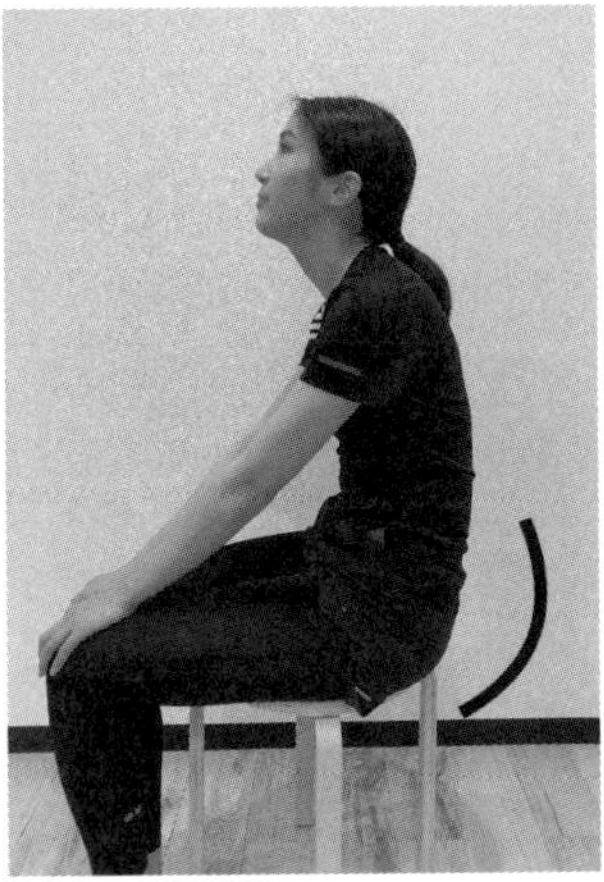

の形の差によるものです。骨盤の中で仙骨と言われる骨がありました（図表１５８）。もともと仙骨の前に倒れている角度が日本人のほうが少ないのです。骨格の構造からして異なるわけです。

したがって、外国の方の真似をしてお尻を締めたり上げようとするのは逆効果。腰ばかり反ってしまって得意の反り腰を誘発することとなります。

ただし、日本人は座る時間が長い国であり、仙骨が後ろに傾きすぎている方が多いです（図表１５９）。

特に、背もたれにもたれかかって座ることで、より仙骨は倒れやすくなってしまいます。

つまり、まずは仙骨の角度を整えること

でヒップアップの土台をつくることができます。本来仙骨は30度前に倒れていると言われています（図表160）。

## 仙骨の角度を整える多裂筋

よく「骨盤を立てましょう！」という言葉がありますが、これに関してもよい形と悪い形があります。

仙骨を立てるためにインナーマッスルを使っているのか、アウターマッスルを使っているのかという違いです。

仙骨の角度を整え、日本人らしいヒップアップの土台をつくってくれるのは多裂筋です（図表161）。多裂筋で仙骨を立て、骨盤が立っていることが理想的なのですが、これをアウターマッスルである脊柱起立筋群（腰の表面にあるアウターマッスル）で起こしてしまう方が多いのです。

アウターマッスルはスタミナがないので、起こしていても長時間は持ちませんし、疲れますし、腰痛も感じやすくなります。反り腰ではアウターに力が入ってしまっています。

では多裂筋を働かせるポイントは？

実は、多裂筋も呼吸で働く筋肉なのです。腹腔の後ろ側を担い、呼吸の主役横隔膜と連

〔図表161　多裂筋〕

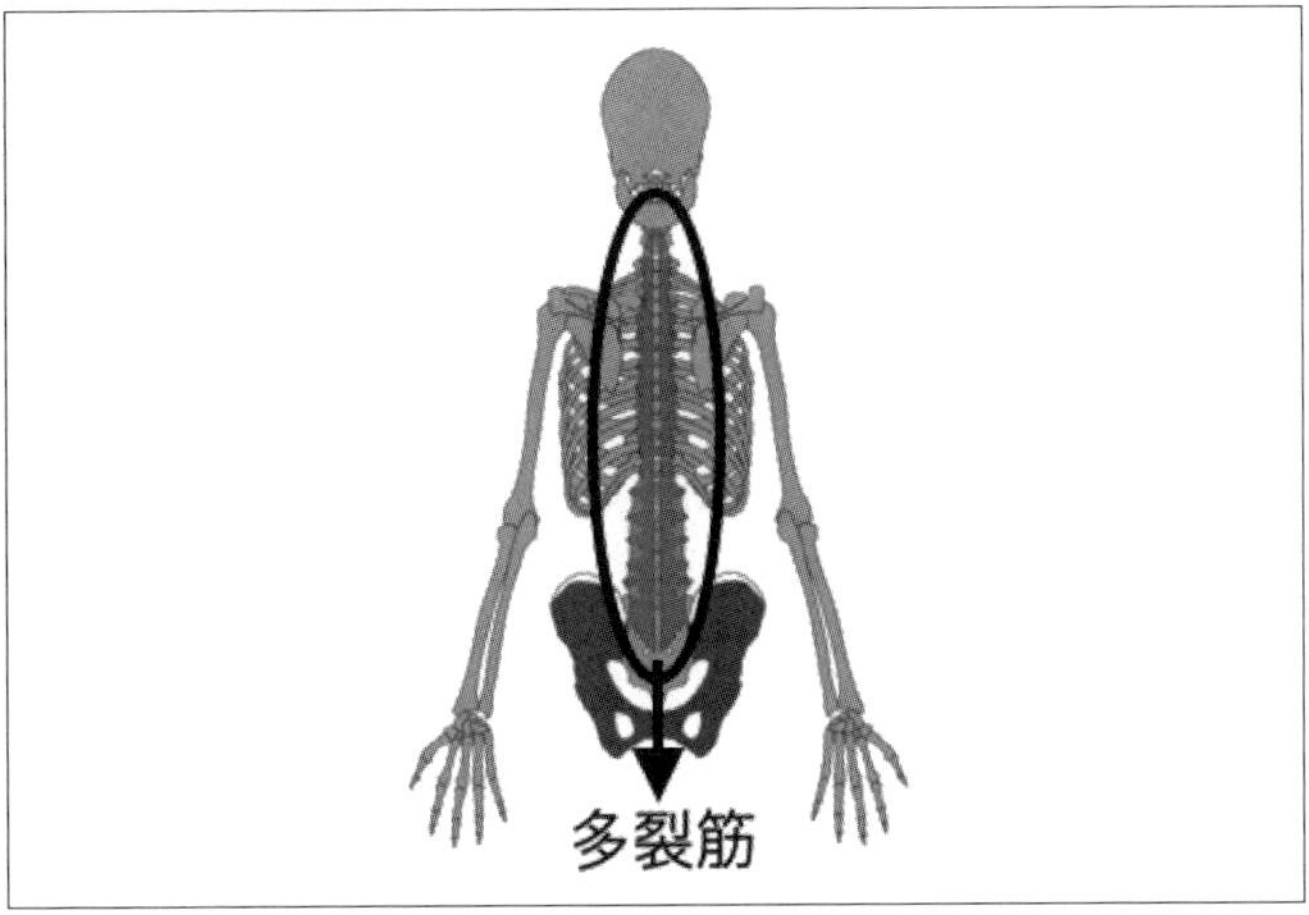


動して働くインナーマッスルです。したがって、ヒップアップにも呼吸を整えるという過程はなくてはならないのです。

多裂筋も反り腰になるともちろん働きにくくなっているため、まずはストレッチをしていきましょう。

また、最も簡単な多裂筋を働かせる方法を１つご紹介します。

それは普段からバランスボールに座ることです。ボールからの反力が仙骨を起こしやすくしてくれます。そこから深い呼吸を意識することで多裂筋が働きやすくなります。

そこからエクササイズしていただくと相乗効果で働きやすくなります。

多裂筋が働いていない方はお尻のト

〔図表162　お尻の筋肉の構造〕

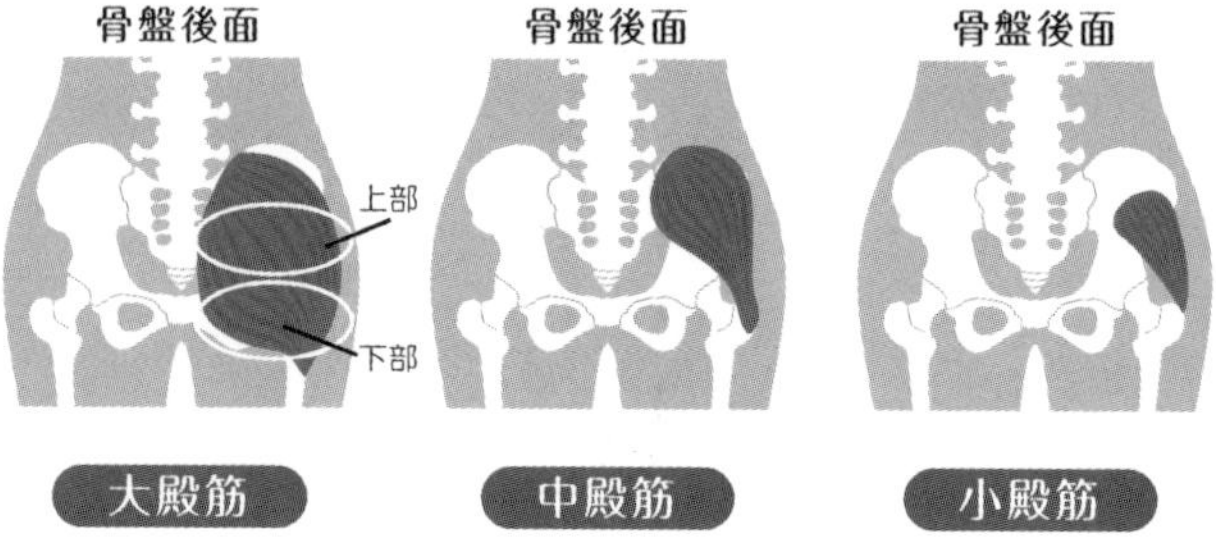


レーニングをせずとも仙骨を整えるだけでヒップアップを感じていただくことができます。

**お尻の構造を理解しよう**

お尻のエクササイズといっても、実はお尻にも様々な筋肉があります。

一度お尻の筋肉の構造を見てみましょう。

お尻もお腹のように層になっています。表面から大殿筋、中殿筋、小殿筋という3層構造です（図表１６２）。

それぞれに役割があり、すべて股関節の動きに関わっています。やはり、股関節の動きがキーになります。

あなたに見えている場所はほぼ大殿筋で、お尻の外側に中殿筋が顔を一部出しています。

小殿筋は中殿筋に覆われてしまって見えていません。

お尻においても層になっていることから、アウターマッスルとインナーマッスルの関係があります。

表面の大殿筋は大きな動きをなす筋肉であり、ここを働かせてヒップアップしたいわけですが、その前提として股関節が安定している必要があります。

特に片脚立ちになっている場面では動き以前に中殿筋と小殿筋が働き、股関節を安定させることで大殿筋の動きをサポートしています。

## お尻のインナーマッスルを働かせて股関節を正しい位置にはめ込む

反り腰姿勢になると骨盤が前傾し股関節が内側に捻れやすくなっていました。

そうなると股関節が正しい位置からずれてしまっているので、お尻をうまく働かせることはできません。

まずは、股関節を正しい位置に戻す必要があります。

先ほどのお尻の筋肉とは別にお尻の深層にある筋肉が股関節を理想的な位置にキープしてくれています。

〔図表163　深層外旋六筋〕

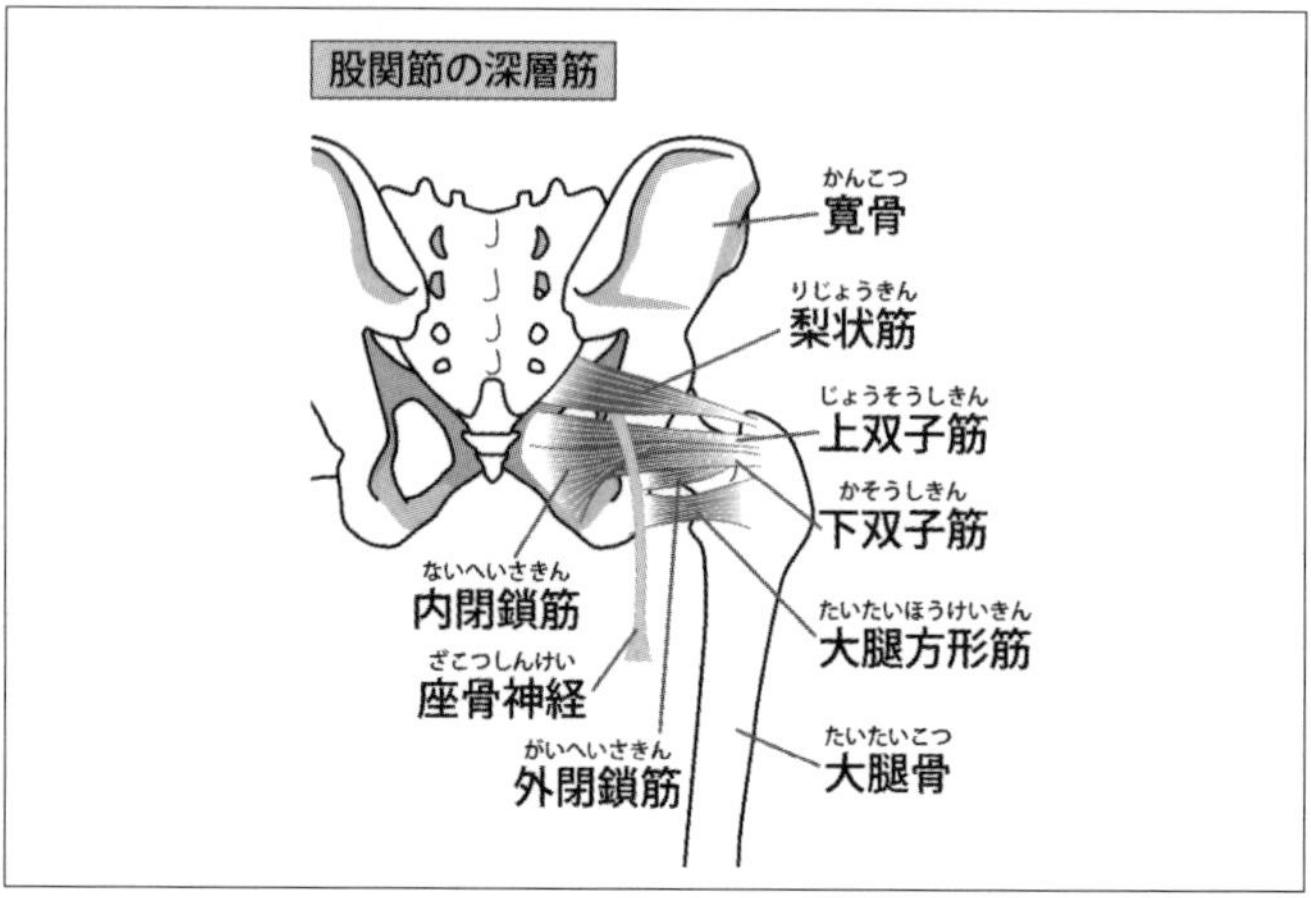


アウターマッスルに正しく刺激を入れるために関節をあるべき位置に安定させるのがインナーマッスルの役割でした。

その筋肉が深層外旋六筋と呼ばれる筋肉たちです。

その名の通りお尻の深層で股関節を外捻り（外旋）する６つの筋肉を総称したものです。

梨状筋、上双子筋、下双子筋、内閉鎖筋、外閉鎖筋、大腿方形筋のことを指しています（図表１６３）。

この筋肉たちがうまく働くことで、骨盤（寛骨）に大腿骨の骨頭を引きつけて骨同士の距離感をよい位置に保ちます。股関節が正しい位置を保てているからこそ、骨同士がぶつからずに股関節はスムーズに回るわけです。

ポイントは、深層にある筋肉のため、鍛えるというよりは使えるようにすることが大切です。

## 片脚立ちで股関節を安定させるのは中殿筋、小殿筋と内転筋群の引っ張り合い

歩くときには必ず片脚立ちになる場面があります。その際、股関節が不安定になると横にズレが生じてしまいます。

つまり、お尻を横に振るような歩き方になり、お尻ではなく太ももの外側に刺激が入ってしまいます。

そうなると、本当に使いたい筋肉は中殿筋や小殿筋なのに、大腿筋膜張筋（太ももの外側）ばかりに刺激が入ってしまい、ヒップアップどころか太ももの外側がパンパンに張ります。

その可能性があるか実際にご自身でもチェックしてみましょう（図表１６４、１６５）。空気イスをするイメージで壁に上半身をつけ、そこから片脚を前に伸ばすチェックです。

図表１６６のようにお尻が横に振れて骨盤の高さが変わる、上半身が傾く場合は股関節が不安定な可能性が高いです。

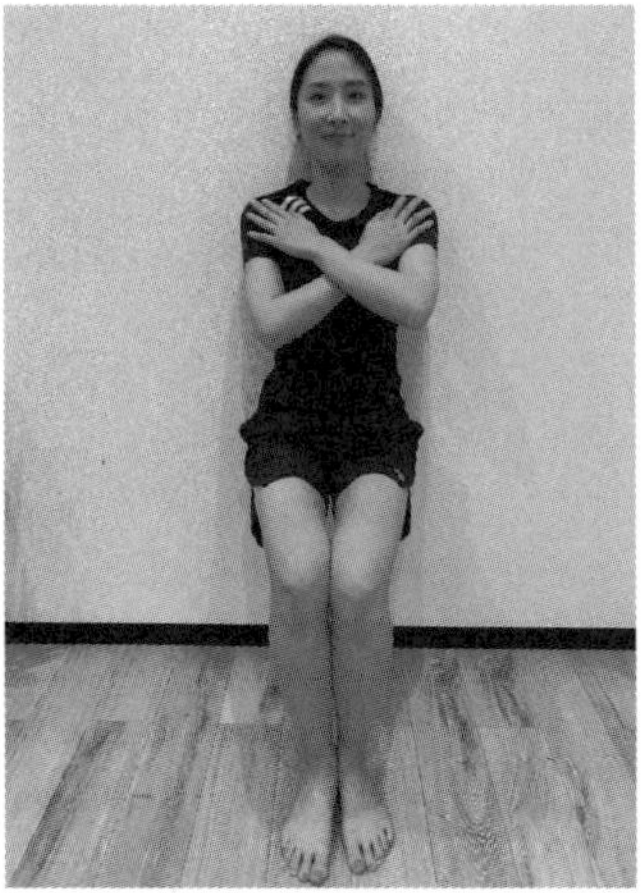

〔図表164　片脚立ちチェック①〕

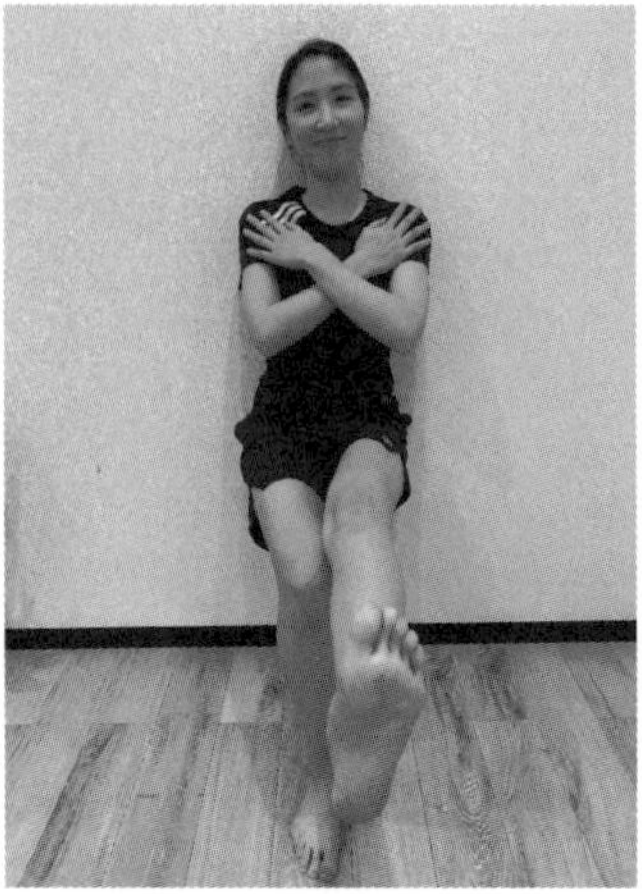

〔図表165　片脚立ちチェック②〕

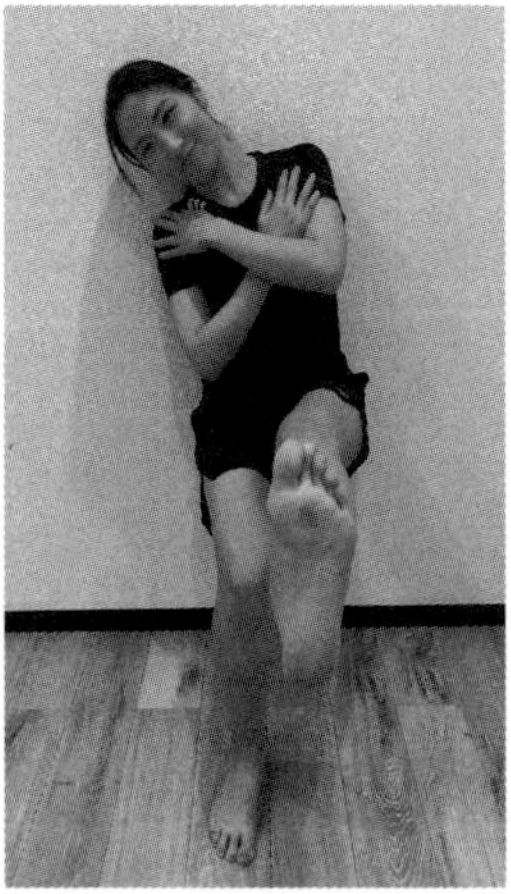

〔図表166　股関節が不安定な場合〕

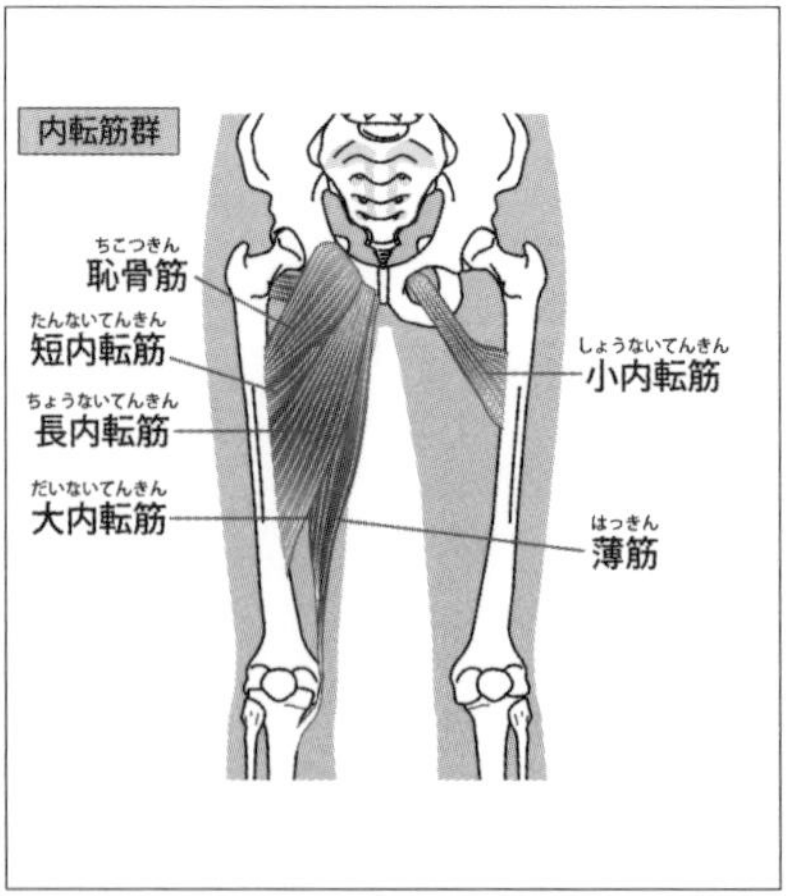


〔図表167　内転筋群〕

これを安定させるために、中殿筋、小殿筋と内転筋群の働きが必要になります（図表167）。中殿筋、小殿筋が主に股関節の外転（脚を外に開く動き）、内転筋群は名の通り内転（脚をうちに閉じる動き）を担い、このバランスが取れていることで横ブレを防ぐことができます。

実際に使う場面は片足立ちになった場面、つまり脚が床についている場面ですから、そのときにこれらが働くためのエクササイズが必要です。

中殿筋や内転筋のエクササイズとして脚をパタパタ開く、閉じるようなトレーニングはよく見かけます。

しかし、それだけでは歩く場面で働かせることは難しいため、片脚立ちにつながるエクササイズが必要です。

## お尻を最大限伸ばした上で締めることが大事

仙骨を起こし、股関節をはめ込み、安定させた上でやっと表面の大殿筋が働く環境が完成します。

改めてここで重要なことは大殿筋を最大限伸ばすということです。その上で締めたいのです。そもそも日本人は座り時間が長く、股関節が曲がりっぱなしでしたからね。

お尻の筋肉の役割は股関節を（脚を）後ろに伸ばし、外に開き（下部は内に閉じる作用です）、外に捻るという動きです。お尻を伸ばすということはその逆になりますので股関節を（脚を）曲げて、内に閉じて、内に捻るということになります。

最大に引き伸ばされたところから縮めることでお尻の筋肉に目一杯刺激を入れることができます。

その際に重要となってくるのが大腰筋と内転筋群です。大腰筋は股関節を曲げる主役で内転筋群は脚を閉じ、内に捻る筋肉でした。

再度確認ですが、大殿筋の重要なポイントは上部と下部で働きが異なるところです。お尻を締める意識が強いと、上部はうまく締まりますが、下部が締まりません。

なぜなら、上部は脚を開く動き、下部は脚を閉じる動きで働くからです。

実はお尻は伸ばす方向に働かせることでお尻と太ももの境目がつくりやすいのです。大腰筋と内転筋群が縮み、お尻が伸ばされたところから縮むことで最大限のお尻の伸び縮み運動が完成します。

反り腰姿勢では、大腰筋よりも前もも、内転より外側の太ももを使いすぎています。

ゆえに大腰筋や内転筋群をはたらかせ、お尻をトレーニングするほうが効率的といえます。

第6章

# 顎を引くのを
# **やめたら**
# **小顔になる**

本書のタイトル通り、これまで5つの間違った習慣をご紹介してきました。ここからはもう1つ、日本人の反り腰と密かに深い関係のある「小顔」についてご紹介していきます。世の中には顔まわりへの施術が多くあります。もちろん、顔自体へのアプローチは大切です。さらに、姿勢という観点も取り入れることで相乗効果が得られますので、隠れた6つ目の習慣としてご案内させていただきます。

顔が大きくなってしまう原因は意外にも顔以外にあります。姿勢のてっぺんにある頭の位置がずれてしまうことで首や顔まわりのリンパの流れに大きな影響を与えます。

ご自身の姿勢が顔周りに影響を与えているかチェックしたい方、小顔に関わる筋肉について知りたい方は205頁からお読みいただいてからエクササイズに入りましょう。

## まっすぐで固まっている頸椎を整える

スマホ首により、首の骨（頸椎）の上部の骨同士が近づきすぎてつまっています。骨と骨の距離を離すようにゆっくりと動きを出しましょう。

### 頸椎リセット（図表168、169）

① 頸椎（首の骨）の2番に手を当てます（後頭部から下りてはじめに当たる骨の出っ

〔図表168　頚椎リセット①〕

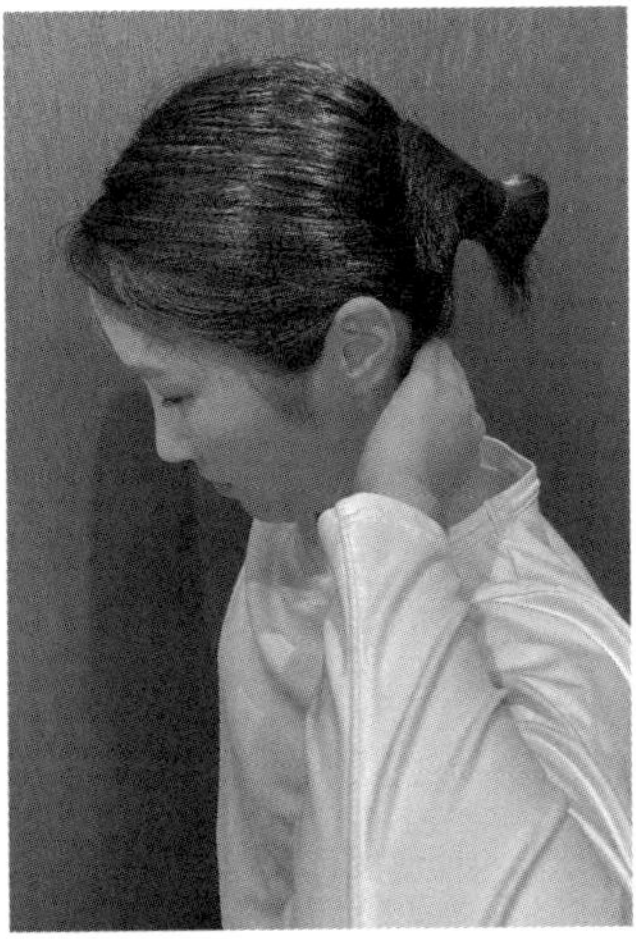

〔図表169　頚椎リセット②〕

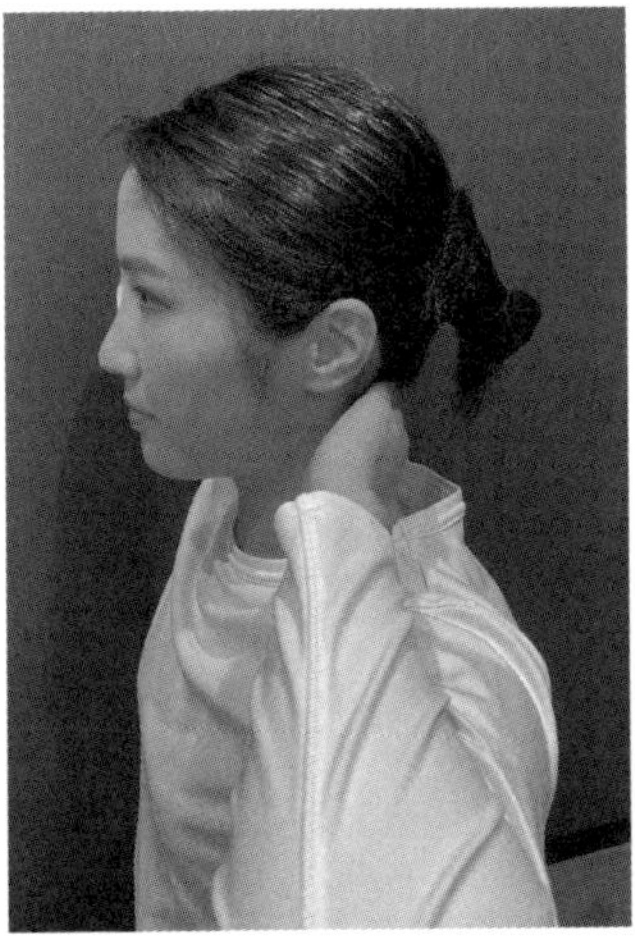

張り）。

② 頭を引いて手に首の骨を押し付けながらうなずくようにアゴを引きます（骨と骨の間のスペースを作るイメージ）。

③ もう1つ下の骨（頚椎の３番）に手を当てて同じことをします。

※頭を後ろに引いて首の骨を手に押し当てたまま動かしましょう。

**胸鎖乳突筋を伸ばす**

スマホ首で縮み、呼吸が浅くなることでも使いすぎてしまう胸鎖乳突筋をストレッチして鎖骨の柔らかさを取り戻しましょう。

目と舌も上方に向けることでよりスト

〔図表170　胸鎖乳突筋のストレッチ①〕

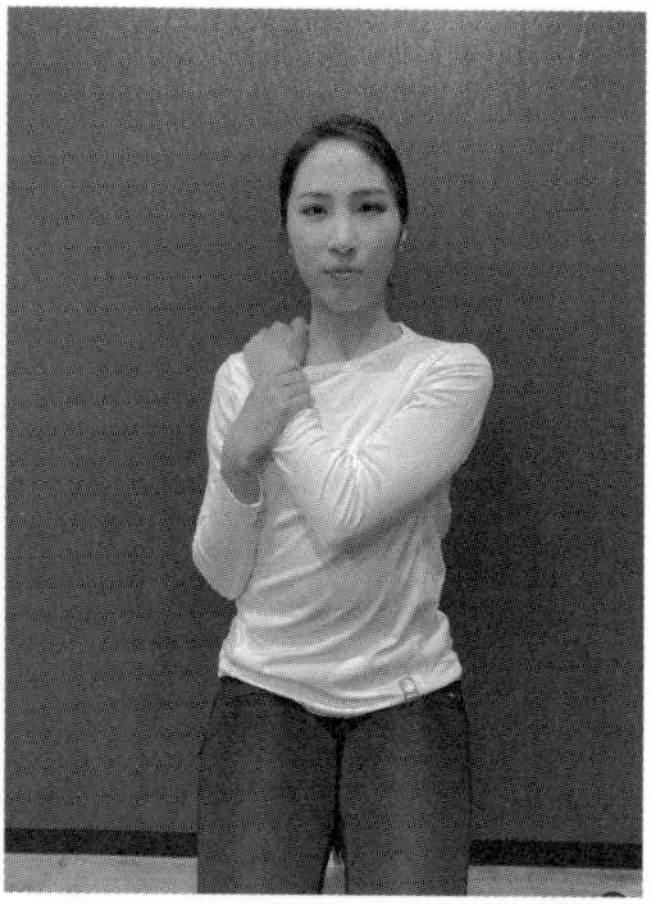

〔図表171　胸鎖乳突筋のストレッチ②〕

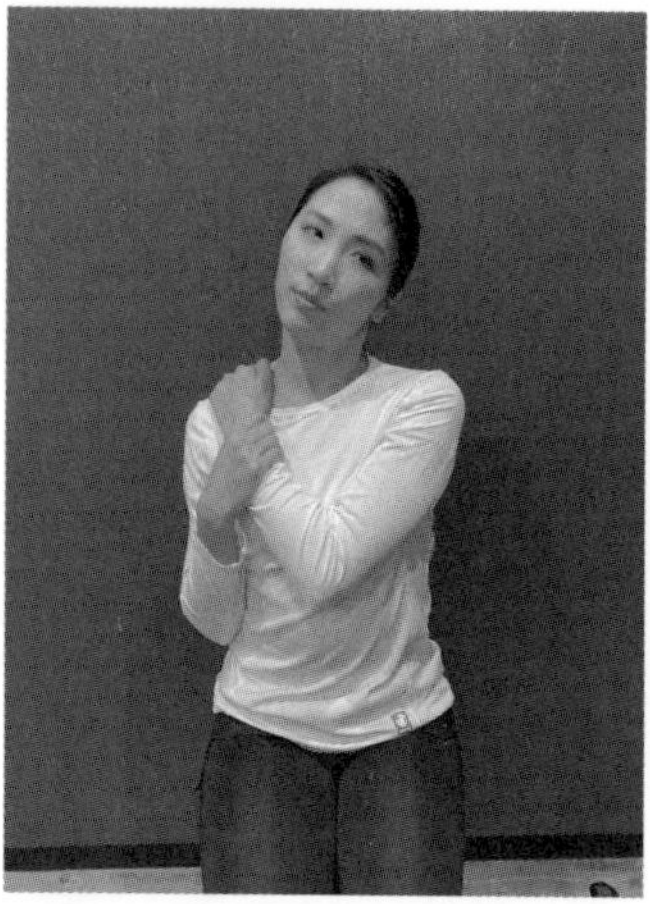

〔図表172　胸鎖乳突筋のストレッチ③〕

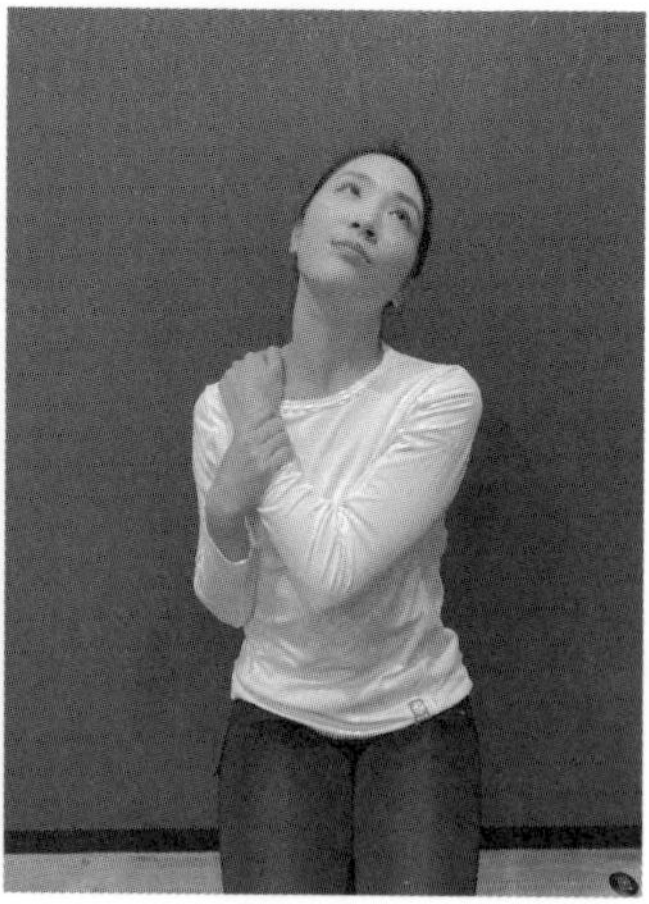

〔図表173　胸鎖乳突筋のストレッチ④〕

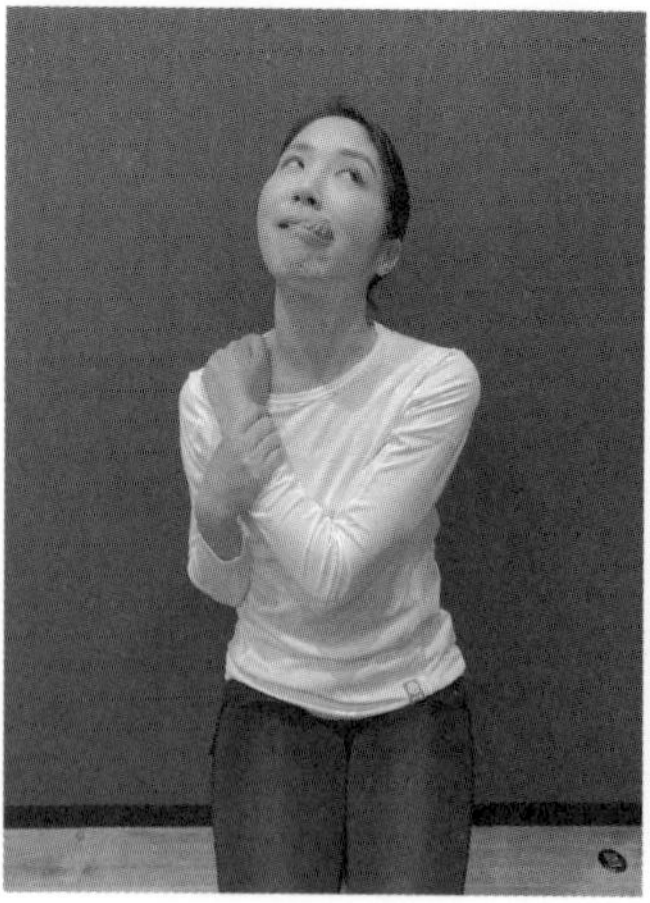

レッチ感が得られます。

**胸鎖乳突筋のリセット、ストレッチ（図表170、171、172、173）**

① 肩に手を当てて手で引き下げておきます。もう一方の手で肩に当てている腕の手首を持ち、引き下げをサポートします。

② 首を引き下げている肩と反対方向に倒します。そこから斜め上に首を傾け、胸鎖乳突筋のストレッチを感じます。30秒から60秒呼吸しましょう。

さらに、落ちてしまった目と舌のストレッチも同じ方向に向け持ち上げることで、口呼吸の改善にもつながります。

※首を傾けるほどに押さえている方の鎖骨が上がってきやすいので、鎖骨が上がらない範囲で首を傾けましょう。

**スネのストレッチ**

胸鎖乳突筋は筋膜を通して脛まで繋がっています。直接のストレッチで緊張が取れにくい場合はスネを整えてみましょう。詳しい内容は２１６頁にて解説しております。

スネを整えてから、角度胸鎖乳突筋をストレッチしてみましょう。

〔図表174　前脛骨筋リセット〕

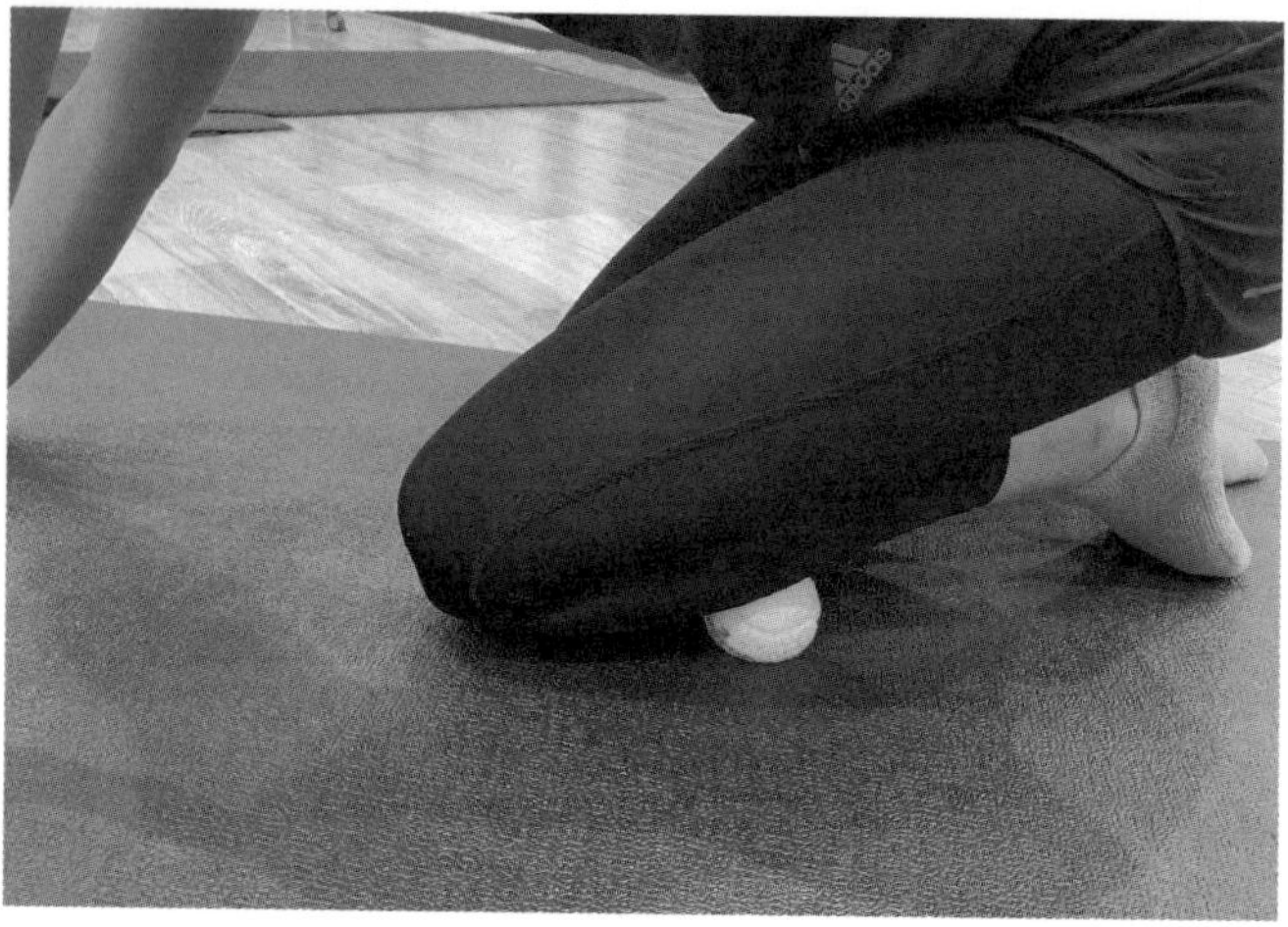

**前脛骨筋リセット（図表174）**

① スネの骨の外側が前脛骨筋になるので、そこにボールを当てていた気持ちよいくらいに圧をかけましょう。

② 上下に場所を変えながら特に圧を感じるところは少し長く行います。

**側頭筋のストレッチ**

食いしばりによるエラ張りに関わる側頭筋を整えましょう。

**側頭筋リセット（図表175、176、177）**

① こめかみ付近に手を当て、噛む動作をしたときに動くところを見つけます。

② 手の平で押さえながら、小さくうなづく動作を繰り返します。

〔図表176　側頭筋リセット②〕

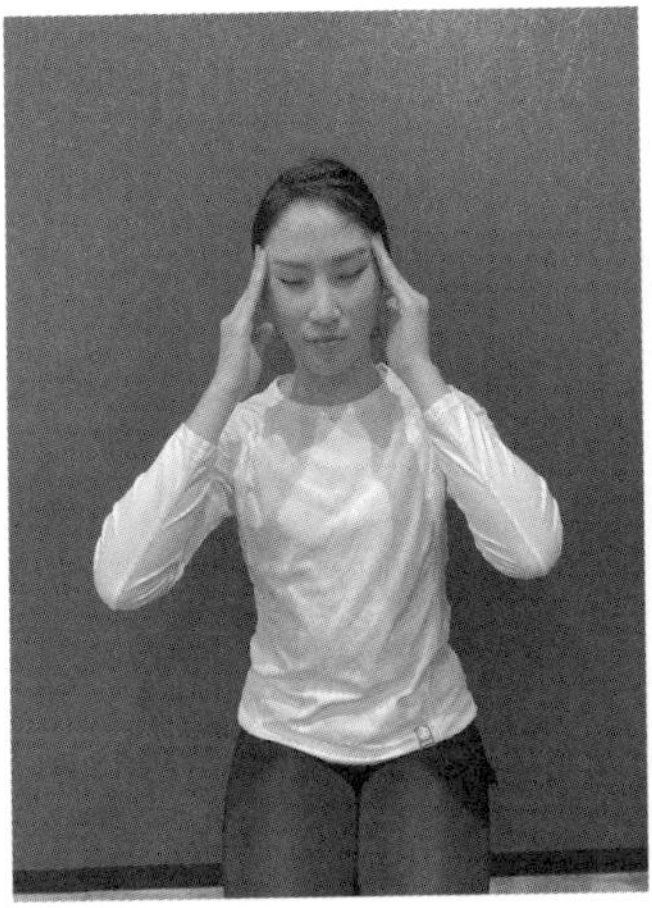

〔図表175　側頭筋リセット①〕

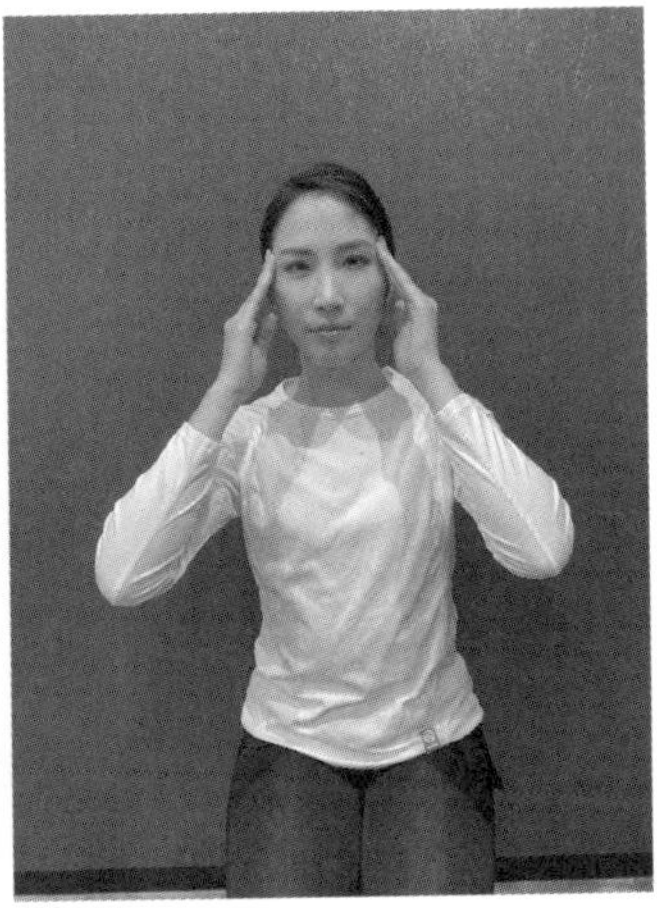

〔図表177　側頭筋リセット③〕

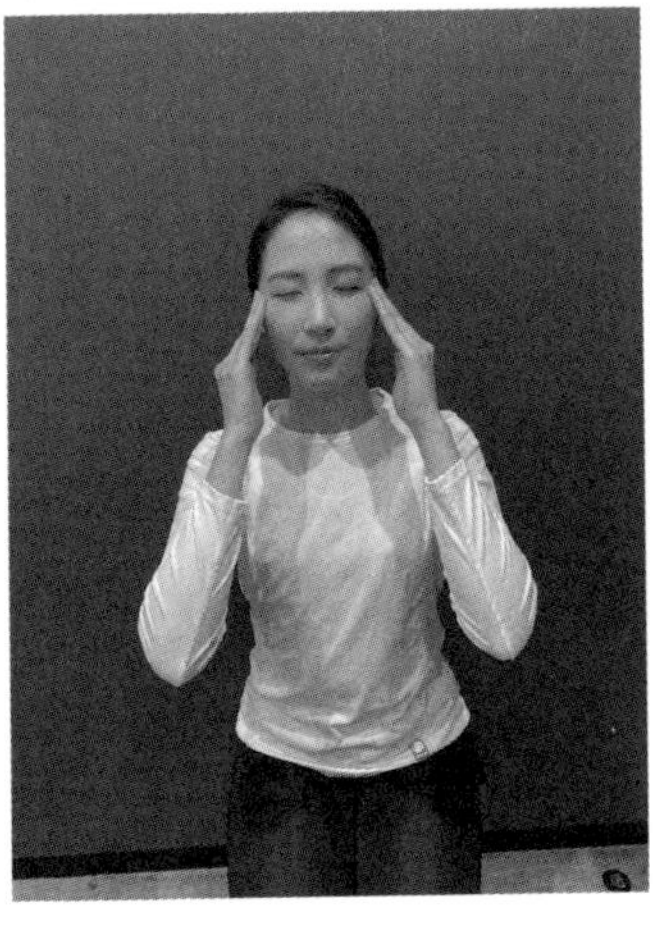

〔図表178　チンインエクササイズ①〕

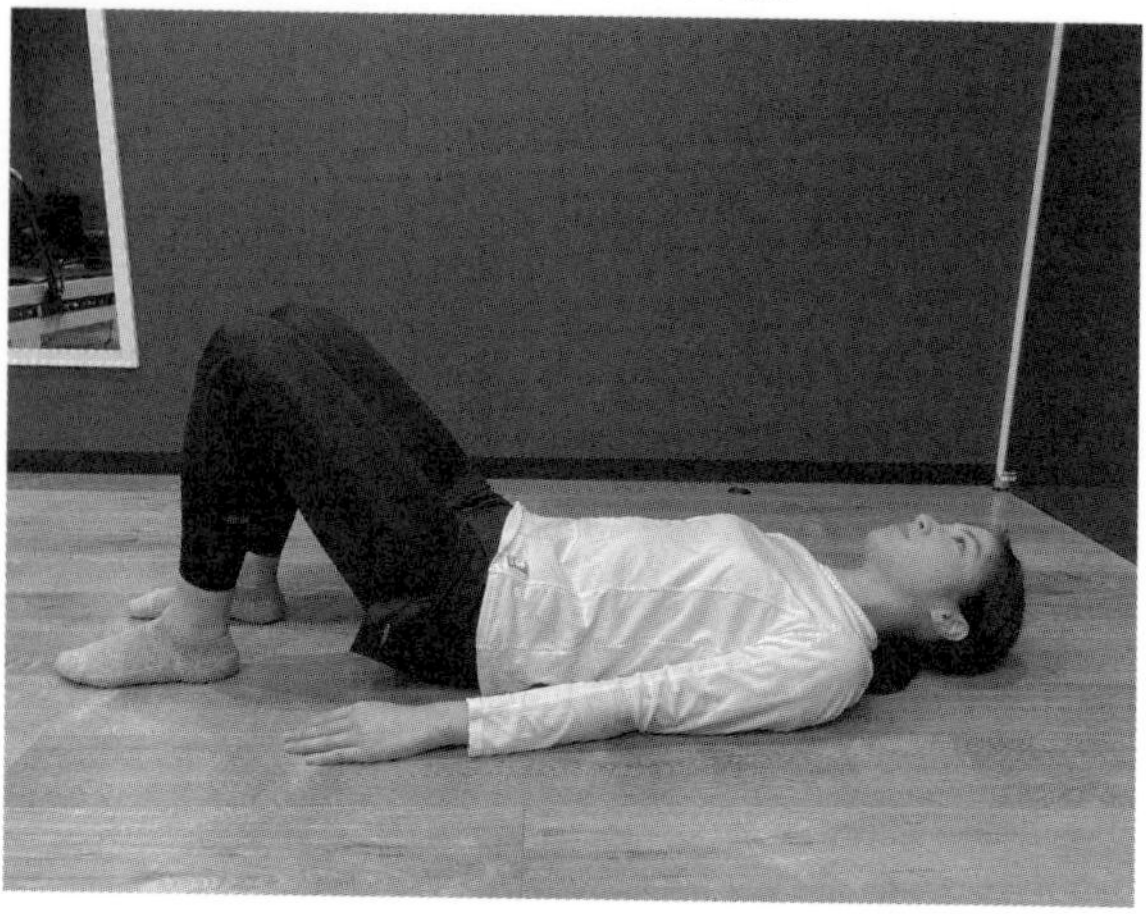

〔図表179　チンインエクササイズ②〕

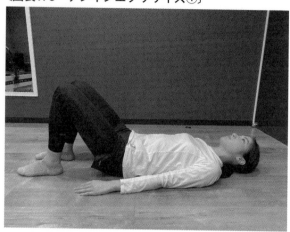

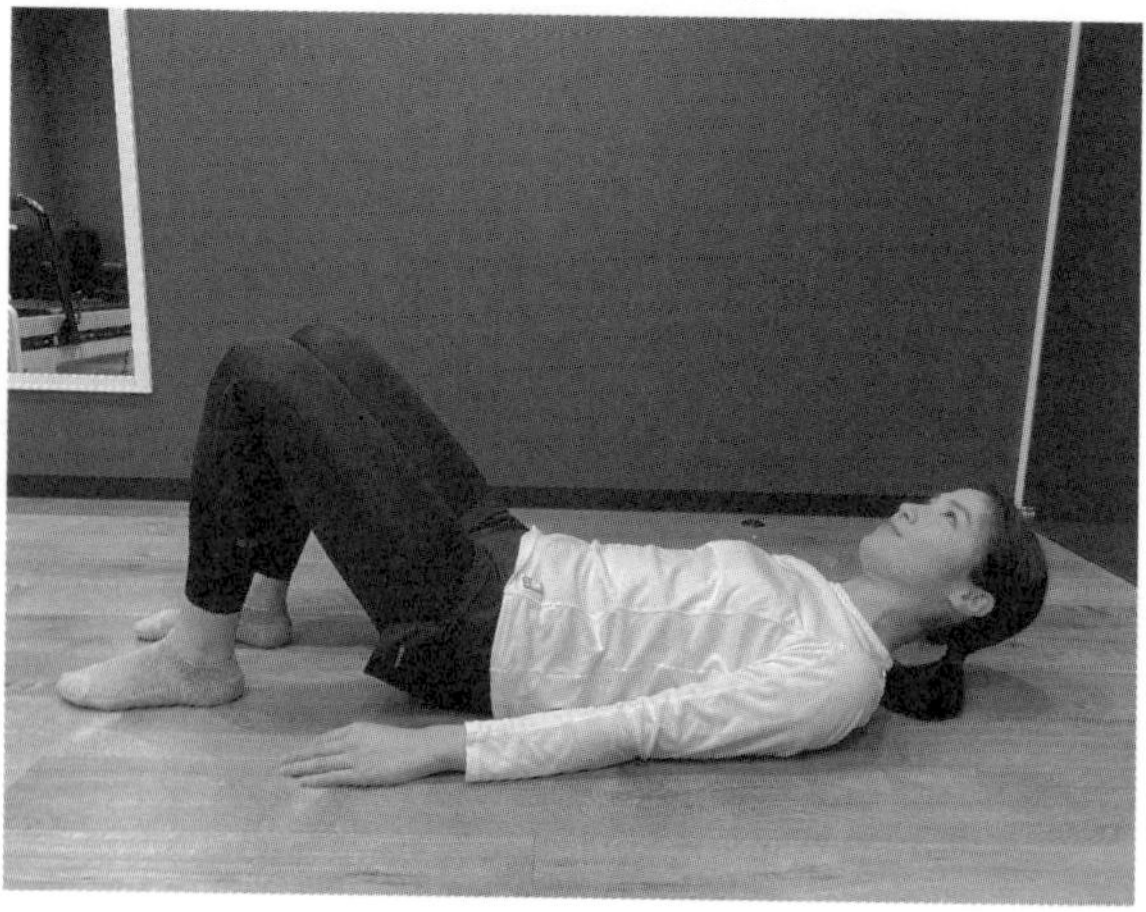

## 首のインナーマッスルの活性化で頚椎のカーブを取り戻す

スマホ首からのアゴ上がりで縮んでしまった首を長く伸ばし、本来のカーブ（前弯）を取り戻しましょう。首の筒を長く伸ばすことが大切です。

### チンインエクササイズ（図表178、179）

① 膝を立てて、仰向けに寝ましょう。
② 軽くアゴを引いて息を吐き、肋骨を引き下げます。そのまま、頭皮は離れて髪の毛は床についている程度に頭を持ち上げます。そのまま30秒から90秒保ちます。

※アゴが上がってこないように気をつけましょう。肩に力が入らないように気をつけましょう。

ここからは小顔になるための大切なポイントを解説していきます。

## 顔に触れずとも小顔をつくる秘訣は姿勢にある

私はエステティシャンでもなければ、小顔矯正のプロでもありませんので、姿勢改善トレーナーとして、基本顔には触れずに小顔になる秘訣をお伝えしていきます。顔に触れ

〔図表180　正しい首の位置〕

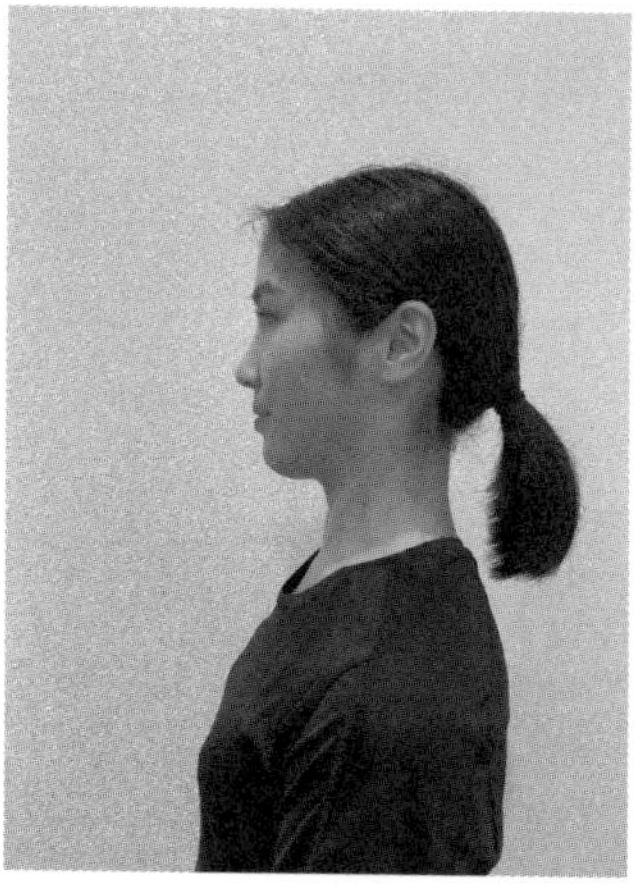

〔図表181　スマホ首〕

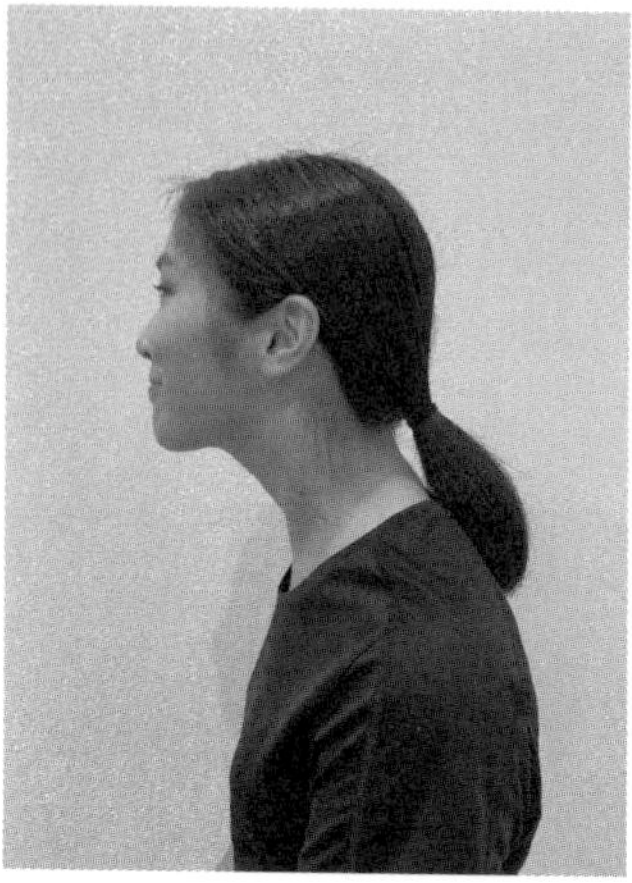

る前に見直すべき点がたくさんあるからです。

　小顔を目指して手やアイテムを使ってマッサージを頑張っているけれどなかなか成果が出ない、一時的なことが多い、という方は姿勢を見直すべきかもしれません。

## 小顔の大敵スマホ首

　その原因として考えられるのはスマホ首と呼ばれる頭が前に突き出た姿勢をとっていることです。

　スマホ首かどうかをチェックするには、横向きから耳たぶと肩の位置を比較します。本来は肩の上に耳たぶがあることが理想的ですが、スマホ首の方は耳たぶのほうが前に出てきています（図表１８０、１８１）。

〔図表182　仰向け顎上がりチェック〕

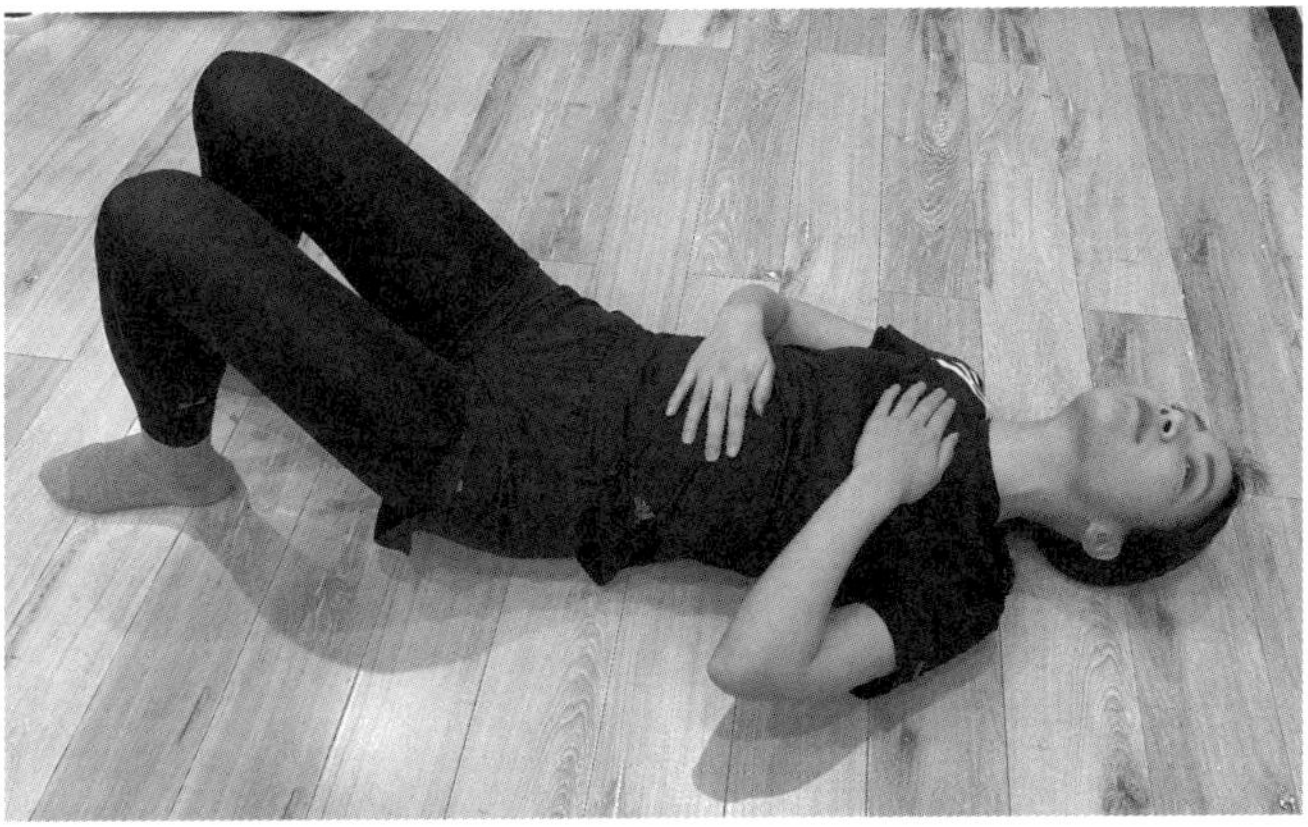

ストレートネックも同様なことが言えます。なぜスマホ首が小顔のためによくないのか？

頭は約5キロの重さがあります。背骨が本来あるべきS字カーブを保っていれば、この５キロを負担なく支えることができます。

特に首の骨である頚椎は前弯＝少し反りがあるのがあるべき状態です。本来であれば30度から40度の反りがあると言われています。

しかし、頭を前に突き出すことによってあるべき前弯がなくなり、まっすぐになるため、首回りの筋肉にアンバランスが生じてしまいます。

また、仰向けに寝ていただき、顎の上がり具合を確認しましょう（図表１８２）。

本来は顔の面は床と平行ですが、スマホ首

〔図表183　スマホ首の頸椎の特徴〕

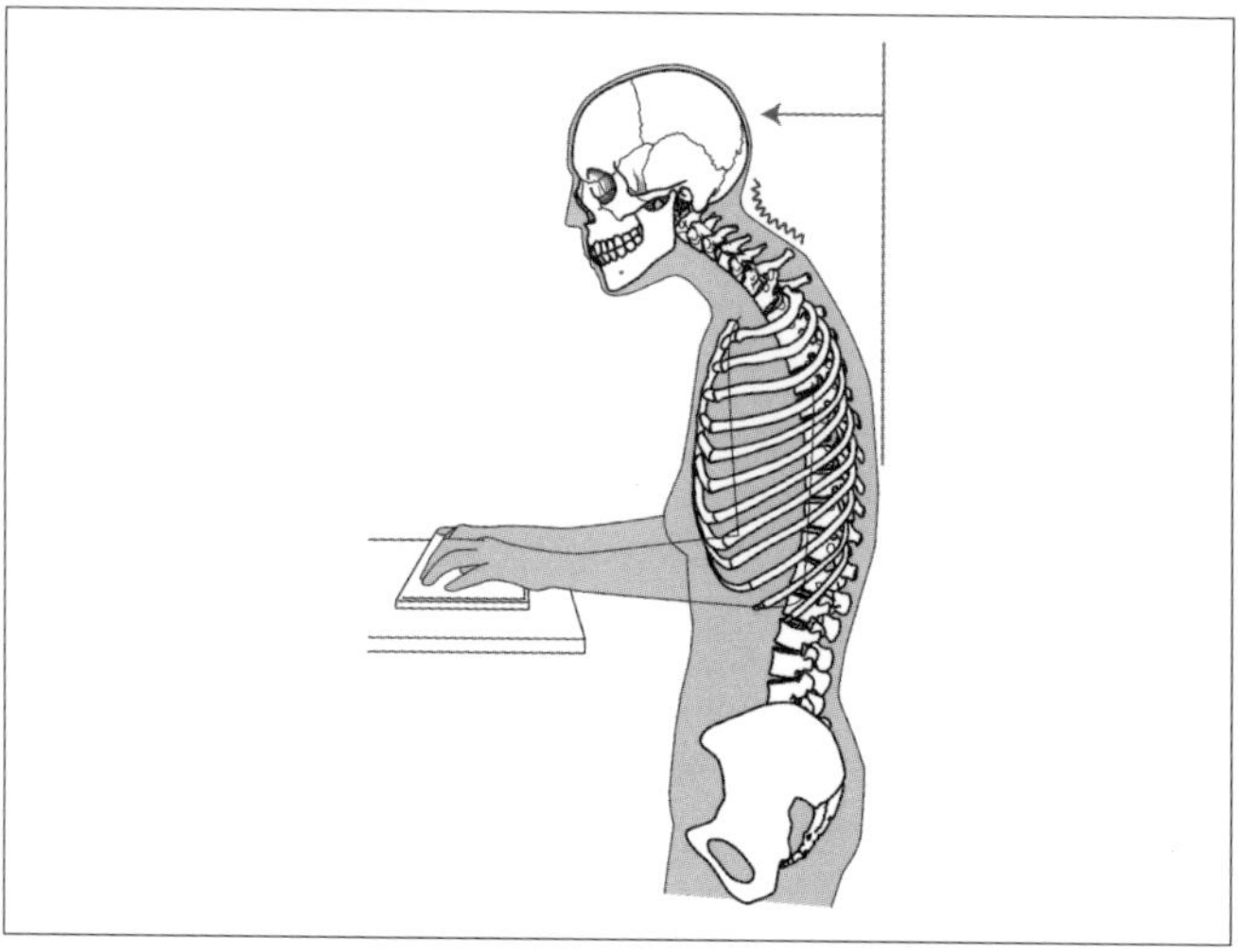

の方は顎が上がりやすく床に足して顔の面が斜めに向きます。

スマホ首の頸椎の状態を詳しくみると頸椎の上部は反っており、下部は曲りが強くなっています。それゆえに顎が上がります（図表１８３）。

スマホ首になると、首の前側の筋肉は縮んでしまい、後ろ側の筋肉は伸ばされながらも、首を保つために常に緊張状態です。

ヨットの帆が倒れるのをロープで引っ張って何とかとどめているようなイメージです。

筋肉が硬くなれば血流の流れが悪くなり、リンパの流れも滞りやすくなります。結果、むくんで大きくなってしまいます。

特に女性の方はただでさえ男性に比べて首回りの筋肉量が少ないです。少ない筋肉で頭約５キロのズレを止めておかないといけませんので、筋肉の疲労は大きく、その分血流も滞りやすく、肩こり首こりも多いわけです。

## スマホ首からの口呼吸が小顔を遠ざける

スマホ首になることで併発してしまう小顔の大敵がもう１つ。それは口呼吸です。

頭が前に出ることで舌の位置が下がってしまい、口が開きやすくなってしまいます。ふとしたときに口が開いている、朝起きたときに喉の渇きを強く感じる、舌は上あごに１００％ついていない、これに当てはまる方は口呼吸になっている可能性が高いです。

本来呼吸は鼻から吸うのが理想的ですが、口から吸うことにより呼吸も浅く、口が開いたまま口周りがたるんでいきます。結果ウマ面のような顔面に偏りがちになってしまいます。

まずは意識として口を閉じ、舌を１００％上あごにつけて鼻呼吸することが小顔への絶対条件です。

鼻で吸って鼻で吐けるのが理想的ですが、難しければ鼻で吸って口で吐きましょう。

〔図表184　無理に首を後ろに戻した姿勢〕

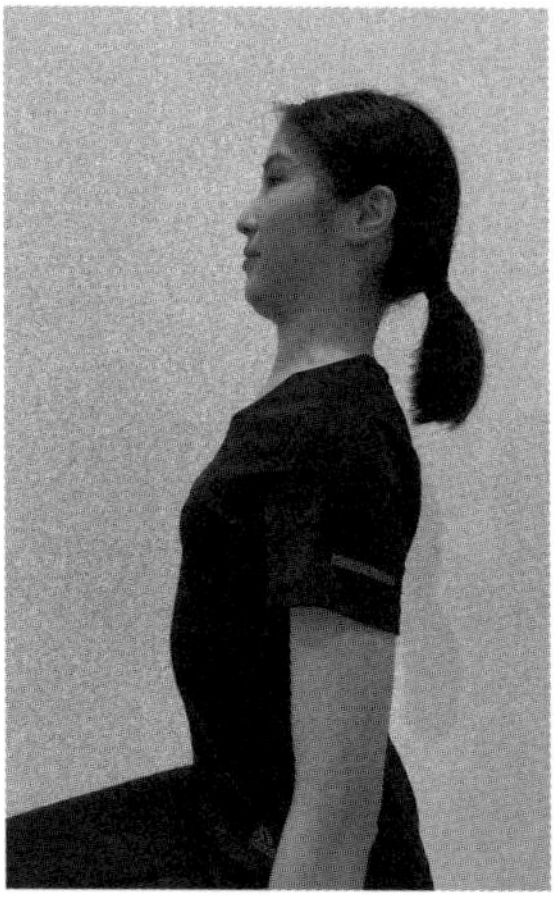

〔図表185　首以外に付着をもつ筋肉〕

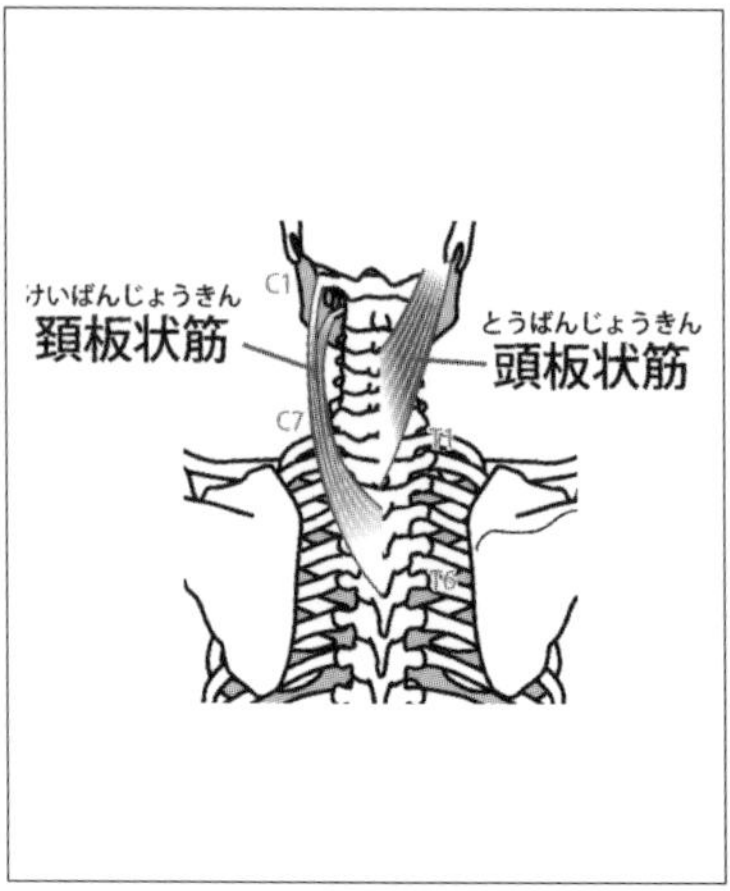


## 頭の位置だけを変えてもまた戻る

では、「そこから頭の位置を戻せばいいのか」と顎をグッと引くことを意識する方が多いですが、あまり効率的ではありません。

なぜなら、首の骨（頚椎）は下の胸椎、さらに下の腰椎とつながっているからです。

無理に首の位置だけを整えようとしても、その下が崩れていればまた同じ場所に頭が戻ってきます。

試しに頭を思い切り後ろに引いてみてください。肋骨が前に飛び出てきませんか？　背中が張りませんか？（図表１８４）

これは腰が反っているということになります。頭を後ろに引くほど身体は仰け反っていくため、結果反り腰を誘発してしまいます。

したがって、頭の位置をあるべき場所に戻すためには、土台である骨盤からの見直しが必要です。さらに言えば、首の筋肉は意外にも首から始まっているものは少ないのです。

様々な筋肉が鎖骨や肩甲骨、肋骨に始まって首についているのです。

例えば、板状筋という筋肉は首から背骨についています（図表１８５）。

下が崩れていることにより頭を支える筋肉がうまく働いていないことが多いというわけです。

そのことからも、頭の位置だけを見ていても根本改善は難しいということが言えますね。

下からの土台になってくる肋骨や肩甲骨はこれまでに整えてきています。

あともう１つ残っている重要な骨をこれからご紹介していきます。

## 小顔づくりに最重要な骨と筋肉

### 小顔に重要な鎖骨

頭が前に出ることで肩も上がりやすくなると、それに合わせて鎖骨も上に引き上がってきます。鎖骨には、鎖骨下静脈というリンパ（老廃物）の最終出口があります。

〔図表186　理想的な鎖骨の角度〕

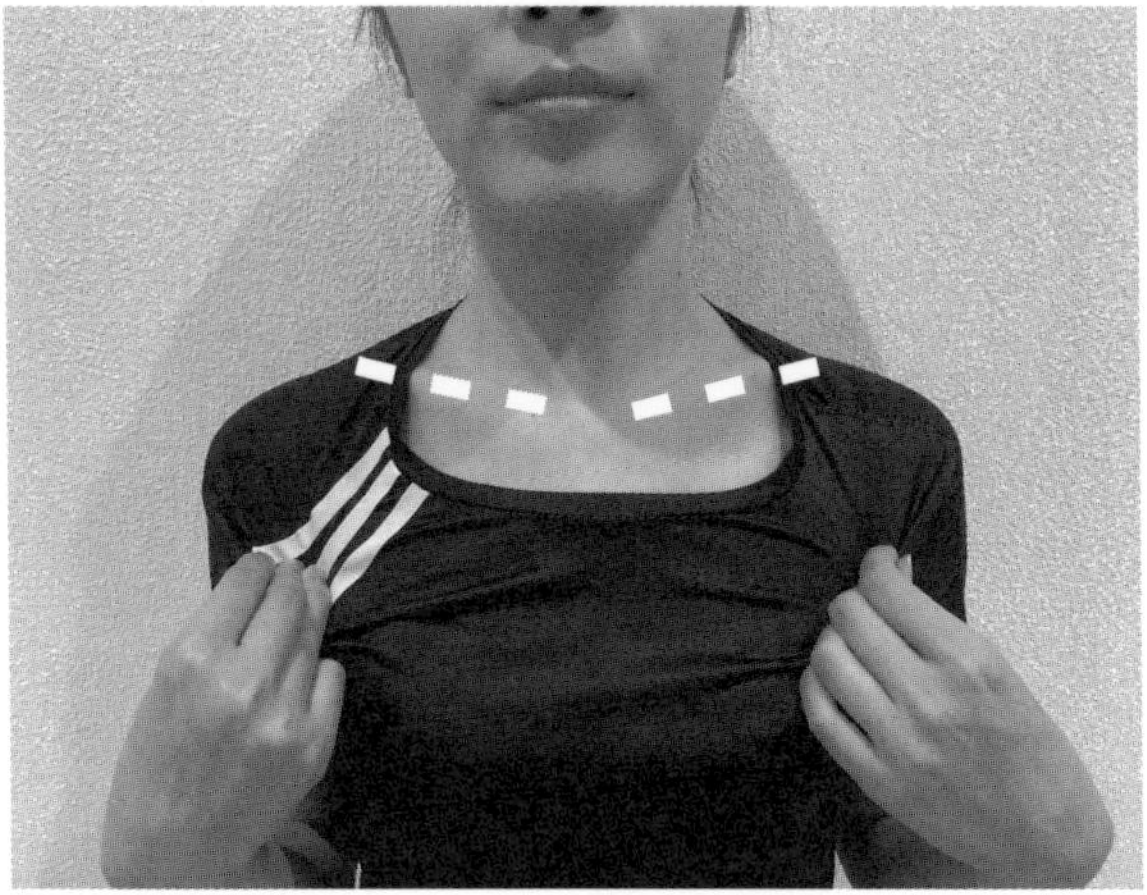

〔図表187　鎖骨が上がりすぎている場合〕

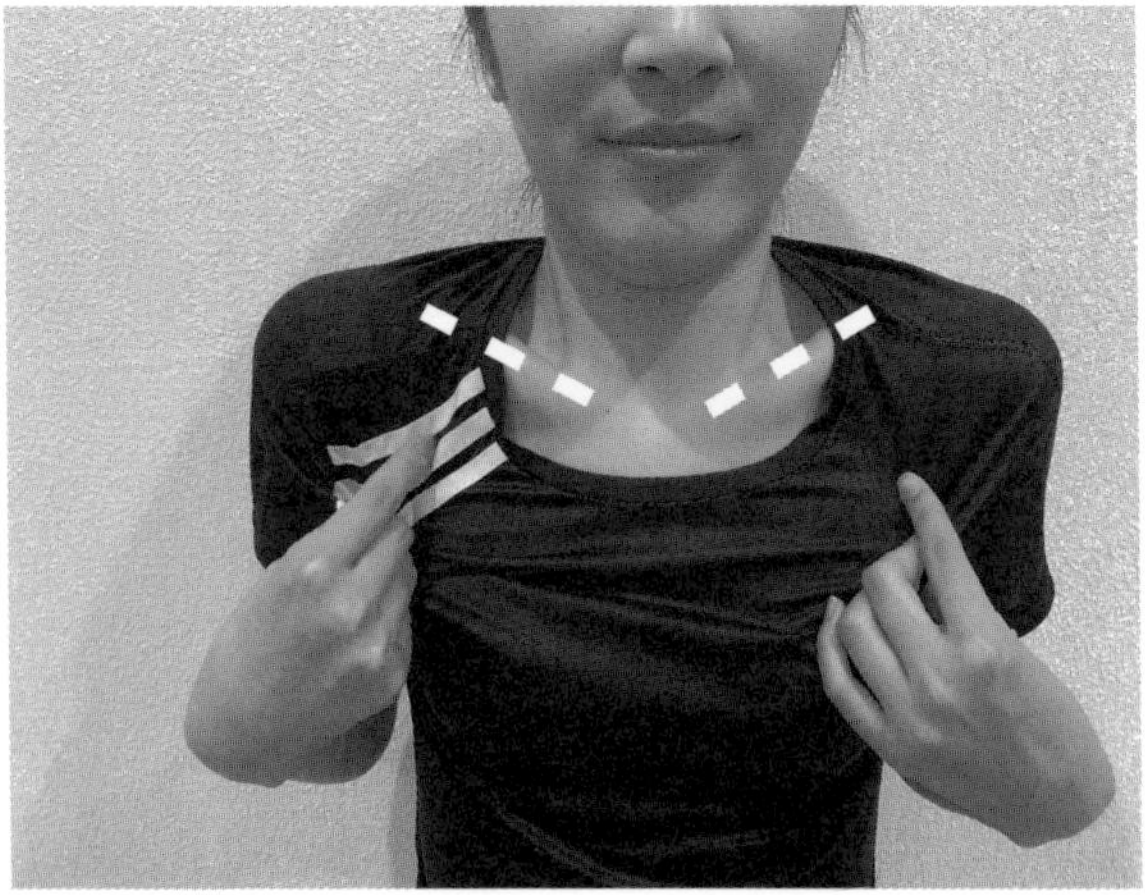

鎖骨が固まってしまうことでそこに集まってくる老廃物が流れにくくなり、顔のむくみに繋がります。

そもそも自分の鎖骨が見えないという方はぜひ鎖骨の動きを取り戻しましょう。

一般的な鎖骨の角度は0度から5度と言われています（図表186）。頭が前に出て肩が上がり気味な方は鎖骨がそれ以上にV字に近づいてしまいます（図表187）。

ご自身の鎖骨の角度を鏡で確認してみましょう。5度以上の角度があれば、鎖骨が硬くなってリンパが流れにくくなっている可能性が高いです。

また、鎖骨に手を当てて腕を大きく動かしてみましょう。あなたの鎖骨は動いていますか？

本来、腕を動かすときには鎖骨も一緒に動いているはずです。

腕を上にあげるときも、鎖骨は上方に回転する動きが出ます。スマホ首になることでこれらの動きは失われていってしまいます。動きが出ないということは筋肉の動きが出ない、つまり老廃物も流れにくいということになります。

## 小顔の重要筋、胸鎖乳突筋は鍛えてはいけない!?

首といえば最近有名な女優さんがトレーニングしているということで話題の胸鎖乳突筋

〔図表188　胸鎖乳突筋〕

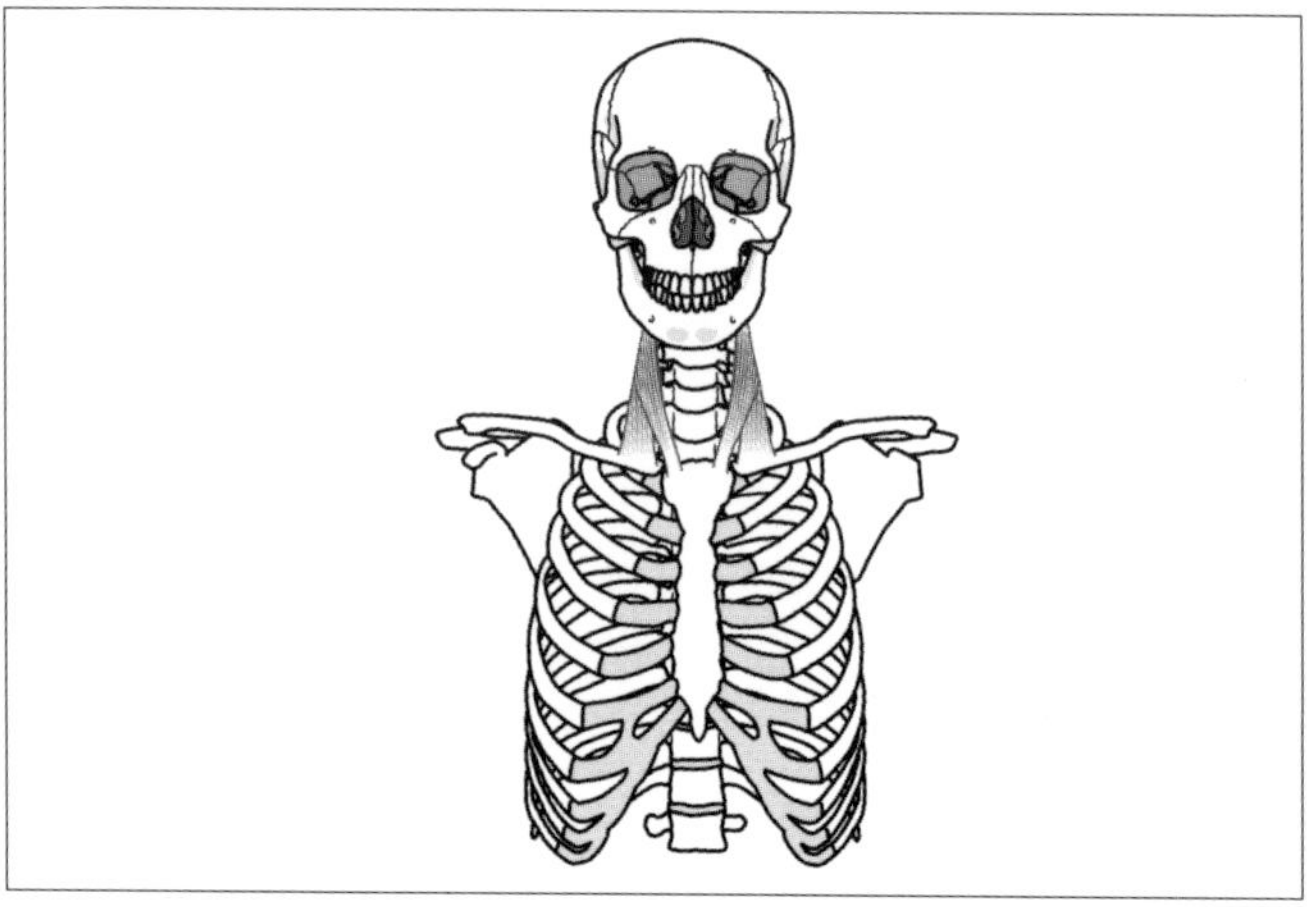

これはまさに鎖骨に繋がる筋肉のため、鎖骨の向き、顔まわりのリンパの流れが左右され、小顔になれるかどうかを決める重要な筋肉です（図表188）。巷ではトレーニングすることが推奨されていますが、私はまずストレッチすることをおすすめします。

なぜならば、多くの日本人が胸鎖乳突筋を過剰に使いすぎて硬くなってしまっているからです。

すでに固まっている筋肉をより鍛えようとしても効率的ではありません。筋肉は伸び縮みが大切でしたね。

その真実はまたしても呼吸が深く関わってきます。首の筋肉なのに呼吸に関わっているとは想像がつきにくいかもしれませんが、胸鎖乳突筋は呼吸の補助筋としての役割があり、息を吸うときのサポートをしてくれています。

胸鎖乳突筋が縮むことで鎖骨を引き上げて胸を広げ、肺に空気を取り込むサポートとなります。

ただし、本来呼吸の際にメインで使いたいのは横隔膜でしたね。全力疾走した後のようにたくさん空気を必要としている場合は胸鎖乳突筋の補助を使ってもよいのですが、それくらい補助の筋肉なのです。

安静時では呼吸の80％が横隔膜の働きによるものと言われており、通常時ではほぼ使いません。

しかし、反り腰で頭を突き出す日本人は肋骨が潰されて前に開き、固まってしまっていましたね。さらにスマホ首で口呼吸の影響を受け、横隔膜は働きにくい状況です。

結果、安静時にも横隔膜が動かない分の補助として、胸鎖乳突筋を使って息を吸う割合が増えます。そうなれば、息を吸うたびに胸鎖乳突筋は緊張状態です。それをトレーニングするのはもういうまでもありませんよね。

ただでさえ頑張りすぎている胸鎖乳突筋にはストレッチが必要なのです。胸鎖乳突筋の緊張が強い方は、息を吸う際に鎖骨をあげて吸う癖がついています。また、吸う際に顎が上がることも特徴的です。

〔図表189　前脛骨筋〕

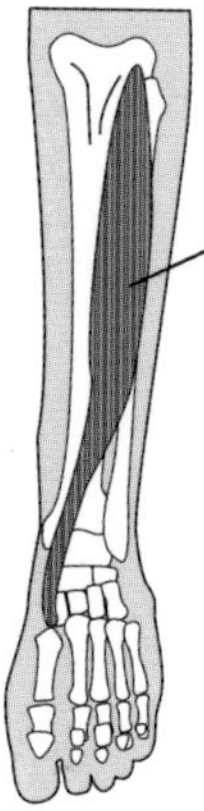


## 胸鎖乳突筋をさらに整えるために足首を整える

先ほど身体はつながっているということを述べましたが、まさにこの胸鎖乳突筋を整えるためには足首を整える必要があります。

それは胸鎖乳突筋が、大胸筋、腹直筋、大腿四頭筋、前脛骨筋と筋膜を介してつながっているからです（図表１８９）。

つまり、これらの筋肉が固まってしまうと、胸鎖乳突筋も固まってしまい、結果鎖骨が固まります。

これまでお伝えしてきたように、大胸筋、腹直筋、大腿四頭筋は反り腰によって固まりやすい筋肉でした。改めて見直しましょう。

〔図表190　側頭筋〕

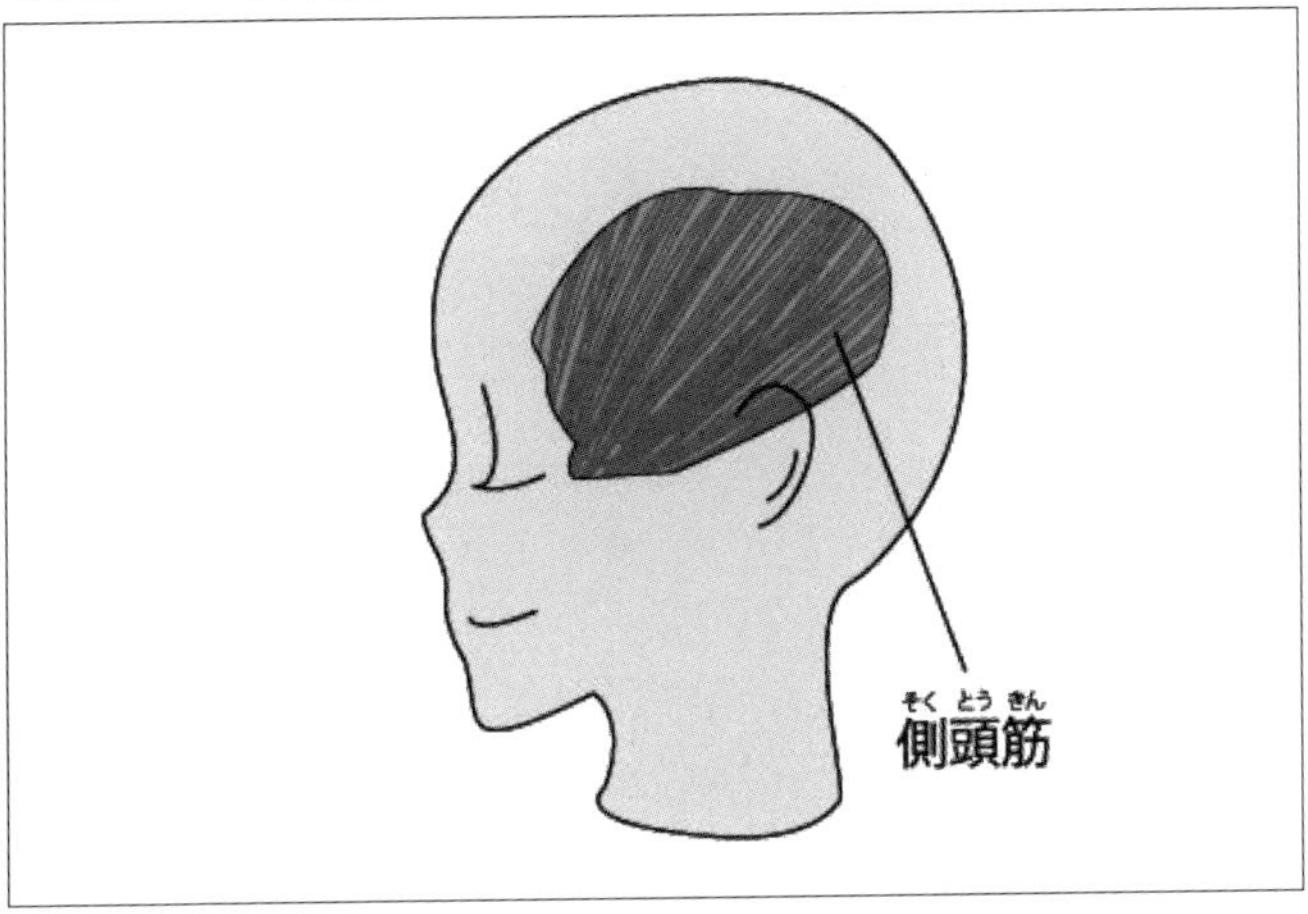


そして、最後の前脛骨筋は脛の筋肉になります。足首を背屈方向に動かす筋肉です。

特に、足首の背屈に制限がある方は、常にふくらはぎに引っ張られる力に拮抗して前脛骨筋が頑張っているので固まりやすいと言えます。

この筋肉を整えることが結果として胸鎖乳突筋を整えることになります。

**食いしばりエラ張り筋　側頭筋を整える**

反り腰になってしまうと交感神経優位で力みが入り、身体は戦闘モードです。また日々のストレスによっても自律神経が乱れ、その際に食いしばる癖がつき、エラ張りにつながってしまいます。

このときに緊張してしまうのが側頭筋という筋肉です（図表190）。

側頭筋は咀嚼筋つまり噛む筋肉で、名前の通り頭の側面にあります。こめかみあたりを手で押さえて噛む動作をしてみてください。そのときに筋肉の動きを感じることができます。

また、緊張している場合は押さえると痛みを感じることがあります。その場合は側頭筋を整える必要があるサインです。

**首の正しいカーブを取り戻す**

どれだけ筋肉を整えても、骨が正しい位置になければまた筋肉が緊張してしまいます。肩甲骨の話と似ていますが、私たちは重力の下で生きているため、重力の方向を意識する必要があります。

頭が前に出るから後ろに引くだけでは重力の方向に逆らっていませんので首は正しい位置に止まれません。

イメージは首の筒を長く保ったままあごを引くということになります。

ここで思い出していただきたいのが背骨のS字カーブです。これが重力方向に伸びていれば、重力に拮抗できるため、首の長さを保つ必要があります。

また、スマホ首では頚椎の上部は反って顎が上がっていました。これはお腹のインナーマッスルを働かせながらあごを引く必要があります。

赤ちゃんが泣いてお腹のインナーマッスルを働かせた上で首がすわる流れと同様です。首の正しい位置もお腹のインナーマッスルが関わる骨盤と肋骨から見直し、首の本来持っているカーブが復活するのです。

近年、女性で自律神経の悩みやめまい、頭痛といった不調を訴える方が増えてきています。

実は、ここにもスマホ首が関わっているのです。首の後ろ側にはたくさんの神経が走っています。スマホ首によって筋肉が硬くなってしまうことでその神経を圧迫してしまいます。結果、先ほど述べたような不調につながってしまう方がいらっしゃいます。これらの不調を感じていて、医療機関で調べてみたけれど原因がわからなかったという場合は、姿勢を見直すということも改善策の１つになりえます。

特に、女性は男性に比べて首の筋肉が少ないです。その筋肉量で約５kgの頭を支えるということはただでさえ大変なこと。その頭の位置がずれると、少ない筋肉により強い負担がかかってしまうので、不調に繋がりやすいと言えます。首の正しいカーブを取り戻すということは、外見面だけでなく、身体の内面部分への美にも繋がります。

## おわりに

本書では、多くの日本人の身体に対する勘違いを姿勢という観点からご紹介してきました。

スタートから転ばずに運動を始められていましたか？

頑張って鍛える以前の環境を整えるだけでもチャンスがたくさんあるのです。これはできているかどうかではなく、知っているかどうかの話です。

ただし、身体というのは千差万別なので、１００％これが正しいという方法はありません。私自身もパーソナルトレーニングにおいてはお客様に答えを提供しているのではなく、動く中で「あ、これは変化がわかる」という気づきを一緒に探し、それを積み重ねていきます。

あくまでも本書でご紹介した内容は土台であり、これだけをやっていればよいというわけではありません。１つの自分の身体に対する判断基準だと捉えていただきたいのです。それを元にあなたの憧れの人がやっている運動をするのもよし、今話題の○○エクササイズをするのもよしです。実践してみた上で自分の身体がどう感じたのかを探ってみてください。

あなたの思っていた変化を感じられれば、それを継続することで理想に近づいていけるでしょう。もし、思っている変化を感じられない場合は、土台を見直す必要がある気づきですので、私でも、お近くのパーソナルトレーナーにでもいいのでまずは相談してみてくださいね。

姿勢改善専門スタジオBe-Styleでは、直接ご相談に加え、遠くにお住まいの方はオンラインにてご相談を受け付けています。自分の身体は自分が一番わかっていませんので、この機会に客観的なアドバイスをうまく活用してみましょう。

最後に、個人的には、日本人は運動に対して頑張りすぎる傾向が強いと感じます。頑張りすぎるが故に怪我をしたり、小さな変化に気づけずに精神的に疲れてしまって運動から遠ざかってしまう。

また、例えばタンパク質重視の食事や糖質制限のようにこれがよいからそればっかりやる、これは悪いから一切しないなど、0か100かという判断基準になりやすい。胸を張り続けていることも同様です。

いい塩梅という言葉があるように、一旦振り切っていることをやめてみるだけでも素晴らしいスタートだと思っています。

「頑張りすぎなくても身体が変わる」本書を機会に運動を負担としてではなく、「私にもできて続けられること」と捉えていただけたら幸いです。

読んでくださった皆様の身体や心に嬉しい変化をもたらし、笑顔でフィットネスライフを継続できることを祈っております。

最後に本書の制作機会や時間を与えてくださり、協力してくださったBe-Style®の布川代表とスタッフの皆さん、Be-Style®にお越しくださり我々のレッスンを受けてくださっているお客様、学びを頂戴しているトレーナー諸先輩方、そして安定を捨てた私をずっと応援してくれている両親に感謝の意を述べたいと思います。ありがとうございます。

宮野　浩太朗

## ― 読者特典 ―

本書をお読みくださったあなたへ

ご紹介したエクササイズの理解を深めていただくために
私、宮野が直接解説をした動画をご用意しました。
（２章のエクササイズ）
ぜひ観ながら一緒に身体を動かしてみてださい。

↑詳細はこちらより　https://lin.ee/IAYXlXN

※特典の配布は予告なく終了することがございます。予めご了承ください。
※この特典企画は、姿勢改善専門スタジオ Be-Style が実施するものです。

お問い合わせは下記までお願いいたします。
https://www.be-style2014.com/contact/

## 著者略歴


### 宮野　浩太朗（みやの　こうたろう）

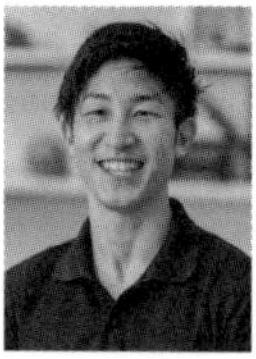

1991年　石川県生まれ　滋賀大学教育学部卒
姿勢改善専門スタジオ Be-Style テクニカルディレクター
大学１年生から６年間、大手フィットネスクラブにてマンツーマントレーニング、スタジオやプールでのグループレッスン指導、また後進育成のための研修を人気インストラクターとして担当する。
就活時に国家公務員（警察）の内定を獲得しながらも、フィットネス業界での活動に魅力を感じ卒業後はパーソナルトレーナーとしての道を歩むことを決断。
トレーナーになった後、学生時代の古傷（腰）が悪化した事をきっかけに、「コンディショニング」という考え方に出会う。
時同じくして、身体を整えることで姿勢や不調を改善するというコンセプトを掲げる Be-Style と運命的な出会いから Be-Style のスタッフとして活動をスタートする。
現在、パーソナル指導では延べ 90 名超の指名を受ける人気トレーナーであり、Be-Style のテクニカルディレクターとしてアカデミー講師や部下トレーナーの育成、外部講師と活動は多岐にわたる。

監修
姿勢改善専門スタジオ Be-Style（ビースタイル）
姿勢に特化したパーソナルトレーニングスタジオ。
「月に２回、たった 60 分で自分のキレイを引き出すスタジオ」をコンセプトに、これまでのべ 17,000 人以上の姿勢・不調改善を実現。現在、滋賀県守山店と大阪本町店の２店舗で展開中。

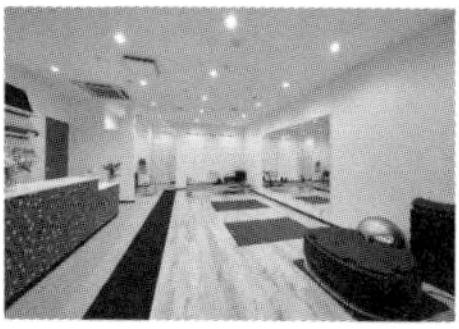

https://be-style2014.com



**30代からの頑張らずにキレイをつくる美姿勢習慣**
**日本の美を取り戻すためにやめるべき５つの習慣**

2021年５月19日　初版発行

著　者　宮野　浩太朗　© Koutaro Miyano
監　修　姿勢改善専門スタジオ Be-Style®
発行人　森　　忠順
発行所　株式会社 セルバ出版
〒 113-0034
東京都文京区湯島１丁目 12 番６号 高関ビル５Ｂ
☎ 03（5812）1178　FAX 03（5812）1188
https://seluba.co.jp/
発　売　株式会社 三省堂書店／創英社
〒 101-0051
東京都千代田区神田神保町１丁目１番地
☎ 03（3291）2295　FAX 03（3292）7687

印刷・製本　株式会社 丸井工文社





Printed in JAPAN
ISBN978-4-86367-658-9